高等学校"十四五"医学规划新形态教材

（供护理学类专业用）

# 基于临床情境的
# 成人专科护理实训教程

主　　编　许虹波　姜丽萍
副 主 编　罗翔翔　李九群　陈　翠　刘晓荣
编　　者（以姓氏笔画为序）
　　　　　王　玲　北京大学深圳医院
　　　　　庄丹雯　温州医科大学附属第一医院
　　　　　刘一苇　温州医科大学附属第二医院
　　　　　刘晓荣　苏州大学附属第一医院
　　　　　许虹波　温州医科大学
　　　　　李　霞　温州医科大学附属第二医院
　　　　　李九群　北京大学深圳医院
　　　　　李红丽　中国医科大学
　　　　　宋竹清　北京大学深圳医院
　　　　　陈　军　温州医科大学
　　　　　陈　翠　徐州医科大学附属医院
　　　　　陈颖颖　温州医科大学
　　　　　罗翔翔　广东药科大学
　　　　　侯毅芳　北京大学深圳医院
　　　　　姜丽萍　上海交通大学医学院附属新华医院
　　　　　郭君怡　温州医科大学附属第二医院
　　　　　符丽燕　温州医科大学
　　　　　章飞飞　温州医科大学
　　　　　谢小鸽　温州医科大学
编写秘书　陈颖颖

**中国教育出版传媒集团**

**高等教育出版社·北京**

内容简介

本教材紧扣护理人才培养目标及课程教学要求,选取临床成人各专科(内科、外科、急危重症、康复科与老年科)的常用护理技能作为实验项目。本教材对学习者而言,可起到强化专科操作技能的作用;对教师而言,可引导其规范有序地组织实践教学,特别是对开展翻转课堂有很好的指引作用。本教材为新形态教材,配有大量操作视频,方便反复学习、模拟临床护理操作技术,提高实际护理能力。

本教材可作为内科护理学、外科护理学、急危重症护理学、老年护理学和康复护理学等课程的教学用书或临床新护士的培训用书。

**图书在版编目(CIP)数据**

基于临床情境的成人专科护理实训教程 / 许虹波,姜丽萍主编 . -- 北京:高等教育出版社,2022.11
供护理学类专业用
ISBN 978-7-04-058970-2

Ⅰ. ①基… Ⅱ. ①许… ②姜… Ⅲ. ①护理学－高等学校－教材 Ⅳ. ① R47

中国版本图书馆 CIP 数据核字(2022)第 119543 号

| | | | | | | | | |
|---|---|---|---|---|---|---|---|---|
| 策划编辑 瞿德竑 | | 责任编辑 杨利平 | | 封面设计 张志奇 | | 责任印制 耿 轩 | | |

Jiyu Linchuang Qingjing de Chengren Zhuanke Huli Shixun Jiaocheng

| 出版发行 | 高等教育出版社 | 网　　址 | http://www.hep.edu.cn |
|---|---|---|---|
| 社　　址 | 北京市西城区德外大街4号 | | http://www.hep.com.cn |
| 邮政编码 | 100120 | 网上订购 | http://www.hepmall.com.cn |
| 印　　刷 | 北京宏伟双华印刷有限公司 | | http://www.hepmall.com |
| 开　　本 | 787mm×1092mm　1/16 | | http://www.hepmall.cn |
| 印　　张 | 18.75 | | |
| 字　　数 | 477 千字 | 版　　次 | 2022 年 11 月第 1 版 |
| 购书热线 | 010-58581118 | 印　　次 | 2022 年 11 月第 1 次印刷 |
| 咨询电话 | 400-810-0598 | 定　　价 | 43.00元 |

本书如有缺页、倒页、脱页等质量问题,请到所购图书销售部门联系调换
版权所有　侵权必究
物 料 号　58970-00

数字课程（基础版）

# 基于临床情境的成人专科护理实训教程

主　编　许虹波　姜丽萍

## 基于临床情境的成人专科护理实训教程

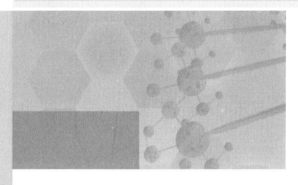

《基于临床情境的成人专科护理实训教程》数字课程与纸质教材一体化设计，紧密配合。数字课程包括与实际护理操作相关的视频，可供学习《基于临床情境的成人专科护理实训教程》课程的师生根据实际需求选择使用，也可供与成人专科护理工作有关的读者参考使用。

| 用户名： | | 密码： | | 验证码： | | 5360 | 忘记密码？ | 登录 | 注册 |

# http://abook.hep.com.cn/58970

扫描二维码，下载 Abook 应用

护理学是一门实践性和应用性很强的专业。为了更好地为人民群众提供全方位全周期的健康服务，迫切需要一支专业技能过硬、人文素养浓厚、与医学发展和社会发展相适应的高素质护理队伍。加强护理实践技能训练是高质量护理人才培养的关键环节。本书紧扣护理人才培养目标及课程教学要求，选取临床成人各专科（内科、外科、急危重症、康复科与老年科）的常用护理技能作为实验项目，始终坚持专业技能培养与人文精神教育相统一的编写理念，发挥教材在课程思政建设中的引领作用。

本书具有以下三个特点：①教学目标方面：强调临床专科护理能力的培养，各专科内容采用项目化形式编写，应用临床典型案例引入护理操作任务，训练学生以问题为导向的临床护理思维；此外，通过思政元素的融入，强化育人导向。②编写形式方面：除文字外，还融入丰富的图片、视频等数字化元素，生动、形象、直观地展示专科护理操作过程，更好地优化读者的学习体验。③编写思路方面：充分考虑学生的认知规律，编写思路上体现了从连贯到分解、从细到精、由浅入深、学思结合的过程，以利于学生学习目标的达成，同时积极倡导自主、合作、探究的学习方式。

总体上看，本书对学习者而言，可起到强化专科操作技能的作用；对教师而言，可引导其规范有序地组织实践教学，特别是对开展翻转课堂具有的一定参考价值。可作为内科护理学、外科护理学、急危重症护理学、老年护理学和康复护理学等课程的教学用书或临床新护士的培训用书。

本书编写团队成员既有来自本科高等院校的护理教育专家，也有来自三级甲等医院的临床护理专家。编写过程中得到了温州医科大学护理学院、温州医科大学附属第一医院和第二医院、上海交通大学医学院附属新华医院、广东药科大学护理学院、中国医科大学护理学院、北京大学深圳医院、苏州大学附属第一医院的大力支持，谨在此表示诚挚的谢意。

由于我们时间和水平所限，教材难免存在疏漏之处，敬请各位专家和读者给予批评指正。

许虹波

2022 年 1 月

# 目 录

# 第一章 内科常用护理技术

## 单元一 呼吸内科常用护理技术

### 【教学目标】

**一、认知目标**

1. 能说出保持呼吸道通畅的种类和方法。

2. 能理解呼吸内科各项常用护理操作的目的并阐述相关注意事项。

3. 能说出呼吸科常用吸入剂名称。

**二、能力目标**

1. 能指导病人进行呼吸功能锻炼。

2. 能选用合适的方法保持病人呼吸道通畅。

3. 能正确采集血气分析标本。

4. 能指导病人使用吸入剂。

**三、情感态度价值观目标**

1. 能关注病人的心理变化，重视病人的心理诉求并给予及时的心理疏导。

2. 理解病人家庭经济状况和支持程度的差异，评估病人及家属的真实需求，培养关爱病人的同理心。

### 项目一 排痰法

### 【模拟情境练习】

**一、案例导入**

病史概要：张某，男，77 岁，因"反复咳嗽、咳痰 10 余年，气促 5 年，再发 2 天"入院，诊断：慢性阻塞性肺疾病（COPD）。目前病人痰液黏稠，难以咳出，咳嗽时明显感觉气促。

身体评估：T 38.7℃，P 108 次 / 分，R 26 次 / 分，BP 152/84 mmHg。神志清楚，呼吸费力，口唇发绀，桶状胸，肋间隙增宽，双肺语颤减弱，叩诊呈过清音，听诊两肺呼吸音粗，闻及干湿性啰音，呼气音延长。

辅助检查：血常规示：RBC $3.5 \times 10^{12}$/L，WBC $12.9 \times 10^9$/L，N 83%；胸部 X 线片示：两肺透亮度增加，肺纹理稀疏，膈肌下移。

医嘱予胸部叩击、胸壁震颤。

📹 视频 1-1-1 排痰法：胸部叩击、胸壁震颤

**问题：**

1. 根据病史和身体评估结果，请分析该病人目前存在的主要护理问题是什么。
2. 促进痰液排出有哪些方法？
3. 请问行胸部叩击、胸壁震颤治疗需要注意什么？

## 二、操作目的

通过叩击或震颤胸壁而震动气道，使气道上的痰液松动，为痰液黏稠、难以咳出的病人清除气道分泌物，改善呼吸困难症状。

## 三、操作步骤及评分标准

排痰法具体操作步骤和评分标准详见表 1-1-1。

表 1-1-1 排痰法（胸部叩击、胸壁震颤）的操作步骤及评分标准

| 项目 | | 内容 | 分值 | 自评 | 互评 |
|---|---|---|---|---|---|
| 操作前准备（15分） | 核对，解释 | 1. 核对确认医嘱无误<br>2. 核对病人姓名、床号等腕带信息<br>3. 解释排痰操作目的、过程 | 3 | | |
| | 评估病人 | 评估病人的病情、生命体征、意识、心理状况及配合程度，听诊痰鸣音 | 5 | | |
| | 自身准备 | 衣帽整洁，洗手，戴口罩 | 3 | | |
| | 用物准备 | 吐痰容器，漱口液 | 2 | | |
| | 环境准备 | 整洁，安全 | 2 | | |
| 操作过程（70分） | 体位 | 取侧卧位或坐位 | 10 | | |
| | 胸部叩击 | 1. 手指并拢，手背稍弓起，手心呈杯状，自下而上、由外向内叩击胸壁（图 1-1-1）<br>2. 边叩边鼓励病人咳嗽，每一肺叶叩击 1~3 min，每次叩击时间 3~5 min<br>3. 指导病人咳嗽时用两手掌叩击前胸及侧胸壁，以利痰液咳出 | 30 | | |
| | 胸壁震颤 | 双手掌重叠置于痰液多的胸廓部位（图 1-1-2），在病人呼气期手掌颤动，对胸壁进行震动 5~7 次，每一部分重复 6~7 个呼吸周期 | 20 | | |
| | 整理 | 协助漱口或口腔护理 | 5 | | |
| | 评价 | 听诊痰鸣音是否变少 | 5 | | |
| 操作后处理（10分） | | 洗手，再次核对病人信息 | 2 | | |
| | 宣教 | 指导病人有效咳嗽、咳痰 | 4 | | |
| | | 记录排痰时间、方式、排痰量、性状及病人反应 | 4 | | |
| 综合评价（5分） | | 1. 操作安全，符合病情需要<br>2. 体现对病人的人文关怀 | 5 | | |

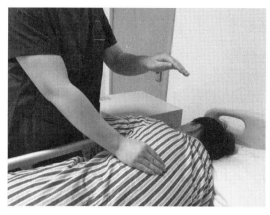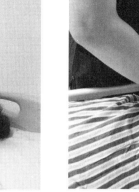

图 1-1-1  胸部叩击　　　　　　　　　图 1-1-2  胸壁震颤

### 四、精细解析

1. 对病人进行胸部叩击或胸壁震颤要在餐前 30 min 或餐后 2 h、饮水 30 min 后进行，以免引起不适或呕吐。

2. 未经引流的气胸、肋骨骨折、有病理性骨折史、咯血、低血压及肺水肿等病人禁忌采用胸部叩击或胸壁震颤的方法。

3. 操作时不能直接在皮肤上叩击或震颤，应用单层薄布保护皮肤，勿在较厚的衣物或单布外叩击，否则会降低叩击时所产生的震动而影响效果；不能在有纽扣、拉链的地方叩击，不能在脊柱、乳房、心脏、骨突部位及肋骨以下部位叩击。

4. 叩击力量要适中，以不使病人感到疼痛为宜。叩击频率为 120～180 次/分。每次叩击时长以 3～5 min 为宜。

5. 叩击时注意观察病人的反应，叩击后询问病人的感受，观察咳痰情况，复查肺部呼吸音及啰音变化。

6. 胸壁震颤应在病人呼气时进行。

### 五、操作流程

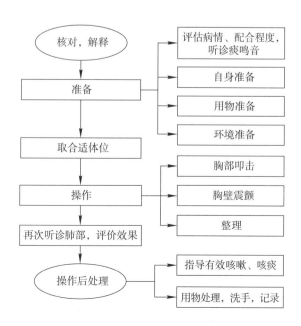

# 【知识链接】

## 一、相关知识点

呼吸系统疾病病人最常见的病因为感染，最常见的症状为咳嗽、咳痰与呼吸困难，因此，预防及控制感染、保持呼吸道的通畅、改善缺氧状况、防止并发症的发生是呼吸科护士的主要护理目标，促进痰液有效排出是实现以上护理目标的相应措施。在采取相应护理措施的同时，还需要叮嘱病人多饮水，每日饮水 1 500 ml 以上，同时注意湿润空气，使痰液湿化，便于排出。临床上促进痰液排出的护理措施，除了胸部叩击和胸壁震颤外，还包括以下方法：

（一）深呼吸及有效咳嗽

1. 此方法有助于排出气管远端的分泌物，适用于神志清醒、病情尚稳定、能够配合的病人。

2. 具体操作：病人尽量取坐位，进行 5~6 次深慢呼吸后，再深吸气并屏气 3~5 s，缩唇后缓慢将气体经口唇完全呼尽。之后再进行一次深吸气及屏气 3~5 s，身体前倾，从胸腔深处进行 2~3 次短促有力的咳嗽，同时腹部及胸廓尽量收缩，以增加咳嗽力度。

3. 对胸痛不敢咳嗽者，可遵医嘱给予镇痛药，30 min 后再进行有效咳嗽。

4. 如胸部有伤口，可用双手或枕头轻压伤口两侧，避免咳嗽时胸廓剧烈震动而牵拉伤口。

（二）吸入疗法

1. 吸入疗法　包括湿化与雾化治疗，可降低痰液黏稠度，使药液直接到达肺部，以提高疗效，减轻不良反应。临床上常在雾化液中加入痰溶解剂、抗生素和平喘药，达到祛痰、消炎、止咳、平喘的作用。

2. 注意事项

（1）防止窒息：分泌物湿化后膨胀可能阻塞支气管，因此治疗后需帮助病人翻身、拍背，鼓励咳嗽，排出痰液。

（2）防止缺氧：吸入气湿度过高时，会降低吸入氧浓度，可在雾化时适当提高氧浓度，注意观察病人胸闷、气促有无加重，血氧饱和度有无降低。

（3）防止湿化过度：过度湿化可引起呼吸道黏膜水肿，从而使气道狭窄，气道阻力增加，甚至诱发支气管痉挛，因此要注意控制湿化时间。

（4）防止感染：按规定消毒吸入装置和病房环境，严格无菌操作，保持口腔卫生，避免交叉感染。

（5）防止湿化温度过高或过低：控制湿化温度在 35~37℃。

（三）体位引流

体位引流适用于肺脓肿、支气管扩张等有大量痰液排出不畅时。禁用于呼吸衰竭、有明显呼吸困难和发绀者、近 1~2 周内曾有大咯血史、严重心血管疾病或年老体弱不能耐受者。操作中应协助病人摆放合适的体位，使患肺在上，利用重力作用使肺、支气管内分泌物流出体外。

（四）机械吸痰

1. 适用于无力咳出黏稠痰液、意识不清或排痰困难者。

2. 使用无菌吸痰管从口、鼻、气管插管或气管切开处负压吸痰。

3. 注意事项

（1）严格无菌操作。

（2）每次吸引时间不超过 15 s，两次吸引间隔时间大于 3 min。

（3）吸痰动作轻柔、迅速，避免造成气道损害。

（4）吸痰时观察血氧饱和度的改变，在吸痰前、后提高吸入氧浓度。

## 二、临床新进展

（一）振动排痰机

振动排痰机（图 1-1-3）是根据胸部物理治疗的原理，在病人身体表面产生特定方向周期变化的治疗力，帮助已液化的黏液按照选择方向（如细支气管—支气管—气管）排出体外的过程。

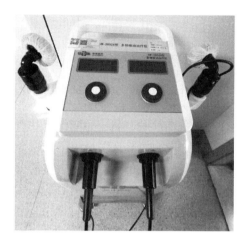

图 1-1-3 振动排痰机

1. 适应证 由于感染、过敏、化学物质、尘埃等各种因素导致气道分泌物清除能力下降，肺泡失去弹性造成黏液排出障碍的病人、昏迷病人、咳嗽无力的老年病人等。

2. 禁忌证 胸部接触部位有皮肤及皮下感染者、气胸、未局限的肺脓肿、出血性疾病或凝血机制异常有出血倾向、肺栓塞、急性心肌梗死、心房颤动、心室颤动、心脏内附壁血栓等心功能异常的病人及不能耐受震动的病人。

3. 操作步骤

（1）核对、评估病人，协助病人取侧卧位。

（2）选择合适的叩击头，套上叩击头帽，叩击头帽一人一换，避免交叉感染，并接上叩击连接器。

（3）选择参数：治疗频率 20～35 CPS，每次治疗时间 10～20 min。

（4）将叩击头放在病人的肺下叶处，持续 30 s 左右，提起叩击头，向上移动，放在另一个部位进行叩击，从下向上，从外向里，直到整个肺部。

（5）注意要缓慢、有次序地移动。

（6）治疗中观察病人的病情变化，包括面色、心率、呼吸、血压、氧饱和度，如病人主诉不适或异常应立即停止操作。

（7）操作完毕将一次性叩击头帽放入黄色医疗垃圾袋内，振动排痰机的机箱、导线、手把等用一次性消毒湿巾进行擦拭消毒。

（二）咳痰机

咳痰机（图 1-1-4）是利用机械性吸 - 呼技术辅助人体呼吸的原理，模拟人体咳嗽生理功能，经气道给予一定正压和流量的气流，构成足

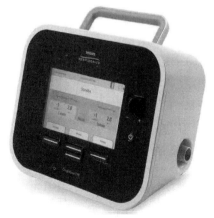

图 1-1-4 咳痰机

够的胸腔内压，接下来迅速转换成一定的负压气流，利用气流振荡功能，帮助胸腔及气道内的气体快速呼出，刺激咳嗽触发功能，排出气道分泌物的咳痰辅助装置。

1. 适应证 各种原因引起的咳嗽能力减弱、不能有效排痰的病人等。

2. 禁忌证 气胸、肺大疱、心功能不全或循环不稳定、活动性出血、严重气道反应性疾病、肺叶切除或全肺切除1周内及不可逆的气道阻塞或气道狭窄的病人。

3. 操作步骤

（1）核对、评估病人，取半坐卧位。

（2）连接呼吸回路，遵循一人一用一消毒原则，避免交叉感染。

（3）根据评估结果，设置和调节吸气压力、呼气压力、吸气时间、呼气时间、间歇时间、吸气流速等参数。

（4）将面罩（无人工气道）或呼吸管路（有人工气道）与病人连接。

（5）把手动/自动开关置于自动位置，开始治疗。

（6）治疗中监测压力变化，并严密观察病人生命体征及耐受情况。

（7）及时清除口咽、人工气道分泌物。

（8）咳痰机的机箱用一次性消毒湿巾进行擦拭消毒，呼吸回路按照要求消毒处理。

## 【拓展反思】

1. 病人脑梗死后遗症，长期气管切开带管状态，若出现痰液黏稠难以咳出，为辅助病人排痰，如何选择合适的排痰方式？

2. 如果病人在叩背过程中发生大咯血窒息，病人家属惊吓过度，无法接受现状，你作为护士将如何应对该情况？

（庄丹雯）

## 📃 项目二 呼吸功能锻炼

### 【模拟情境练习】

#### 一、案例导入

病史概要：王某，男，67岁，因"反复咳嗽、咳痰10余年，呼吸困难3天"入院，诊断：慢性阻塞性肺疾病。经综合治疗后，目前病人病情稳定。

身体评估：T 36.7℃，P 78次/分，R 26次/分，BP 132/74 mmHg。神志清楚，呼吸平稳，仍有咳嗽，咳少量白色黏痰，听诊：两肺呼吸音偏粗，闻及散在细湿啰音。

辅助检查：血常规示：RBC $3.6 \times 10^{12}$/L，WBC $10.3 \times 10^9$/L；胸部X线片示：两肺透亮度增加，肺纹理稀疏，膈肌下移。

问题：

1. 病人目前病情稳定，护士对病人的健康宣教主要内容有哪些？

2. 呼吸功能锻炼介入时机如何选择？

🎬 视频 1-1-2 呼吸功能锻炼

### 二、操作目的

1. 改变浅而快呼吸为深而慢的有效呼吸。

2. 通过训练，有效加强膈肌运动，提高肺通气，减少耗氧量，减轻呼吸困难，增加活动耐力，改善慢性呼吸系统疾病缓解期病人的呼吸功能。

### 三、操作步骤及评分标准

呼吸功能锻炼操作步骤及评分标准详见表 1-1-2。

表 1-1-2　呼吸功能锻炼操作步骤及评分标准

| 项目 | | 内容 | 分值 | 自评 | 互评 |
|---|---|---|---|---|---|
| 操作前准备（15分） | 核对，解释 | 1. 核对病人姓名、床号等腕带信息<br>2. 解释呼吸功能锻炼目的、过程 | 3 | | |
| | 评估病人 | 1. 病人病情是否相对稳定<br>2. 病人呼吸受限的原因及程度<br>3. 病人对呼吸训练必要性的认识<br>4. 病人的接受能力 | 8 | | |
| | 自身准备 | 衣帽整洁，洗手，戴口罩 | 2 | | |
| | 环境准备 | 病室清洁、通风，温湿度适宜 | 2 | | |
| 操作过程（70分） | 呼吸功能锻炼 | 缩唇呼吸：<br>用鼻吸气（计数到 3），收紧腹肌，缓慢、均匀地通过缩唇呼气（计数到 7） | 25 | | |
| | | 腹式呼吸：<br>1. 放松体位，一手放于腹部，一手放于胸部<br>2. 用鼻缓慢深吸气，手可感知腹部明显鼓起，而胸部不动<br>3. 收紧腹部肌肉，缩唇，缓慢呼出气体。训练 1 min 后休息 2 min，反复数次 | 45 | | |
| 操作后处理（10分） | 洗手，再次核对病人信息 | | 2 | | |
| | 宣教 | 告知病人呼吸功能锻炼注意事项 | 4 | | |
| | 记录呼吸功能锻炼时间、次数及效果 | | 4 | | |
| 综合评价（5分） | 1. 操作安全，符合病情需要<br>2. 体现对病人的人文关怀 | | 5 | | |

### 四、精细解析

1. 训练时避免情绪紧张，选择放松舒适体位。

2. 避免憋气和过度减慢呼吸频率，以免诱发呼吸性酸中毒。

3. 腹式呼吸要深长且缓慢，用鼻吸气，用口呼气，一呼一吸掌握在 10~15 s。即深吸气（鼓起肚子）3~5 s，屏气 1 s，然后慢呼气（回缩肚子）6~8 s，屏气 1 s。每次重复 8~10 次，每天练习 3~4 次，可选择坐式或卧式。

4. 腹式呼吸与缩唇呼吸联合应用实施。缓慢深呼吸，10 次 / 分，吸：呼 =1 : 2，胸腹动作协调使胸廓保持最小的活动度。

5. 无论采用何种呼吸训练，都要反复训练，才能达到治疗目的。

**五、操作流程**

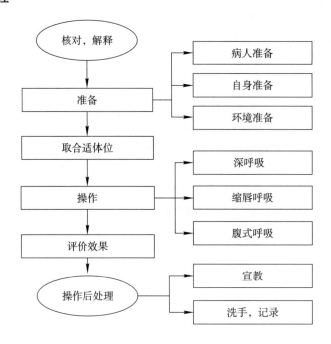

## 【知识链接】

**相关知识点**

呼吸功能锻炼是指通过指导病人进行缩唇呼吸、腹式呼吸及借用一些工具，如体外膈神经电刺激、吸气阻力器等方式，以加强胸、膈呼吸肌肌力和耐力训练，最终达到改善病人呼吸功能，改善疾病预后，提高生活质量的目的。缩唇呼吸通过缩唇增加呼气时的阻力，从而增加气道压力，延缓呼气时气道塌陷。因此，进行缩唇呼吸时一定要用鼻吸气、嘴呼气，吸气与呼气时间比为 1∶2 或 1∶3。缩唇呼气时力度要均匀，以使距口唇 15～20 cm 处的烛火倾斜而不熄灭为宜。腹式呼吸训练时注意胸部尽量保持不动，腹部在吸气时鼓起，呼气时紧缩，用嘴呼气。为使病人看清腹部的运动状态，可在腹部放置枕头、杂志等物品，观察起伏状态。另外，根据病情可指导病人进行呼吸操练习，既能增加趣味性，又能使全身得到锻炼。

第一节　呼吸运动

（1）深吸气，同时两臂慢慢伸开，抬起，与躯干成钝角。

（2）呼气，两臂放下。

（3）注意事项：深呼吸速度要慢。

第二节　扩胸运动

（1）两臂抬起，肘部半屈，取手握拳，手心向下。挺胸，同时两臂用力向后拉，恢复原来姿势。

（2）上述动作再做一次。

（3）两臂伸举，同时挺胸。

（4）两臂放下。

（5）注意事项：胸部要用力挺起。

第三节　体侧运动

（1）左脚向左跨一步当成左弓步，同时右手插腰，左臂经侧向上举带动上体向右侧屈。

（2）向右做侧屈一次。

（3）向右再做侧屈一次。

（4）左脚蹬回，同时左臂经侧放下，右臂自然放下，还原成立正姿势。

（5）右脚向右跨一步当成右弓步，同时左手插腰，右臂经侧向上举带动上体向左侧屈。

（6）向左做侧屈一次。

（7）向左再做侧屈一次。

（8）右脚蹬回，同时右臂经侧放下，左臂自然放下，还原成立正姿势。

（9）注意事项：三次侧屈动作的幅度要逐渐加大。

第四节　腹式呼吸

（1）双脚分开，双手放在腹部，全身放松。

（2）吸气时腹部用力鼓起。

（3）呼气时用力收缩腹部。

（4）注意事项：可以平卧做。速度要慢，要有节律。

第五节　踏步运动

原地踏步动作。手和腿的动作尽可能幅度大一些。

## 【拓展反思】

1. COPD 病人住院期间进行呼吸功能锻炼，突然出现发绀、气促，这时你应该怎么办？

2. COPD 病人如何在家实施呼吸功能锻炼？你是否能帮助设计活动计划与方案？

（庄丹雯）

## 项目三　动脉血气标本采集

### 【模拟情境练习】

**一、案例导入**

病史概要：李某，男，82 岁，因"反复咳嗽、咳痰 10 余年，气促 1 天"入院，诊断：慢性阻塞性肺疾病急性加重。

身体评估：T 37.1℃，P 108 次 / 分，R 26 次 / 分，BP 155/81 mmHg。神志清，呼吸费力，口唇发绀，桶状胸，肋间隙增宽，双肺语颤减弱，叩诊呈过清音，听诊两肺呼吸音粗，闻及干湿性啰音，呼气音延长。

辅助检查：血常规：RBC $3.8 \times 10^{12}$/L，WBC $13.2 \times 10^{9}$/L，N 83%；血气分析示：pH 7.28，$PaCO_2$ 75 mmHg，$PaO_2$ 79 mmHg，$HCO_3^-$ 34 mmol/L。

医嘱予每日监测动脉血气分析。

📹 视频 1-1-3 动脉血气标本采集

**问题：**

1. 请分析病人的血气结果，判断有无缺氧和二氧化碳潴留？若有，对呼吸有什么影响？
2. 根据病人血气分析值判断该病人目前存在的酸碱平衡失调问题是什么？

## 二、操作目的

动态判断病人通气和氧合状态。

## 三、操作步骤及评分标准

动脉血气标本采集操作步骤及评分标准详见表 1-1-3。

表 1-1-3 动脉血气标本采集操作步骤及评分标准

| 项目 | | 内容 | 分值 | 自评 | 互评 |
|---|---|---|---|---|---|
| 操作前准备（15分） | 核对，解释 | 1. 核对、确认医嘱无误<br>2. 采用两种身份识别的方法进行病人身份确认<br>3. 解释动脉血标本采集的目的、过程 | 3 | | |
| | 评估病人 | 1. 评估病人的意识、生命体征、氧疗情况<br>2. 采用 Allen 试验评估桡动脉穿刺的可行性（图 1-1-5） | 8 | | |
| | 自身准备 | 衣帽整洁，洗手，戴口罩 | 1 | | |
| | 用物准备 | 医嘱单，无菌治疗盘，血气分析专用采血针 1 套，检查手套，皮肤消毒液，无菌棉签，利器盒，手消液 | 2 | | |
| | 环境准备 | 整洁安静，光线充足，关闭门窗（或窗帘） | 1 | | |
| 操作过程（70分） | 体位 | 仰卧位或坐位，暴露穿刺部位 | 5 | | |
| | 定位 | 距掌纹线 2~3 cm，动脉搏动最强处通过"一按一提"，仔细感觉动脉的搏动 | 10 | | |
| | 放置治疗巾 | 手不触及无菌治疗巾内侧 | 5 | | |
| | 消毒 | 以穿刺点为中心，由内向外呈螺旋形消毒皮肤 2 遍，直径 5 cm 以上 | 10 | | |
| | 戴无菌手套 | 严格按照戴手套方法进行操作 | 5 | | |
| | 采血 | 1. 将动脉采血器推至底部再拉至预设位置，除去安全针头护套<br>2. 用示指触摸动脉搏动最明显处，右手持针，与皮肤成 45°~90° 角进针（图 1-1-6）<br>3. 见回血后，固定注射器，血液自动涌入采血器，空气经石孔装置排出，血液液面达到预设位置孔石会自动封闭<br>4. 丢弃针头和针塞，螺旋拧上安全针座帽<br>5. 双手搓动采血器，使肝素与血液混匀，防止凝血<br>6. 拔针后穿刺部位按压 10 min | 30 | | |
| | 送检 | 1. 记录病人的体温、吸氧浓度<br>2. 立即送检，宜在 30 min 内完成检测 | 5 | | |

续表

| 项目 | 内容 | 分值 | 自评 | 互评 |
|---|---|---|---|---|
| 操作后处理<br>（10分） | 洗手，再次核对病人信息 | 2 | | |
| | 宣教　指导病人按压及观察穿刺部位，如有异常及时告知 | 4 | | |
| | 记录血气分析结果 | 4 | | |
| 综合评价<br>（5分） | 1. 操作安全，符合病情需要<br>2. 动作轻柔，体现对病人的人文关怀<br>3. 能正确应对操作过程中的并发症 | 5 | | |

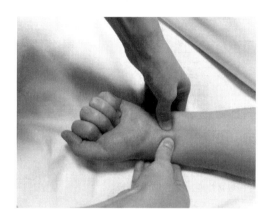

图 1-1-5　Allen 试验

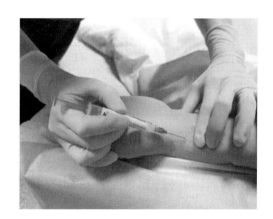

图 1-1-6　桡动脉采血

### 四、精细解析

1. Allen 试验是一种测试受检者的桡动脉、尺动脉间是否有完善的侧支循环的试验。具体方法为：用双手分别按压病人的尺动脉和桡动脉，嘱病人反复用力握拳和放松 5~7 次，直至手掌变白。松开对尺动脉的按压，保持对桡动脉的按压，观察手掌的颜色变化。若手掌颜色在 10 s 内迅速恢复正常为 Allen 试验阴性。若 10~15 s 手掌颜色无法恢复正常为 Allen 试验阳性，提示桡动脉和尺动脉之间的侧支循环不良，此种情况不宜进行桡动脉穿刺。否则，一旦发生桡动脉闭塞，将会出现手掌缺血的严重情况。

2. 严格执行无菌技术操作原则，预防感染。

3. 标本采集后应立即隔绝空气，以免影响检验结果的准确性。

4. 凝血功能障碍者穿刺后延长按压时间，至不出血为止。如为股动脉采血，嘱病人勿过早下床活动；如压迫止血无效可加压包扎。

5. 若病人有饮热水、洗澡、运动等情况，需休息 30 min 后再采血。

6. 标本采集后及时标识病人的体温和吸氧浓度，且 30 min 内送检。

## 五、操作流程

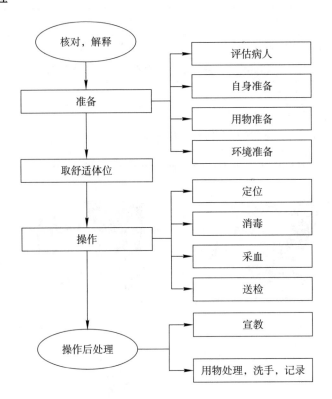

## 【知识链接】

### 相关知识点

动脉血气分析是通过对人体动脉血液中的 pH、氧分压和二氧化碳分压等指标进行测量，从而对人体的呼吸功能和血液酸碱平衡状态作出评估的一种方法。

采血部位结合美国临床实验室标准协会（CLSI）动脉采血部位选择标准进行确定，首选桡动脉。其原因有：①桡动脉位于手腕部，位置浅表易于穿刺。病人合作程度高，随时可以观察穿刺部位。②有尺动脉作为侧支循环。③对周围组织损伤程度低。一般不宜选股动脉。主要考虑到股动脉血管虽然相对较粗，但其周围神经、血管比较丰富，而且解剖位置复杂，操作不慎很容易造成周围神经损伤和皮下血肿等并发症。

动脉血气分析有助于呼吸衰竭的诊断和鉴别诊断、手术适应证的选择、呼吸机的应用调节、呼吸状态的观察、酸碱平衡失调的判断等，对诊疗方案制定有着非常重要的指导意义，也是急危重症病人病情观察不可或缺的检验项目。血气分析的指标中，表示呼吸功能的主要有 $SaO_2$、$PaO_2$、$PaCO_2$、$TCO_2$，表示酸碱平衡的有 pH、BB、BE、AG。血气分析相关常用指标及其参考值正常范围见表 1-1-4。

表 1-1-4　血气分析参考值

| 项目 | 正常值 |
| --- | --- |
| 氧饱和度（$SaO_2$） | 90% ~ 100% |
| 氧分压（$PaO_2$） | 9.3 ~ 13.3 kPa（72 ~ 100 mmHg） |

| 项目 | 正常值 |
|------|--------|
| 二氧化碳分压（$PaCO_2$） | 4.3 ~ 6.0 kPa（35 ~ 45 mmHg） |
| 二氧化碳总量（$TCO_2$） | 24 ~ 32 mmol/L |
| 血液酸碱度（pH） | 7.35 ~ 7.45 |
| 碱剩余（BE） | ± 3 mmol/L |
| 实际碳酸氢盐（BB） | 22 ~ 28 mmol/L |
| 阴离子间隙（AG） | 8 ~ 16 mmol/L |

## 【拓展反思】

1. 采血过程中若有气泡进入采血器/注射器，应如何处理以减少对检验结果的影响？

2. 股动脉采血后未正确按压，产生一个约 10 cm × 10 cm 大小的血肿，病人诉疼痛，此时护士应如何正确处理？

（庄丹雯）

## 项目四 吸入剂使用护理

### 【模拟情境练习】

**一、案例导入**

病史概要：陈某，女，68 岁，因"反复咳嗽、咳痰、喘息二十余年，加重伴发热 2 天"入院。入院后医嘱给予吸氧、抗感染、祛痰等对症处理，病人咳嗽、咳痰症状明显缓解，但仍感觉呼吸困难、气喘。

身体评估：T 37.8 ℃，P 103 次/分，R 25 次/分，BP 138/80 mmHg。神志清，精神软，胃纳差，呼吸急促，桶状胸，肋间隙增宽，双肺语颤减弱，叩诊呈过清音，听诊两肺呼吸音粗，呼气延长，可闻及少许湿啰音，有散在哮鸣音，心音减弱。

辅助检查：血常规：RBC $3.5 \times 10^{12}$/L，WBC $12.9 \times 10^9$/L，N 83%；血气分析：pH 7.45，$PaCO_2$ 47 mmHg，$PaO_2$ 67 mmHg，$SaO_2$ 82%。

医嘱予沙美特罗替卡松粉吸入剂。

视频 1-1-4 吸入剂使用护理（沙美特罗替卡松粉吸入剂）

**问题：**

1. 该病人可能发生了什么情况？

2. 如何指导病人进行吸入剂的使用？

**二、操作目的**

针对有气喘症状病人，改善其气喘及缺氧症状。

**三、操作步骤及评分标准**

吸入剂使用护理的操作步骤及评分标准详见表 1-1-5。

表 1-1-5 吸入剂使用护理的操作步骤及评分标准

| 项目 | | 内容 | 分值 | 自评 | 互评 |
|---|---|---|---|---|---|
| 操作前准备（15分） | 核对，解释 | 1. 核对确认医嘱无误<br>2. 核对病人姓名、床号等腕带信息<br>3. 解释吸入剂使用目的、过程 | 2 | | |
| | 评估病人 | 评估病人的病情、生命体征、意识、口腔黏膜、用药史、过敏史、心理状况及配合程度 | 6 | | |
| | 自身准备 | 衣帽整洁，洗手，戴口罩 | 2 | | |
| | 用物准备 | 沙美特罗替卡松粉吸入剂（图1-1-7），清水，纸巾 | 3 | | |
| | 环境准备 | 整洁，安静 | 2 | | |
| 操作过程（70分） | 体位 | 取坐位或站立位 | 5 | | |
| | 打开装置 | 用一手握住外壳，另一手的拇指放在拇指柄上，向外推动拇指直至盖子完全打开 | 10 | | |
| | 推开滑杆 | 握住吸入器，向外推手柄直至发出咔嗒声，表明一个标准计量的药物已备好以供吸入 | 10 | | |
| | 吸入药物 | 1. 首先将肺内气体尽量呼出<br>2. 含住吸嘴，用嘴缓慢深吸（图1-1-8）<br>3. 移开吸入器，屏气10 s<br>4. 缓慢恢复呼气 | 25 | | |
| | 关闭吸入器 | 1. 使用干净纸巾擦拭吸嘴<br>2. 拇指放在手柄上，向内推回原位，发出咔嗒声表示吸入器关闭 | 10 | | |
| | 漱口 | 吸入药物后必须用清水漱口5遍，以去除上咽部残留的药物 | 10 | | |
| 操作后处理（10分） | 洗手，再次核对病人信息 | | 3 | | |
| | 宣教 | 向病人介绍吸入器构造、原理、使用注意事项 | 3 | | |
| | 用物整理，洗手，记录 | | 4 | | |
| 综合评价（5分） | 1. 操作安全，符合病情需要<br>2. 动作轻柔，注意对病人的人文关怀 | | 5 | | |

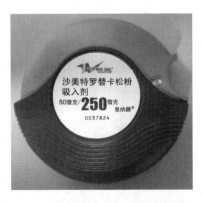

图 1-1-7 沙美特罗替卡松粉吸入剂

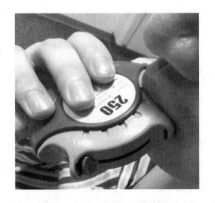

图 1-1-8 吸入剂的使用

**四、精细解析**

1. 拨动滑杆打开药物以后，保持吸入器基本水平，不要随意晃动吸入器，以免药品漏出，导致吸入量不足。

2. 呼气时不可对着吸嘴，以免药物受潮。

3. 保持头部垂直，以打开气道顺利吸入。

4. 用双唇紧紧包住吸嘴，用力且深长地吸入药物，使颗粒有充足的时间到达肺部并均匀沉积在肺组织。

5. 剂量指示窗口的数字表示剩余的药量，推动一次滑杆，药物的使用次数将会减少一次，因此不要随意推动滑杆，以免造成药物浪费。红色出现即表示剩余 5 次剂量，提示应及时另配一个吸入器以备使用。

6. 保持吸入器干燥，不用时保持关闭状态。

7. 吸入药物后必须漱口，深漱口 5 遍，漱液吐出，以降低出现真菌性口咽炎的可能性。

**五、操作流程**

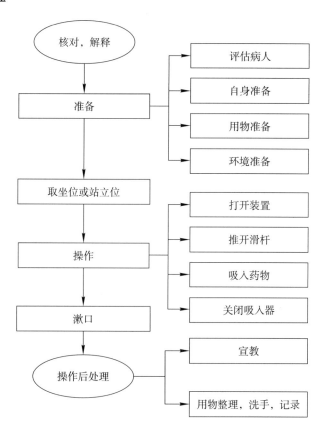

## 【知识链接】

**相关知识点**

（一）常用的吸入剂

1. 吸入粉雾剂　是指一种或一种以上药物粉末，装填于特殊的给药装置中，以干粉的形式将药物喷雾于给药部位，发挥全身或局部作用的一种给药系统。目前常用的粉雾剂有：沙美特罗替卡松粉吸入剂（舒利迭）、布地奈德福莫特罗粉吸入剂（信必可都保）（图 1-1-9）、噻托溴铵吸入粉雾剂（思力华）（图 1-1-10）等。

2. 吸入气雾剂　是指将药物溶液、乳状液或混悬液与适宜的抛射剂封装于有定量阀门的耐压容器中，使用时借助抛射剂的压力将药物成雾状喷出用于吸入的制剂（图 1-1-11）。目前常用的气雾剂有：布地奈德气雾剂、丙酸氟替卡松吸入气雾剂（辅舒酮）、硫酸沙丁胺醇吸入气雾剂（万托林）等。

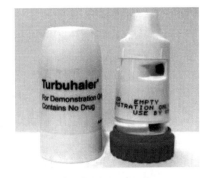

图 1-1-9　都保类吸入剂

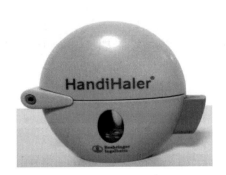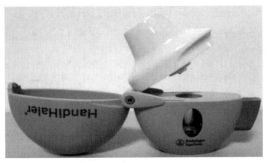

图 1-1-10　噻托溴铵吸入粉雾剂装置

（二）常用吸入装置使用步骤

1. 都保类

（1）装药：旋松并拔出瓶盖，确保红色旋柄在下方；拿直都保，握住都保红色旋柄部分和中间部分，向某一方向旋转到底，再向反方向旋转到底，即完成一次装药。在此过程中会听到一次"咔嗒"声。

（2）吸入：先尽力呼出气体（不可对着吸嘴呼气），再将吸嘴置于牙间，用双唇包住吸嘴用力且深长地吸气，然后将吸嘴从嘴部移开，继续屏气 5 s 后，恢复正常呼吸。用纸巾擦拭吸嘴，旋紧盖子。

（3）漱口：吸入药物后必须用清水漱口 5 遍，漱口液吐出，以降低出现真菌性口咽炎的可能性。

2. 噻托溴铵吸入粉雾剂

（1）放药：向上拉打开防尘帽，然后打开吸嘴。从包装中取出一粒胶囊，将其放入中央室中，合上吸嘴直至听到一声咔嗒声。

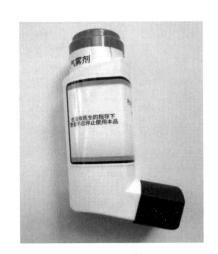

图 1-1-11　压力定量吸入气雾剂

（2）刺破胶囊：手持吸入器使吸嘴向上，将刺孔按钮完全按下 1 次。

（3）吸入药物：将肺内气体尽量呼出，用嘴紧紧含住吸嘴，保持头部垂直，缓慢地深吸气，吸气力度足以能听到胶囊振动。将吸入器移开，尽可能长时间地屏住呼吸，约 10 s 恢复正常呼吸。

（4）关闭吸入器：使用干净纸巾擦拭吸嘴，再次打开吸嘴，倒出胶囊壳，关闭吸嘴和防尘帽。

（5）漱口：吸入药物后必须用清水漱口 5 遍，以去除上咽部残留的药物。

3. 压力定量吸入气雾剂

（1）拔出：轻轻挤压盖边，将气雾剂的盖帽拔下，罐体朝上，喷口朝下。

（2）摇匀：用右手示指放在罐体顶端，拇指放在下端处。两指捏紧气雾剂，上下用力摇晃五六次，使药液摇匀。首次使用或超过 1 周未使用时向空气中试喷 1 次。

（3）吸入：吸入前首先进行呼气，头稍稍后仰，轻轻地呼气，直到不再有气体从肺内呼出。将喷口放进口内，嘴将整个喷口包裹住，保持罐体垂直。示指用力按下罐体将药物释出，同时通过口部缓慢深吸气，使喷出的药物随着吸气到达下呼吸道。吸气完毕后移开喷口，将口唇紧闭 10 s 或更长时间。

（4）关闭：使用后用干净纸巾擦拭喷口，并将盖帽盖回。

（5）漱口：用清水漱口至咽喉部，重复 5 次，以减少口咽部残留药物。

## 【拓展反思】

1. 与口服剂相比，吸入给药的优势有哪些？

2. 病人，65 岁，既往有哮喘病史 10 年，平时控制佳。近日因春季感冒，赴医院门诊就医，医嘱予硫酸沙丁胺醇吸入气雾剂吸入。结合该病人病情，疾病宣教有何特殊？

（庄丹雯）

# 单元二　循环内科常用护理技术

## 【教学目标】

**一、认知目标**

1. 能陈述植入式心脏起搏器与冠状动脉介入术的术前、术后护理及健康指导。

2. 能理解植入式心脏起搏治疗与冠状动脉介入术的目的。

3. 能简述植入式心脏起搏治疗与冠状动脉介入术的术中配合。

**二、能力目标**

1. 能对安装心脏起搏器与冠状动脉介入术的病人进行术前指导并做好术前准备。

2. 能对安装心脏起搏器与冠状动脉介入术术后病人进行正确护理，观察并预防并发症的发生。

3. 能对安装永久起搏器的病人进行日常生活的指导。

**三、情感态度价值观目标**

1. 在学习诊疗技术的过程中体会医、护、技发展的协同性，领悟护理创新的重要性。

2. 通过术后并发症的学习，体会评判性思维对于临床护理决策的重要性，增强职业责任心。

## 项目一　植入式心脏起搏治疗的护理配合

# 【模拟情境练习】

### 一、案例导入

病史概要：李某，男，56 岁，因"反复发作头晕、胸闷 4 个月，晕厥 1 次"来院治疗。病人诉 4 个月前反复感冒后出现胸前闷塞感，伴乏力、气短及头晕，3 个月前晕厥 1 次，几秒钟后自行苏醒，无抽搐，无二便失禁，为求进一步诊断入院。

身体评估：T 36.8℃，P 35 次 / 分，R 15 次 / 分，BP 80/60 mmHg。神志清楚，双肺呼吸音粗，双下肺未闻及干湿性啰音，心界不大，心率 35 次 / 分，律齐，各瓣膜区未闻及杂音，腹软，全腹无压痛及反跳痛，肝脾肋下未扪及，肝肾区无叩击痛，双下肢无水肿。

辅助检查：心电图示：窦性心律（心房率 68 次 / 分，心室率 35 次 / 分），二度 Ⅱ 型房室传导阻滞。

医生建议病人安装心脏起搏器。

**问题：**

1. 该病人为何需要安装心脏起搏器？哪些病人需安装心脏起搏器？
2. 你觉得病人适合安装临时起搏器还是植入式心脏起搏器？为什么？
3. 安装心脏起搏器的病人术前要做哪些准备？术后又该如何护理？
4. 如何监测起搏器是否正常工作？
5. 安装起搏器后病人能否像正常人一样生活？

### 二、操作目的

1. 协助医生完成心脏起搏器安装的准备、配合与观察，以维持严重心律失常致心脏功能障碍病人的心搏频率和节律，提高心脏射血量。
2. 为安装植入式心脏起搏器的病人做好术前、术中、术后的护理。

### 三、操作步骤及评分标准

植入式心脏起搏治疗护理配合的操作步骤及评分标准详见表 1-2-1。

表 1-2-1　植入式心脏起搏治疗相关护理配合的操作步骤及评分标准

| 项目 | | 内容 | 分值 | 自评 | 互评 |
|---|---|---|---|---|---|
| 术前准备<br>（60 分） | 核对 | 1. 核对、确认医嘱，了解病人拟安装的起搏方式<br>2. 核对病人姓名、床号等腕带信息 | 2 | | |
| | 评估、解释及宣教 | 1. 评估病人及家属对手术的目的、大致过程及风险的认识，病人术前的生理及心理状态、睡眠质量<br>2. 解释安装心脏起搏器的目的及大致过程、术前准备项目的意义<br>3. 评估病人过敏史、用药史（抗凝血药）<br>4. 评估是否已完成胸部 X 线、心电图检查及尿标本留取 | 8 | | |
| | 自身准备 | 衣帽整洁，洗手，戴口罩 | 2 | | |

| 项目 | | 内容 | 分值 | 自评 | 互评 |
|---|---|---|---|---|---|
| 术前准备<br>（60分） | 用物准备 | 主要用物：消毒盘、压脉带、治疗巾、静脉采血针、采血管、备皮包、注射器、皮试液、输液器、留置针、药物、便盆（男性备小便器）等 | 5 | | |
| | 环境准备 | 清洁，安全，光线充足，拉床帘 | 2 | | |
| | 采集血标本 | 1. 查对医嘱，核对检验申请单及条形码<br>2. 核对病人，评估进食情况是否符合检查项目要求<br>3. 戴手套<br>4. 评估穿刺处皮肤、血管情况<br>5. 扎止血带，消毒皮肤2次，直径≥5 cm<br>6. 再次核对<br>7. 用真空采血器或注射器采血，标本轻轻颠倒摇匀送检<br>8. 按压穿刺部位1~2 min<br>9. 整理用物，分类处理垃圾<br>10. 脱手套，洗手，记录 | 10 | | |
| | 皮试 | 1. 查对医嘱，准备皮试液<br>2. 核对病人，询问过敏史、用药史及家族过敏史<br>3. 注射皮试液，进针角度、部位，剂量，拔针正确<br>4. 告诉注意事项，按时观察结果 | 8 | | |
| | 备皮 | 1. 备皮前评估皮肤情况<br>2. 备皮范围：植入式心脏起搏器备左上胸部、颈部及腋下皮肤<br>3. 备皮后检查皮肤是否完整、清洁 | 3 | | |
| | 床上排尿训练 | 1. 解释训练意义<br>2. 示范便盆和小便器（男性）使用方法<br>3. 评价病人是否掌握方法 | 3 | | |
| | 建立静脉通道 | 术前30 min~2 h，选择粗直静脉血管，使用留置针建好静脉通道 | 15 | | |
| | 垃圾分类处理，洗手、记录 | | 2 | | |
| 术中配合<br>（5分） | 病情监测 | 给予心电监护，严密监测心率、心律、呼吸、血压，发现异常立即通知医生 | 4 | | |
| | 人文关怀 | 关注病人感受，询问有无不适，做好安慰、解释 | 1 | | |
| 术后护理<br>（20分） | 体位 | 1. 保持平卧或略向左侧卧位8~12 h<br>2. 平卧过久不适可抬高床头30°~60° | 4 | | |
| | 伤口护理 | 1. 观察囊袋有无肿胀、波动感<br>2. 切口有无渗血、红肿、疼痛<br>3. 伤口压迫止血 | 6 | | |

续表

| 项目 | | 内容 | 分值 | 自评 | 互评 |
|---|---|---|---|---|---|
| 术后护理<br>（20分） | 病情监测 | 1. 描记 12 导联心电图，观察起搏情况（图 1-2-1）<br>2. 心电监护<br>3. 观察有无心脏穿孔、腹壁肌肉抽动等<br>4. 判断有无电极导线移位或起搏器感知障碍 | 8 | | |
| | 宣教 | 1. 术侧肢体不宜过度活动<br>2. 勿用力咳嗽，有咳嗽者应遵医嘱使用镇咳药 | 2 | | |
| 健康指导<br>（10分） | 起搏器使用 | 1. 告知设置频率及使用年限<br>2. 避开强磁场和高电压场所 | 2 | | |
| | 病情自我监测 | 1. 每天自测脉搏，低于设置频率的 10% 应及时就医<br>2. 经常自行检查伤口部位有无红肿和出血现象 | 4 | | |
| | 活动指导 | 起搏器侧手臂避免用力过度或有幅度过大动作 | 2 | | |
| | 随访指导 | 植入后 1 个月、3 个月、6 个月各随访 1 次，以后每 3~6 个月随访 | 2 | | |
| 综合评价<br>（5分） | | 1. 无菌观念强，侵入性操作符合无菌原则<br>2. 操作中动作轻柔、熟练<br>3. 保护病人安全和隐私<br>4. 沟通流畅，态度亲切、自然<br>5. 健康指导语言通俗，内容重点突出，注意效果反馈 | 5 | | |

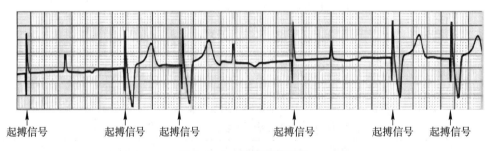

起搏信号　　　　起搏信号　　起搏信号　　　　起搏信号　　　起搏信号　起搏信号

图 1-2-1　起搏信号判断

### 四、精细解析

1. 为了避免刚固定在心腔壁的电极发生微移位，植入起搏器后病人保持平卧或略左侧卧位 8~12 h。右侧卧位与导线在体内的走向相反，使电极移位的概率加大，因此不提倡右侧卧位。

2. 判断有无电极导线移位或起搏器感知障碍是一件复杂的事情，主要通过心电图的起搏信号出现的规律、间隔时间，以及心率是否与设定的起搏心率比较接近来综合判断。

3. 起搏器虽然有使用年限，但电池耗竭的时间存在个体差异性。每个人设置的频率、自身心律的不同，会使起搏器放电次数也产生较大差异，因此教会病人自测脉搏，根据脉搏变化来判断电源是否快到年限是重要的宣教内容。

### 五、操作流程

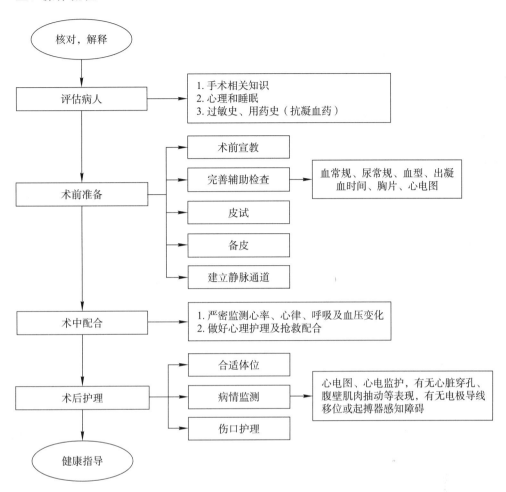

```
核对，解释
    ↓
评估病人 ────→ 1. 手术相关知识
              2. 心理和睡眠
              3. 过敏史、用药史（抗凝血药）
    ↓
术前准备 ────→ 术前宣教
         ────→ 完善辅助检查 ────→ 血常规、尿常规、血型、出凝
                                  血时间、胸片、心电图
         ────→ 皮试
         ────→ 备皮
         ────→ 建立静脉通道
    ↓
术中配合 ────→ 1. 严密监测心率、心律、呼吸及血压变化
              2. 做好心理护理及抢救配合
    ↓
术后护理 ────→ 合适体位
         ────→ 病情监测 ────→ 心电图、心电监护，有无心脏穿孔、
                              腹壁肌肉抽动等表现，有无电极导线
                              移位或起搏器感知障碍
         ────→ 伤口护理
    ↓
健康指导
```

## 【知识链接】

### 一、相关知识点

（一）心脏起搏治疗技术的应用目的与起搏方式

心脏起搏器通过发放一定形式的电脉冲来刺激心脏，可以模拟正常心脏冲动的形成和传导过程，使其产生兴奋并收缩，维持心脏的射血量。主要适用于严重缓慢性心律失常。起搏器由脉冲发生器、导线和电极三部分组成。根据电极导线的数量及植入心脏的位置，分为单腔起搏器、双腔起搏器及三腔起搏器。根据起搏器应用的方式，分为临时心脏起搏器（体外携带式起搏器）和植入式心脏起搏器（一般埋植在胸部的皮下组织内，如图 1-2-2）。

临时心脏起搏器适用于急需起搏、房室传导

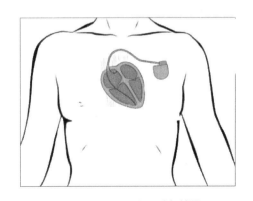

图 1-2-2　植入式心脏起搏器

阻滞有可能恢复或因外科手术等原因需"保护性"应用的病人。临时心脏起搏器的电极导线经外周静脉（常用股静脉或锁骨下静脉）送至右心室，电极接触在心内膜，起搏器置于体外。临时心脏起搏器放置时间不宜太久，以免发生感染。植入式心脏起搏器最常用于有临床症状的传导阻滞及病态窦房结综合征的病人。电极导线从头静脉、锁骨下静脉或颈内静脉进入心腔内肌小梁中，脉冲发生器埋藏在胸壁胸大肌前皮下囊袋中。

（二）起搏器植入术后的并发症及护理

1. 囊袋血肿与感染　为起搏器安置术后最常见的并发症。表现为起搏器表面皮肤肿胀、有波动感，伤口出血多，皮肤张力增加，多发生在术后 2 ~ 3 天。预防措施：术前充分准备，尤其要评估病人出凝血时间是否正常。术后伤口以沙袋压迫 6 h，每 2 h 解除压迫 5 min；或采取加压包扎 6 ~ 12 h。伤口无特殊情况 2 ~ 3 天换药 1 次，术后 7 天拆线。早期术侧上肢制动，严防外展或抬高（如举过头部、拎重物品），以免拉扯伤口引起出血。若囊袋表面有明显波动感，较难吸收，则考虑严格无菌操作下清除积血再加压包扎，并嘱病人术侧上肢制动 1 周。若以上措施不能有效止血，应及时打开囊袋查找出血点，直接彻底止血。为预防感染，对糖尿病病人围手术期遵医嘱预防性使用抗生素，注意体温变化及血常规有无异常，同时术前、术后应将血糖控制在较理想范围。若病人营养不良，依据病人自身情况合理加强营养。

2. 电极移位或导线断裂　电极移位是致命性的并发症，24 h 内发生率最高，与病人心内膜条件差、心腔大不易固定有很大关系，也与术后过早活动，活动量不当有关。电极导线断裂是比较少见的并发症，因起搏电极断裂可发生起搏和（或）感知功能障碍。当病人表现为起搏器植入前的症状，如胸闷、头晕、黑矇时，通过胸片、心电图及 24 h 动态心电图检查确定是否发生电极移位，如是，则需重新手术放置电极。对于植入心脏起搏器的病人，术后体位和运动指导是预防电极移位的关键。术后需保持去枕平卧位或略向左侧卧位 8 ~ 12 h，严禁右侧卧位及下床活动，限制手术侧肢体活动，以使电极与心肌密切附着。如出现剧烈咳嗽，应尽早止咳，以防电极脱位。另外，在心肌完全形成瘢痕包裹电极前，上肢活动过度可致电极移位，故术后 1 个月内肩关节勿做过大动作，肘关节及前臂活动与电极脱落关系不显著。

3. 其他并发症

（1）心肌穿孔：是心脏起搏器植入术后一种较少见的并发症。当电极导管刺破心壁时可出现胸闷、胸痛、面色苍白、出冷汗、血压下降、心脏压塞等症状。X 线透视显示：心影扩大，心脏搏动异常。护理人员应严密观察病情变化，若有异常及时汇报医生给予处理。若诊断为心肌穿孔即刻配合医生给予心包穿刺引流，以尽快解除症状。若心包穿刺引流后症状缓解不理想，则请心外科手术治疗。

（2）静脉血栓形成：既往有静脉血栓形成史、高龄和肥胖是诱发静脉血栓形成的重要因素。病人凝血异常、血管内皮异常与术后活动受限等均可诱发血栓形成。一旦有血栓形成可能出现不同程度的意识障碍、肢体活动异常及肿胀疼痛、心肌梗死等。护士应协助病人适当饮水。指导病人适当活动掌指关节、肘关节等，但要叮嘱病人及家属避免过度活动肩关节，以降低电极移位的可能，活动量应该由小到大，循序渐进，则可有效控制静脉血栓形成。若出现严重阻塞症状，可在患肢远端静脉注射溶栓剂，一般情况下症状可减轻，但最好在术后 1 周进行，以免诱发手术部位出血加重。

（3）腹壁局部肌肉及膈肌抽动：手触摸腹部有时能检出，但体型较胖者易漏诊，故在

X线透视下观察膈肌运动为判断膈肌痉挛的有效方法。导致此类并发症的原因可能与电极线异常有关（如电极导线漏电），也可能与心脏外刺激有关。一旦发现，应及时通知医生予以处理。

（4）气胸或血气胸：与术中操作不慎有关。注意评估病人有无胸痛、呼吸困难及不明原因低血压等症状，如有发现及时通知医生。

（5）心律失常：与术中电极对心肌机械刺激有关。常见的心律失常有室性期前收缩、房性期前收缩和一过性心动过速等。当术中推送电极导管时，护理人员应密切观察病人意识、P、R、BP及心电改变，发现异常及时报告，以利于医生及时调整电极导管。若病人出现持续性室性心动过速，遵医嘱予利多卡因 4 mg/min 微量泵泵入，待病人症状控制后方可继续手术。

（三）出院指导

1. 活动指导　告知病人近期应注意手术切口部位愈合情况，观察有无红肿等；1个月内避免术侧上肢过度上抬及外展动作，避免负重，3个月内避免剧烈活动。

2. 生活指导　嘱其改善生活方式，戒烟酒，清淡饮食，保证充足的睡眠，适度运动，保持良好的心态。沐浴时应避免用过烫的水直接浸泡或冲洗起搏器囊袋部位。应避免靠近强磁场如变压器、发电厂、电视和电台发射站，同时应避免进行磁共振成像检查、磁疗等。使用家用电器如电磁炉、收音机、电视机时，应保持 2 m 以上的距离，以免起搏器功能受到不良干扰；外出时应携带起搏器植入信息卡，该卡片上注有安装起搏器的类型、型号等，以便病情变化时就近就医检查治疗，得到及时救治。

3. 自我监测　告诉病人心脏起搏器设置频率及使用年限。教会病人和家属测量、记录脉搏的方法，每天早、晚各测量脉搏1次，一旦出现脉搏减慢或者增快、头晕、黑矇、乏力等不适，均需及时就诊。

4. 疾病管理　老年病人除了心动过缓常还患有其他的基础疾病，因此应告知病人永久心脏起搏器只针对其心率慢，而不能治疗高血压、冠心病、心肌缺血、心力衰竭等疾病。因此植入心脏起搏器后仍应坚持服用相应药物治疗。

5. 定期随访　护士应书面告知病人和家属术后1个月、3个月、6个月及其后每3~6个月应来院复查心脏起搏器功能，并在出院随访登记表上标注回访日期，必要时电话通知病人，提醒病人回院复查。当接近心脏起搏器使用年限时，应加强随访，每月甚至每周1次。

**【附】安装心脏起搏器病人健康宣教手册**

1. 安装心脏起搏器手术危险性大吗？

植入心脏起搏器在当今是一个常见的小手术，需要1~2 h。该过程只对手术部位做局部麻醉，手术时您将是清醒的，但不会感觉到手术部位的不适。

2. 心脏起搏器容易发生故障吗？

在生活中，要注意电磁场对心脏起搏器的影响。电磁设备功率越大，对心脏起搏器的干扰越大。若心脏起搏器受到干扰工作失常，可能会出现心悸、乏力，甚至晕厥。如果这种症状在脱离干扰后仍不消失，需尽快与医生联系或前往医院救治。但现在的心脏起搏器抗干扰能力越来越强，普通家电及适当的距离基本不影响心脏起搏器的功能，不要过于担心。各种设备的影响参见表1-2-2。

表 1-2-2 电器设备对心脏起搏器的影响

| 家庭生活或日常工作中常见的设备 | | |
| --- | --- | --- |
| 没有影响 | 靠近时有影响 | 严重影响，不可靠近 |
| 电视机、收音机、吸尘器、电吹风、电熨斗、洗衣机、电烤箱、电热毯、传真机、复印机、按摩椅、摩托车、助听器、音响、汽车、耳机、电脑、冰箱、电炉 | 微波炉、手机*、电焊机、金属探测仪、手持电钻机、大功率对讲机（*把手机放在距离胸前口袋或者与心脏起搏器间的距离在 30 cm 以外的地方） | 磁铁、发电机、高压设备、大型电动机、雷达广播天线、有强磁场的设备 |
| 医疗设备 | | |
| 没有影响 | 有影响，可采取保护措施 | 有影响，应避免 |
| 超声检查、核医学检查、肺灌注/通气扫描、CT、X 线检查、心电图 | 电针治疗仪、电休克治疗、超声洗牙机、体外震荡碎石机 | 电刀、电除颤、电烙器、放射治疗、磁共振成像（MRI）、高/低频治疗仪、短波/微波透热治疗 |

3. 安装了心脏起搏器后可以像正常人一样生活吗？

植入心脏起搏器后平时基本上可以像正常人一样生活、工作。但在刚植入时术肢需限制活动 2~3 天，之后可开始术肢局部小范围活动，再逐渐增加。最初 1~3 个月，可从事一般日常活动，避免剧烈运动，尤其是心脏起搏器植入侧的上肢要避免大幅度活动，以避免脉冲发生器和（或）导线发生移位。在安排较剧烈的体育运动之前，请务必事先征得您的主治医生同意。运动中如果感到身体异常（眩晕、心悸等），应立即前往医院检查。外出时，应随身携带心脏起搏器植入信息卡，一旦需要就医，可给医疗机构提供参考信息。

4. 乘坐交通工具有什么需要注意的吗？

植入心脏起搏器后乘坐飞机没有限制，在安全检查前向有关人员出示起搏器身份识别卡，以免机场安检装置影响心脏起搏器功能，引起头昏，心搏异常等，且通过安检时，金属探测器会探测到您体内的起搏器。乘坐汽车、火车是没有限制的，但要避免安全带对起搏器的压迫。驾驶汽车没有特别限制，但千万不要靠近发动机。

5. 怎么知道心脏起搏器是否正常工作？

植入心脏起搏器后必须定期到医院随诊检查，并把随诊结果记录在起搏随诊手册上。一般情况下每 3~6 个月应随诊检查一次。随诊的目的主要是监测心脏起搏器的工作状态和医生所设置的各种起搏电参数是否最佳，电源的消耗情况如何，手术切口愈合状态和您植入心脏起搏器后有什么反应。植入心脏起搏器后要养成自我监测脉搏的习惯。出院前医生会告诉您的心脏起搏器的起搏频率是多少（每分钟跳多少次），只要脉搏不低于起搏频率就是正常。当电池耗竭时起搏次数就会下降，若每分钟下降 3~5 次提示电源接近耗竭，应该去医院检查及时更换心脏起搏器，因此通过监测脉搏可以了解心脏起搏器的工作状态，发生异常能及早发现。

## 二、临床新进展

心脏起搏器的出现挽救了许多人的生命，其功能也在不断变得更加灵敏及具有生理感知性，但依然存在尚需改进的问题。心脏起搏器需要导线来连接设备和心脏，而且需要做皮下囊袋以植入脉冲发生器，这些增加了囊袋血肿感染、导线断裂、漏电、电极脱落等风险。因此，科学家们致力于研究无线心脏起搏器来避免这些问题。

2015 年与 2016 年，欧洲和美国食品和药品管理局（FDA）相继批准了美敦力（Medtronic）公司开发的无线心脏起搏器（micra transcatheter pacing system，Micra TPS），用于治疗心脏节律紊乱。Micra TPS 仅有一颗大粒维生素胶囊尺寸，仅为常规心脏起搏器的十分之一（图 2-1-3）。Micra TPS 采用无导线设计，内置无线同步起搏装置，可减少电极并发症。该心脏起搏器为单室刺激式，可通过导管从腹股沟动脉切口植入心室，创口非常小（图 2-1-4）。电池能够持续工作 10 年左右。

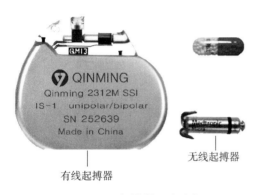

图 1-2-3　起搏器尺寸对比

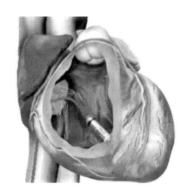

图 1-2-4　通过导管将 Micra TPS 送入心腔内

这种微型心脏起搏器虽然有诸多优势，但还缺乏一些通用的功能，如无法跟踪不规则的心脏节律等，而且当电源耗尽依然需要进行有创性更换。研究如何给心脏起搏器进行体外充电或自充电也是心脏起搏器改进中的研究热点。每一次医疗技术的革新也会给护理带来新的机遇和挑战，需要护士主动学习，具备前沿的视角和创新的精神。

## 【拓展反思】

1. 总结安装临时心脏起搏器与植入式心脏起搏器病人术后的护理有何异同点。

2. 从病人角度思考安装心脏起搏器后会有哪些担心和顾虑？

3. 假设一临床情境：一女性病人 58 岁，确诊为三度房室传导阻滞，晕厥过数次，医生强烈建议病人植入心脏起搏器，但病人一直拒绝，你知道这个情况后，会如何处理？

（陈　军）

## 项目二　冠状动脉造影及介入治疗术的术前和术后护理

### 【模拟情境练习】

#### 一、案例导入

病史概要：李某，男，60 岁，因"反复发作性心前区闷痛 2 年，加重 2 周"入院。病人有高血压病史十余年，一直未予治疗。2 年前出现心前区闷痛，每次持续数分钟，每 1～2 个月发作 1 次，疼痛范围巴掌大小，可放射至左肩，常于劳累、激动时发作，休息后可缓解。近 2 周来，疼痛发作频率增加，程度加重，持续时间延长，遂来院就诊，门诊拟"冠状动脉粥样硬化性心脏病，不稳定型心绞痛；高血压"收住院。

身体评估：T 36.5℃，P 73 次 / 分，R 18 次 / 分，BP 130/75 mmHg。神志清楚，体型肥胖。皮肤有散在出血点，心肺检查无明显异常，腹部检查未发现阳性体征。

辅助检查：心电图 V3 ~ V5 导联 ST 段抬高 0.3 mV。

医嘱：拟行冠状动脉造影术。

**问题：**

1. 病人出现胸痛的病因和机制可能是什么？

2. 该病人行冠状动脉造影术的目的是什么？

3. 请从病人角度分析，当得知要做这项手术，会产生哪些需求？

**二、操作目的**

1. 协助医生完成冠脉造影术及介入治疗的准备、配合及观察，以明确病人冠状动脉的狭窄部位和程度，并进行狭窄部位的疏通治疗。

2. 提高介入诊治手术成功率，减少围手术期并发症，促使病人尽快康复。

**三、操作步骤及评分标准**

冠状动脉造影及介入治疗术术前和术后护理的操作步骤及评分标准详见表 1-2-3。

表 1-2-3 冠状动脉造影及介入治疗术术前和术后护理的操作步骤及评分标准

| 项目 | | 内容 | 分值 | 自评 | 互评 |
|---|---|---|---|---|---|
| 术前准备（60分） | 核对 | 1. 核对、确认医嘱，了解病人介入治疗入路方式<br>2. 核对病人姓名、床号等腕带信息 | 4 | | |
| | 评估、解释 | 1. 评估病人对冠状动脉造影术检查目的、检查中有关事项的了解程度，病人的生理及心理状态、睡眠质量<br>2. 评估过敏史、近期严重出血史、用药史（服用华法林者，术前需停药 3 天，凝血指标 INR < 1.5）<br>3. 解释手术方法和意义、手术的必要性和安全性<br>4. 实验室检查是否完成：血常规、尿常规、血型、出凝血时间、电解质、肝肾功能、心肌标志物、胸片、超声心动图等（遵医嘱）<br>5. 双侧足背动脉搏动情况并做标记（针对股动脉入路者） | 10 | | |
| | 自身准备 | 衣帽整洁，洗手，戴口罩 | 2 | | |
| | 环境准备 | 清洁，安全，光线充足 | 2 | | |
| | Allen 试验（针对桡动脉入路者） | 1. 用中间 3 个手指指腹在病人掌侧腕横纹上方摸到桡、尺动脉搏动点<br>2. 用双手拇指同时按压病人桡、尺动脉<br>3. 嘱病人伸屈五指 5 ~ 7 次至掌面苍白<br>4. 松开尺侧拇指，观察掌面颜色恢复所需时间<br>5. 判断：10 s 内颜色恢复正常，适合手术 | 5 | | |
| | 术前用药 | 口服阿司匹林和氯吡格雷 | 2 | | |

续表

| 项目 | | 内容 | 分值 | 自评 | 互评 |
|---|---|---|---|---|---|
| | 术前训练 | 1. 吸气 – 屏气 – 咳嗽训练<br>2. 床上排尿训练（针对股动脉入路者） | 4 | | |
| | 用物准备 | 主要用物：消毒盘、压脉带、治疗巾、注射器、皮试液、输液器、留置针、0.9% NaCl、备皮包等 | 5 | | |
| | 皮试 | 1. 查对医嘱，准备皮试液<br>2. 核对病人，询问过敏史、用药史及家族过敏史<br>3. 注射皮试液，进针角度、部位，剂量，拔针正确<br>4. 告诉注意事项，按时观察结果 | 8 | | |
| | 建立静脉通道 | 1. 向医生确认术侧肢体<br>2. 选择非术侧肢体粗直血管，使用留置针建好静脉通道 | 15 | | |
| | 备皮（针对股动脉入路者） | 1. 备皮前评估皮肤情况<br>2. 备皮范围：双侧腹股沟及会阴部<br>3. 备皮后检查皮肤是否完整 | 3 | | |
| 术中配合（5分） | 病情监测 | 严密监测心率、心律、呼吸、血压，发现异常立即通知医生 | 2 | | |
| | 人文关怀 | 1. 关注病人感受，询问有无不适<br>2. 球囊扩张时，病人可有胸闷、胸痛，做好安慰、解释 | 3 | | |
| 术后护理（30分） | 交接病人 | 1. 将病人转移至病床<br>2. 查看输液是否在位、通畅<br>3. 伤口出血情况<br>4. 查看交接记录：术中有无异常，病变血管情况，有无植入支架，抗凝血药用量 | 8 | | |
| | 病情监测 | 1. 描记 12 导联心电图<br>2. 心电监护<br>3. 观察及处理并发症：冠状动脉闭塞，穿刺处并发症，低血压，造影剂反应 | 8 | | |
| | 伤口护理 | 1. 观察伤口压迫是否在位<br>2. 定期逐渐减小伤口压迫力度 | 4 | | |
| | 宣教 | 1. 术侧腕部制动，勿弯曲（针对桡动脉入路者）<br>2. 术肢出现肿胀、疼痛、麻木感及时告知<br>3. 其他肢体适当活动，预防血栓形成<br>4. 多喝水多排尿<br>5. 饮食勿过饱，排便勿用力 | 10 | | |
| 综合评价（5分） | | 1. 无菌观念强，侵入性操作遵循无菌原则<br>2. 操作中动作轻柔、熟练<br>3. 保护病人安全和隐私<br>4. 沟通流畅，态度亲切、自然<br>5. 健康指导语言通俗，内容重点突出，注意效果反馈 | 5 | | |

视频 1-2-1 动脉止血器的护理

### 四、精细解析

1. 华法林为抗凝血药，作用于凝血因子，术前停用 3 天是为了防止术中或术后出血；使用阿司匹林联合氯吡格雷治疗新方案，能够减少血管闭塞出现的术后并发症，并缩短病程，降低血栓形成再发率，因此在术前和术后进行使用。

2. 病人术前训练深吸、屏气、咳嗽是为了术中的配合。冠状动脉造影时，需要病人先深吸一口气，然后憋住，这个动作会使图像更加清晰。每次造影结束后，医生会嘱病人咳嗽，这个动作会使造影剂尽快从冠状动脉内排出，增加安全性。每个吸气 - 屏气 - 咳嗽周期为 10 s 左右。

3. 经桡动脉穿刺冠状动脉介入术者，不需要对手臂进行备皮。但考虑到术中可能出现放管不顺利而改由股动脉穿刺，因此也需要按股动脉穿刺要求进行术前准备，如对双侧腹股沟和会阴部备皮、训练床上排尿，足背动脉搏动处做好标记。

4. 术后 24 h 内禁止于术侧肢体测血压及输液。

### 五、操作流程

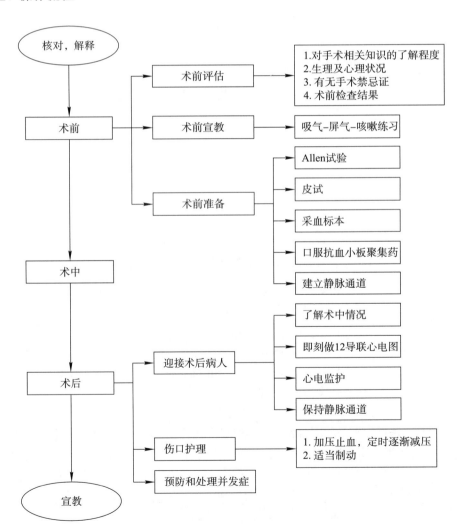

# 【知识链接】

相关知识点

（一）冠状动脉介入术的应用

冠状动脉介入术包括以诊断为目的的冠状动脉造影（coronary angiography，CAG）及治疗狭窄冠状动脉的经皮腔内冠状动脉成形术（percutaneous transluminal coronary angioplasty，PTCA）和经皮冠状动脉内支架植入术、冠状动脉内旋切术和激光成形术等。

CAG 是冠心病的确诊手段，可以评定冠状动脉是否存在狭窄及其狭窄程度。其基本手术过程是把心导管经外周动脉送到主动脉根部的冠状动脉开口处，再将造影剂注入冠状动脉内，使血管形态显影来判断狭窄部位和程度。PTCA 是在 CAG 的基础上将带球囊的导管送到冠状动脉狭窄处，起到扩张冠状动脉使血流再通的目的。目前最常用的是在球囊外套网状支架，将支架植入狭窄处，以降低再狭窄发生率。传统上常选取股动脉作为介入治疗的入口，近年来越来越多地开展桡动脉穿刺，因该处伤口压迫方便，病人术后并发症及不适感可大大减轻。拟行桡动脉穿刺者，术前须行 Allen 试验了解手掌侧支循环情况，以便在桡动脉闭塞的情况下尺动脉依然能保证掌部的血供，不会引起肢端缺血。

（二）术后并发症的护理

1. 经股动脉穿刺行冠状动脉介入术者术后制动时间比较长，因此病人可出现由介入术及制动两方面带来的不良反应。

（1）腰酸、腹胀：常由于术后长时间平卧、术肢制动而引起，应向病人解释制动的必要性，可适当活动非术侧肢体，辅以按摩、热敷来缓解不适。

（2）动脉穿刺部位产生夹层、血栓形成或出血、血肿等并发症：正确压迫动脉，避免压迫静脉，术侧肢体一般制动 24 h，1 kg 沙袋压迫 6~8 h（或使用股动脉止血器加压）。定时触摸穿刺处远端动脉搏动强弱以判断有无血栓形成或栓塞。局部有血肿者等出血停止后可用 50% 硫酸镁湿热敷。

（3）尿潴留：常因病人不习惯床上排尿而引起，应在术前做好训练。发生时可用诱导排尿法，无效时可行导尿术。

（4）低血压：多因血管受压后引发迷走神经兴奋导致血压反射性下降。应密切观察心率、心律、呼吸、血压变化。对血压不稳定者应每 15~30 min 测量 1 次，稳定后改为每小时测量 1 次。若病人表现为血压下降伴心率减慢、恶心、呕吐、出冷汗，应立即报告医生，并做好配合。

（5）造影剂反应：少数病人会出现皮疹、畏寒表现。鼓励病人多喝水，术后 24 h 总入量 1 500~2 000 ml，使术后 4~6 h 内尿量达到 1 000~2 000 ml，可清除造影剂，保护肾功能。

（6）心肌梗死：常由冠状动脉病变处血栓形成导致急性闭塞所致。应注意观察病人有无胸闷、胸痛症状，以及心电图有无缺血的表现。

2. 经桡动脉穿刺者，术后可能出现穿刺部位血肿、低血压、造影剂反应、心肌梗死等并发症。术后穿刺处常用桡动脉压迫装置进行止血，其压迫力量、减压时间间隔、减压程度各医院尚未统一。一般 2~4 h 后开始减压，气囊充气式压迫器每 2 h 缓慢放气 1~2 ml，螺旋式压迫器每 2 h 放松旋钮一圈。如病情稳定，不强调严格卧床，摆舒适体位即可，术侧肢体抬高于心脏以上水平。

## 【拓展反思】

1. 总结经桡动脉穿刺与经股动脉穿刺进行冠状动脉介入术的病人的术前、术后护理异同点。

2. 病人术后诉桡动脉压迫处疼痛难忍，要求把压力减小一些，你会如何处理？

3. 经桡动脉穿刺病人术后特别担心，躺在床上不敢动，家属也很小心，总想着不动安全一些，这时你会如何处理？

（陈 军）

# 单元三 消化内科常用护理技术

## 【教学目标】

**一、认知目标**

1. 能陈述三腔二囊管插管和留置期间的护理要点，上消化道内镜检查术前、术后的护理要点。

2. 能理解各项三腔二囊管压迫止血、上消化道内镜检查的目的和注意事项。

**二、能力目标**

1. 能协助医生完成三腔二囊管的置管操作。

2. 能做好三腔二囊管留置期间护理。

3. 能学会上消化道内镜检查操作的配合和护理。

**三、情感态度价值观目标**

1. 关注病人的心理变化，能设身处地理解病人的痛苦，重视病人的心理诉求并给予及时的心理疏导。

2. 在处理急症时能积极发挥团队协作精神，秉持"以人为本""生命至上"的理念。

## 项目一 三腔二囊管压迫止血术护理

## 【模拟情境练习】

**一、案例导入**

病史概要：王某，男，62 岁，因"腹胀 6 个月，反复呕血、黑便 1 天"入院。病人诉 6 个月前无明显诱因出现腹部胀痛，伴食欲减退。一天前于进食后呕暗红色胃内容物 2 次，量分别约 200 ml、300 ml，解黑便 3 次，伴头晕、出冷汗，遂来我院就诊。

身体评估：T 37℃，P 125 次 / 分，R 18 次 / 分，BP 82/55 mmHg。神志清楚，慢性肝病面容，消瘦。皮肤有散在出血点，肝掌、蜘蛛痣明显，眼睑、口唇苍白。心肺无异常。腹膨隆，可见曲张静脉，脾肋下 4 cm，移动性浊音（＋），肠鸣音活跃。

辅助检查：血常规：RBC $3 \times 10^{12}$/L，WBC $12 \times 10^{9}$/L，Hb 70 g/L，网织红细胞升高。B 超示：肝硬化，腹水，脾大。

**问题：**

1. 该病人最可能发生了什么情况？
2. 现医嘱予三腔二囊管压迫止血，请问该管的结构和功能是如何的？
3. 如何判断止血措施的有效性？

## 二、操作目的

1. 完善操作前各项准备工作。
2. 协助医生完成三腔二囊管插管操作。
3. 做好置管期间的护理工作，减少并发症的发生。

适用于食管曲张静脉破裂出血时的紧急压迫止血。

## 三、操作步骤及评分标准

三腔二囊管压迫止血术护理操作步骤及评分标准详见表1-3-1。

表1-3-1  三腔二囊管压迫止血术护理操作步骤及评分标准

| 项目 | | 内容 | 分值 | 自评 | 互评 |
|---|---|---|---|---|---|
| 操作前准备（15分） | 核对，解释 | 1. 核对确认医嘱无误<br>2. 核对病人姓名、床号等腕带信息<br>3. 解释插管目的、过程 | 4 | | |
| | 评估病人 | 评估病人的病情、生命体征、意识、鼻腔黏膜、鼻腔通畅性、心理状况及配合程度等，签署知情同意书 | 2 | | |
| | 自身准备 | 衣帽整洁，洗手，戴口罩 | 2 | | |
| | 用物准备 | 1. 用物：治疗盘，三腔二囊管，3把止血钳，2个50 ml注射器，治疗碗，冷开水，液状石蜡，一次性手套，测压计，治疗巾，纱布，冰盐水，压舌板，手电筒，棉签，弯盘，胶布，牵引架，0.5 kg重物，线绳，剪刀<br>2. 向胃囊和食管囊分别注气200～300 ml和100～150 ml，检查气囊有无漏气和偏移（图1-3-1），验证胃管是否通畅，做好标识，抽尽气囊内空气 | 5 | | |
| | 环境准备 | 清洁，安全，光线充足 | 2 | | |
| 操作过程（70分） | 插管 | 1. 嘱病人喝液状石蜡，仰卧位头偏向一侧或半卧位<br>2. 铺治疗巾，必要时清洁鼻腔，备胶布，戴手套<br>3. 润滑三腔二囊管，测量插管长度（深度为55～65 cm），经鼻插入，至咽部嘱其吞咽，顺势插入 | 25 | | |
| | 验证 | 抽取胃内血液并弃去，验证导管是否在胃内，末端反折后用止血钳夹闭 | 5 | | |
| | 胃囊充气、牵引 | 1. 向胃囊充气150～200 ml，向外提拉，遇阻力后在导管近鼻孔处做好标记<br>2. 测压（压力40～50 mmHg）<br>3. 悬挂重物将三腔二囊管与水平位成45°持续牵引（图1-3-2），瓶底与地面距离为10～15 cm | 30 | | |
| | 必要时食管囊充气 | 观察2 h后若仍有出血，再充食管囊（充气100～150 ml，压力30～40 mmHg） | 5 | | |
| | 观察 | 每隔2 h生理盐水灌洗并抽吸胃液或在胃管端连接胃肠减压器，观察止血效果 | 5 | | |

续表

| 项目 | 内容 | | 分值 | 自评 | 互评 |
|---|---|---|---|---|---|
| 操作后处理<br>（10分） | 洗手，再次核对病人信息 | | 3 | | |
| | 宣教 | 向病人强调不能随意牵拉管道、调节支架高度及重物重量，不能擅自下床 | 3 | | |
| | 用物整理，洗手，记录 | | 4 | | |
| 综合评价<br>（5分） | 1. 操作安全，符合病情需要<br>2. 动作轻柔，注意对病人的人文关怀<br>3. 能正确应对插管过程中可能的并发症 | | 5 | | |

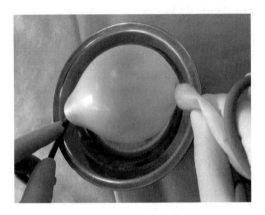

图 1-3-1　检查气囊

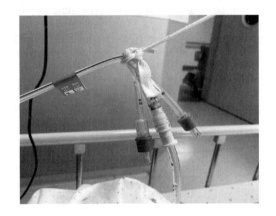

图 1-3-2　牵引

### 四、精细解析

1. 检查三腔二囊管质量时，向胃囊和食管囊分别注气后需检查气囊形状是否均匀、囊壁厚度是否一致（形状偏斜不成球形的不宜使用），再将气囊放入水中，测试有无漏气。向胃管内注入少许空气，检查胃管是否通畅。

2. 三腔二囊管插管深度可按胃管插管测量方法再加 10 cm 的方法进行判断。

3. 两个注射器分干、湿使用，一个是用来向气囊内充气，另一个则是经胃管向外抽吸胃液，避免用湿注射器往囊内注入液体或食物，导致拔管困难。

### 五、操作流程

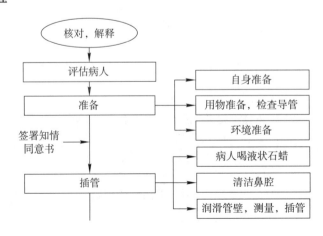

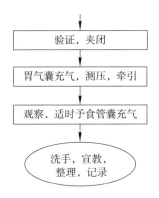

## 【知识链接】

**相关知识点**

**（一）插管和置管期间的常见并发症预防及处理**

三腔二囊管压迫止血在应用过程中会发生相关的并发症，如插管引起的上消化道黏膜损伤、呼吸困难、食管穿孔，牵引过程中出现的气囊破裂、气囊漏气、心搏骤停等。因此，应积极做好并发症的预防和护理。

1. 上消化道黏膜损伤　主要表现为咽喉部、食管黏膜损伤。可能的原因有：病人紧张、恐惧与不合作；操作者技术欠熟练、动作粗暴、反复插管等。应对方法：对于清醒病人，插管前应耐心解释插管的重要性，以取得其合作；对于烦躁不合作者，可遵医嘱适当使用镇静药；对于轻度昏迷者，可肌内注射阿托品 0.5 mg。插管前用液状石蜡充分润滑管壁。插管时，注意动作尽量轻柔，争取一次成功。

2. 呼吸困难　发生呼吸困难的主要原因如下：病人剧烈恶心、呕吐致胃囊破裂或漏气，或因胃囊充气不足，于牵引后胃囊从胃内滑出，使食管囊压迫咽喉部或气管而引起呼吸困难或窒息。应对方法：插管前应测量好长度并做好定位，插管至预定长度后，将胃囊充气再轻轻后拉，直到有阻力感为止。如为插管深度不够，出现呼吸困难，应立即将气囊放气；如为胃囊破裂、漏气或胃囊充气不足导致的三腔二囊管外滑，致使食管囊压迫咽喉部或气管引起窒息，此时需立即剪断导管，放尽囊内气体，拔管，解除压迫。

3. 食管穿孔　可能的原因是：病人不合作、操作者插管用力不当或粗暴；或三腔二囊管压迫时间过久、压力过大而造成食管黏膜缺血、坏死、穿孔。主要表现为插管过程中病人感觉剧烈胸痛伴呼吸困难，验证时未抽出血性液体；留置后病人出现发热、咳嗽、咳白色黏痰，继而有痰中带血、进食和饮水呛咳等症状。为预防该并发症，插管前应做好病人心理护理，确保其主动配合，操作时动作应轻柔、敏捷，减少反复刺激。食管囊内充气压力应适宜并需定时放气。若发生食管穿孔，须立即拔除管道，予外科手术治疗。

4. 气囊漏气、破裂　气囊漏气与三腔二囊管本身质量和操作不当有关。气囊破裂多发生于烦躁不安、不合作的病人，因插管时间过长，气囊受胃酸腐蚀而出现老化，当再次充气时易破裂；置管后注气速度过快也易导致气囊破裂。因此，插管前应认真仔细检查气囊有无破损、粘连、漏气及管腔堵塞，严格掌握气囊注气量。若确定胃囊已破裂，不宜立即拔管，而应根据病人出血的控制情况采取不同的处理方法：①出血已控制：胃内无血性液体抽出，临床上无再出血征象，生命体征稳定，无肠鸣音亢进，则可按常规方法拔除三腔二囊管。②出血基本控制或出血量明显减少：经胃管仅抽出少量咖啡色液体，为防止出血进一步加重，可暂时保留三腔二囊管，通过胃管直接注入一些止血药（如稀释后的去甲肾上腺素），待出血控制后再拔管。③出血未控制：胃管内抽出暗红色或咖啡色液体，量较多，此时需立即拔管，换管重新插入或采用其他止血措施。

5. 心律失常、心搏骤停 因置管深度不够使胃囊嵌顿在贲门或食管下端，刺激迷走神经反射而引起心律失常。或因胃囊漏气或充气不足，三腔二囊管向外滑出进入食管下段而挤压心脏，病人自觉胸骨后不适、胸痛、恶心、憋闷或频发期前收缩，严重者出现心搏骤停。因此，须保证足够的插管长度，确保胃囊通过贲门进入胃内。若病人出现上述不适症状时，应立即调整插管位置，必要时，放气拔管后重插。置管后在导管上做好标记，并定期测压，以了解有无漏气。此外，常规在床边备一把剪刀，如遇心搏骤停，需立即剪断三腔二囊管进行快速放气，行气道开放，遵医嘱使用相应的抢救药物，必要时实施心肺复苏。

（二）置管期间的护理要点

1. 严密观察止血效果和出血情况。观察有无抽吸出鲜红色胃内容物；同时监测有无其他提示活动性出血或再出血的征象，如黑便次数增多、粪质稀薄，色泽转为暗红色，伴肠鸣音亢进；周围循环衰竭的表现经补液、输血后仍未改善，或好转后又恶化，血压波动，中心静脉压不稳定；红细胞计数、血细胞比容、血红蛋白浓度测定不断下降，而网织红细胞计数持续增高；在补液足够、尿量正常的情况下，血尿素氮呈持续升高或再次升高；门静脉高压病人原有脾大，在出血后常暂时缩小，如未见脾恢复肿大亦可提示。

2. 每4 h测气囊压力一次，观察导管位置有无外移。注意观察病人有无心悸、胸闷、呼吸困难等，此情况多因食管囊压力过大，或三腔二囊管移位致心脏、气管受压引起，此时应将食管囊减压，或将两个气囊放气，重新调整位置后再注气测压固定，给予血氧饱和度监测。当胃囊充气不足或破裂时，食管囊和胃囊可上移至咽部而引起窒息，应立即剪断导管，放出囊内气体并迅速拔管。

3. 每隔12~24 h应放松牵引，每次放气15~30 min，以免食管胃底黏膜因受压过久而糜烂、坏死。每次放松前要先喝液状石蜡，以免损伤黏膜导致再出血。放松时，先放食管囊内气体，同时放松牵引，再将胃管向胃内送入少许，即可解除胃囊对胃底的压迫。

4. 插管期间做好基础护理：禁食期间，做好口腔护理。出血停止12 h后，可遵医嘱经胃管给予温凉流质饮食。保持鼻黏膜的清洁湿润，及时清除分泌物和血痂，可用液状石蜡滴鼻，每日3次，减少导管对鼻黏膜的刺激。做好皮肤护理，预防因频繁血便或局部受压引起压疮。协助病人适当进行床上肢体被动运动。

5. 若出血停止，则保留管道在放松牵引状态下继续观察24 h，未再出血可考虑拔管。拔管前，让病人口服液状石蜡20~30 ml润滑食管壁数分钟，先抽尽食管囊气体，后抽尽胃囊气体，缓慢旋转拔出。一般放置期限为72 h，继续出血者可适当延长或考虑选择手术治疗。

## 【拓展反思】

1. 总结三腔二囊管插管流程和鼻胃管插管流程的异同点。

2. 如果病人大出血后出现内心极度恐惧并强烈拒绝插管，你作为护士将如何应对？

3. 假设一临床情境：医嘱拟对某肝硬化上消化道大出血病人行三腔二囊管插管，已知该病人有乙肝"大三阳"，你在配合插管过程中，病人突发大呕血，血液喷溅至你的脸上，你将如何处理？

（许虹波）

## 项目二　上消化道内镜检查配合和护理

【模拟情境练习】

### 一、案例导入

病史概要：王某，女，40岁，企业高管，既往高血压病史5年。因"间断腹胀、腹痛3年余，再发5天"入院。病人自诉近3年多来无明显诱因常感剑突下上腹间断性饱胀、隐痛，多于进食后加重，曾至外院就诊，诊断为"慢性胃炎"。5天前无明显诱因上述症状再发，腹痛较前加重，自服胃苏颗粒，无明显好转，遂来我院就诊。

身体评估：T 36.5℃，P 80次/分，R 19次/分，BP 135/76 mmHg。神志清楚，营养中等。皮肤黏膜完整。心肺无异常。腹平软，触诊上腹部有轻压痛，无反跳痛和肌紧张，未触及异常包块，肝脾肋下未触及。肠鸣音正常，未闻及血管杂音。

辅助检查：血常规示：RBC $4 \times 10^{12}$/L，WBC $7.7 \times 10^{9}$/L，Hb 125 g/L。血生化示：乙肝"两对半"阴性。凝血功能示：凝血四项均正常。心电图示：窦性心律，偶发室性期前收缩。

**问题：**

1. 现医嘱予胃镜检查，护士应如何进行术前宣教？

2. 胃镜检查过程中若病人出现明显恶心、呕吐，应如何处理？

3. 检查结束后，如何进行术后宣教？

### 二、操作目的

1. 完善患者检查前各项准备。

2. 协助医生完成上消化道内镜检查和治疗。

3. 检查后做好病情观察和健康宣教。

4. 减少术中和术后并发症的发生。

### 三、操作步骤及评分标准

上消化道内镜检查配合和护理的操作步骤及评分标准详见表1-3-2。

表1-3-2　上消化道内镜检查配合和护理的操作步骤及评分标准

| 项目 | | 内容 | 分值 | 自评 | 互评 |
|---|---|---|---|---|---|
| 操作前准备（15分） | 核对，解释 | 核对床号、姓名，解释操作目的、方法和注意事项 | 4 | | |
| | 病人准备 | 1. 评估病人病情、心理状况及配合程度，签知情同意书<br>2. 检查前8 h禁食禁饮，检查前取下活动义齿<br>3. 检查前10 min含服利多卡因胶浆行咽喉部喷雾麻醉 | 4 | | |
| | 自身准备 | 衣帽整洁，洗手，戴口罩 | 2 | | |
| | 用物准备 | 胃镜、牙垫、弯盘、消毒用物、咽部麻醉药、监护装置（必要时）、吸引装置、吸氧装置、活检钳、急救药物等 | 3 | | |
| | 环境准备 | 清洁，安全，光线充足 | 2 | | |

续表

| 项目 | | 内容 | 分值 | 自评 | 互评 |
|---|---|---|---|---|---|
| 操作过程<br>（70分） | 体位摆放 | 左侧卧位，双腿屈曲，头垫低枕，松解衣领和腰带，下颌下放置弯盘，嘱病人咬紧牙垫（图1-3-3） | 10 | | |
| | 插镜 | 1. 协助医生经口插镜，严密观察病人反应、生命体征（图1-3-4）<br>2. 插至咽喉部时，嘱吞咽，勿将唾液咽下，让唾液流入弯盘或吸引出，指导其用鼻吸气、嘴呼气调整呼吸<br>3. 配合医生处理插镜和镜检中遇到的问题<br>4. 如需镜面冲洗、活检或治疗，予以配合 | 50 | | |
| | 退镜 | 协助退镜时尽量抽气，以防腹胀 | 5 | | |
| | 擦拭镜身，清洁病人面部 | | 5 | | |
| 操作后处理<br>（10分） | 宣教 | 嘱病人避免吞咽唾液和用力咳嗽，术后禁食2 h后，视情况给予适宜的饮食 | 4 | | |
| | 用物消毒，妥善保管，洗手，记录，送检标本 | | 3 | | |
| | 观察有无腹痛、腹胀，粪便颜色、性状及量，如有异常及时告知医生并处理 | | 3 | | |
| 综合评价<br>（5分） | 1. 操作安全，符合病情需要<br>2. 动作轻柔，注意对病人的人文关怀（检查过程中适时解释，给予心理疏导）<br>3. 能正确应对内镜检查过程中可能的并发症 | | 5 | | |

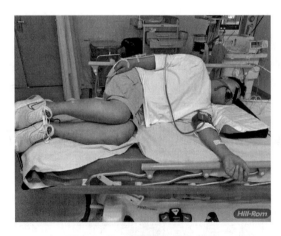

**图1-3-3 胃镜检查体位摆放**

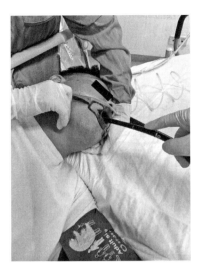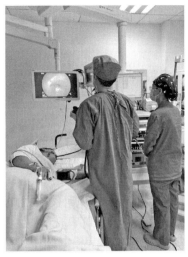

图 1-3-4　协助医生插镜

## 五、操作流程

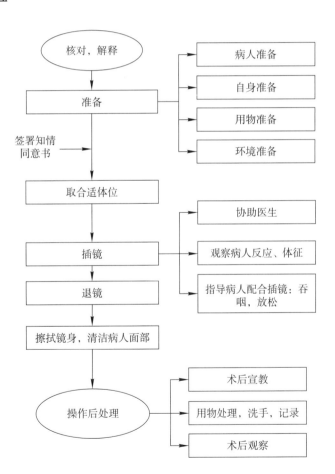

# 【知识链接】

**相关知识点**

（一）普通胃镜检查

1. 适应证　反复或持续有上消化道症状或粪便隐血阳性，需进行胃镜检查确诊者；病因和出血部位不明的上消化道出血者；其他影像学检查发现上消化道病变需进一步确诊者；胃癌高危地区或有癌前病变需普查及复查者；上消化道疾病者药物治疗后的疗效随访或手术效果观察。

2. 禁忌证　患有严重心肺疾病者；休克或消化道穿孔等危重病人；精神病或意识障碍无法合作者；咽部急性炎症或腐蚀性食管炎急性期；胸主动脉瘤及脑卒中病人。

3. 胃镜检查的相关注意事项

（1）检查前应详细询问病史、体检和相关辅助检查，以排除检查的禁忌证。

（2）嘱病人检查前 8 h 禁食禁饮。对于有胃排空延缓者，在检查前需禁食更长时间；幽门梗阻者应洗胃后再行胃镜检查。

（3）为减少胃液、唾液分泌和胃肠蠕动，可在检查前半小时给予阿托品静脉注射；若病人在检查前过度紧张，可遵医嘱给予镇静药。

（4）插镜和镜检中特殊问题的处理

1）若病人出现剧烈呛咳，术者于镜下可见环行气管黏膜皱襞，提示镜头误入气管。此时需立即退出内镜，重新进镜。

2）若病人出现明显疼痛不适，术者可看到镜身，提示镜头在咽喉部打弯，多因过度使用角度钮所致。此时应放松角度钮，慢慢退出内镜后再重新插入。

3）出现插镜困难，其原因主要有：其一，镜头未对准食管入口，此时应先退镜，重新调整方向插镜；其二，因病人过于紧张引起食管入口处的环咽肌痉挛，此时可退镜嘱病人休息片刻或在镇静药辅助下再次试插。

4）当镜头经幽门进入十二指肠降段再反转镜身观察胃角、胃底时，病人可出现较明显的恶心、呕吐，护士应给予耐心解释，并嘱其深呼吸，放松肌肉。

（5）检查中因插镜可刺激迷走神经及引起低氧血症，病人可能会出现心搏骤停、心肌梗死、心绞痛等，一旦发生应立即停止检查并及时抢救。

（6）检查后先禁食 2 h，之后嘱病人饮少量水，若无呛咳，当日以进流质或半流质饮食为宜，行活检者应进食温凉流质。

（7）检查后病人可有短暂的咽喉疼痛和异物感，告知病人不要用力咳嗽，以免引起咽喉部黏膜损伤。

（8）检查后数天内密切观察病人有无出现消化道穿孔、出血、感染等并发症，一旦发现则及时协助医生进行对症处理。

（二）无痛胃镜检查

无痛胃镜是先经静脉注射一定剂量的短效麻醉药，让病人迅速进入镇静、睡眠状态，再进行胃镜检查和治疗的一种临床技术。相较于普通胃镜，无痛胃镜具有以下优点：①有助于消除病人的紧张、焦虑情绪，减轻其在胃镜检查过程中的痛苦，提高对检查的耐受性，缩短检查时间。②由于麻醉状态下胃肠蠕动减少，加上无痛胃镜具有放大作用，故能诊断一些微小病变甚至黏膜病变，可提高诊断的准确性，避免普通胃镜检查中因病人躁动引起的机械损伤。③可在无痛胃镜下进行多种消化道疾病（如消化道出血、息肉、溃疡、狭窄等）的微创治疗。

1. 适应证　基本上同普通胃镜检查，特别适用于有胃镜检查适应证但恐惧接受普通胃镜检查者。

2. 禁忌证　原则上同普通胃镜检查禁忌证。此外，若有下述情况，也不宜进行无痛胃镜检查：有药物过敏史，尤其是对镇静药过敏者；患有易引起窒息的疾病，如支气管炎痰多者、胃潴留、急性上消化道大出血致胃内潴留较多者；孕妇及哺乳期妇女；严重打鼾及过度肥胖者宜慎用；严重心动过缓者慎用。

3. 与普通胃镜检查的区别点

（1）术前：需询问病人有无药物过敏史。用物准备除普通胃镜检查用物之外，还需准备麻醉机、麻醉药（如异丙酚）。建立静脉通道，以便后续用药。

（2）术中：当病人处于麻醉状态下，及时清除其口腔分泌物，保持呼吸道通畅。严密监测心电、血压和血氧饱和度。

（3）术后：转送病人至复苏室，留院观察 30 min，监测心电、血压、血氧饱和度及意识状况。病人坐起后评估有无头晕、乏力等症状，预防跌倒发生。做好术后宣教，告知病人术后 3 h 需有专人陪护，当天尽量不要骑车、开车，勿从事高空作业或操作重型机器等危险工作。

## 【拓展反思】

1. 某一病人在普通胃镜检查中，频繁恶心、呕吐，几度提出自己无法耐受并要放弃检查，此时护士应如何处理？

2. 病人，63 岁，既往有糖尿病史 10 年，平时血糖控制不佳。近日因胃部不适，赴医院门诊就医，医嘱予无痛胃镜检查，预约检查时间为第二天下午。结合该病人病情，术前宣教有何特殊？

（许虹波）

# 单元四　血液内科常用护理技术

## 【教学目标】

### 一、认知目标

1. 能陈述经外周静脉穿刺的中心静脉导管（PICC）与植入式静脉输液港（port）留置期间的护理要点。

2. 能陈述 PICC、port 留置期间并发症的观察与处理。

3. 能理解 PICC、port 操作的目的。

### 二、能力目标

1. 能妥善完成 PICC、port 置管期间的护理与维护。

2. 能正确进行 PICC、port 置管后的健康教育。

3. 能全面评估 PICC、port 置管后可能出现的并发症并及时处理。

### 三、情感态度价值观目标

1. 关注血液系统恶性疾病病人及家属的心理变化，与病人及家属建立共情，理解病人所经历的痛苦过程及心理需求。在平时交流中，注意语言用词，多讲解正能量的例子，增强病人及家属战胜疾病的信心。

2. 在 PICC、port 维护时，严格按照无菌操作及流程，动作轻柔，减少并发症的发生，减轻病人痛苦，降低治疗费用。

## 📃 项目一　经外周血管穿刺中心静脉护理

### 【模拟情境练习】

#### 一、案例导入

病史概要：张某，男，35 岁，因"发现下肢间断性出血点 2 周，发热 1 天"入院。病人诉 2 周前出现双下肢散在少量出血点，未予重视，出血点有消退、新发。1 周前出现干咳、咽痛，自服"头孢""蒲地蓝"，5 日后咽痛改善。昨日出现高热，最高体温 40.2℃，遂来我院就诊。

身体评估：T 37.1℃，P 89 次 / 分，R 18 次 / 分，BP 116/65 mmHg。神志清，精神欠佳，贫血面容，四肢散在皮下出血点，下肢明显，部分消退。全身皮肤黏膜无黄染、发绀、水肿、肝掌、溃疡、蜘蛛痣。两侧下颌下可触及黄豆大小结节，表面光滑，无压痛，胸骨无压痛。双肺呼吸音清，心律齐，腹平软，肝脾肋下未触及。

辅助检查：血常规示：红细胞 $1.82 \times 10^{12}$/L，白细胞 $67.71 \times 10^9$/L，中性粒细胞计数 $12.93 \times 10^9$/L，淋巴细胞计数 $10.43 \times 10^9$/L，血红蛋白 55 g/L，血小板 $11 \times 10^9$/L，网织红细胞升高。B 超示：肝胆胰脾未见明显异常，左肾小囊肿，右肾正常。心脏超声示：少量心包积液。胸部 CT 示：双肺多发小结节，纵隔多发小淋巴结。骨髓穿刺结果示：原始幼稚细胞占 88.1%，

提示为急性粒细胞白血病 M4 型。

治疗：医嘱予伊达比星联合阿糖胞苷（IA）方案诱导化疗，已置入左侧肢体单腔 PICC 管一根。

**问题：**

1. 该病人留置 PICC 后，需要向其做哪些方面的健康宣教？

2. 住院期间如何进行 PICC 维护？

3. 请问出院时应该如何向病人做导管维护方面的宣教？

📹 ⎡ 视频 1-4-1　PICC 维护更换 ⎤

#### 二、操作目的

1. 保持 PICC 功能完好。

2. 减少导管相关并发症的发生。

#### 三、操作步骤及评分标准

经外周血管穿刺中心静脉护理的操作步骤及评分标准详见表 1-4-1。

表 1-4-1　经外周血管穿刺中心静脉护理的操作步骤及评分标准

| 项目 | | 内容 | 分值 | 自评 | 互评 |
|---|---|---|---|---|---|
| 操作前准备（15分） | 核对，解释 | 1. 洗手，核对病人姓名、床号等腕带信息<br>2. 解释换药目的、过程 | 2 | | |
| | 评估病人 | 1. 病人病情，治疗情况，配合度<br>2. 皮肤是否有乙醇、聚维酮碘过敏<br>3. 导管留置的必要性<br>4. 查看 PICC 维护手册，上次维护时间，留置导管有效期<br>5. 穿刺点有无红肿、渗血、渗液、肉芽肿、湿疹等<br>6. 观察导管外露长度，是否有脱出或滑进，导管内有无回血<br>7. 敷贴有无潮湿、污染、松动 | 6 | | |
| | 自身准备 | 洗手，戴口罩 | 1 | | |
| | 用物准备 | 中心静脉置管术换药包，导管固定器，无针输液接头（或者肝素帽），10 ml 的预充式冲管注射器（或 10 ml 及以上针筒抽吸的生理盐水），输液盘，快速洗手液，如皮肤上残胶多另备乙醇纱布，检查所有物品在有效期内 | 5 | | |
| | 环境准备 | 清洁，安全，光线充足，房间温度适宜 | 1 | | |
| 操作过程（70分） | 更换无针输液接头 | 1. 携用物至床边，再次核对病人身份<br>2. 协助病人取舒适体位，暴露穿刺部位<br>3. 快速手消液洗手<br>4. 10 ml 预充式冲管注射器预充无针输液接头<br>5. 卸下原无针输液接头，用乙醇棉片消毒接口不短于 15 s<br>6. 更换新的无针输液接头 | 10 | | |
| | 冲、封管 | 1. 用 10 ml 预充式冲管注射器抽回血（导管阀见少量回血即可），确定导管通畅<br>2. 5～6 ml 脉冲式冲管，3～4 ml 正压封管（严禁使用 < 10 ml 的注射器）（图 1-4-1）<br>3. 脱手套，洗手 | 10 | | |
| | 更换敷料 | 1. 由下而上、由外向内撕除原有敷料（180° 法或者 0° 拉伸法）<br>2. 观察导管外露长度<br>3. 洗手，打开换药包 | | | |

续表

| 项目 | 内容 | 分值 | 自评 | 互评 |
|---|---|---|---|---|
| | 4. 消毒：以穿刺点为中心，直径范围 20 cm，先用乙醇棉棒由内向外螺旋式消毒 3 次（避开穿刺点及导管），待干，再用含碘（或氯己定）棉棒由内向外螺旋式消毒 3 次（包括导管外露部分、导管连接部分），待干<br>5. 洗手，戴无菌手套<br>6. 固定导管：以屈肘时导管不打折为原则。第一根免缝胶带固定连接器翼型部分；以穿刺点为中心，无张力粘贴透明敷料；导管部分做塑形（体外导管应完全覆盖于无菌透明敷料下）。第二根免缝胶带蝶形交叉固定在透明敷料上。第三根免缝胶带桥式横向固定<br>7. 注明更换敷料日期、导管外露长度、操作者姓名<br>8. 脱手套，洗手<br>9. 桥式固定连接器、无针输液接头<br>10. 安置病人<br>11. 指导病人 | 50 | | |
| 操作后处理<br>（10 分） | 1. 终末处理<br>2. 洗手<br>3. 填写 PICC 换药卡，有异常情况及时处理并记录 | 10 | | |
| 综合评价<br>（5 分） | 1. 严格执行查对制度<br>2. 严格无菌操作，按照操作流程，动作轻柔、操作熟练<br>3. 熟练掌握脉冲式冲管方法和正压封管方法<br>4. 病人 / 家属掌握置管后注意事项，健康指导有效 | 5 | | |

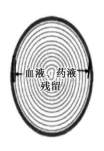 

普通直冲式冲管　　　　　　　　脉冲式冲管

图 1-4-1　两种冲管方式比较

### 四、操作流程

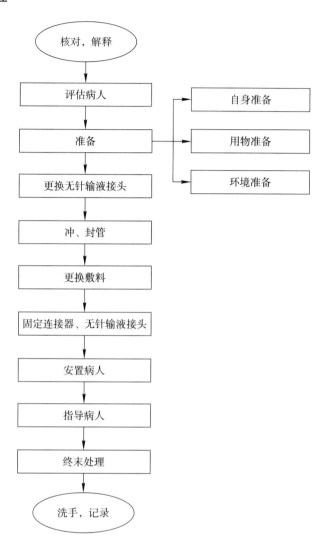

## 【知识链接】

### 一、相关知识点

**（一）经外周静脉穿刺的中心静脉导管置管技术**

经外周静脉穿刺的中心静脉导管（peripherally inserted central catheter，PICC）置管技术是经上肢的肘正中静脉、贵要静脉、头静脉、肱静脉、颈外静脉穿刺置入导管，导管尖端位于上腔静脉或下腔静脉。PICC 留置时间可达 1 年，可提供中长期的静脉输液治疗，减少反复穿刺给病人带来的痛苦，为外周血管条件差的病人解决输液问题，同时可避免化疗药物外渗而引起的局部组织坏死，且大静脉的血液流速很快，可迅速冲稀化疗药物，从而减少刺激性药物对外周血管的损伤，以保证输液安全。PICC 可用于输注各种药物、血制品和静脉营养支持，也可用于采集血标本。

1. 适应证

（1）需要长期静脉输液，但外周浅静脉条件差，不易穿刺成功者。

（2）需要多次、反复输入刺激性药物，如化疗药物、血管活性药物等。

（3）需要反复输注血制品，如全血、血浆、血小板等。

（4）需长期输注高渗性或黏稠度高的药物，如脂肪乳剂、高糖制剂、氨基酸、肠外营养液等。

（5）需要使用输液泵或加压输液治疗。

（6）需要每日多次或反复静脉抽血检查者。

（7）缺乏外周静脉通路。

2. 禁忌证

（1）病人身体条件不允许置管操作，如凝血功能障碍、严重出血倾向者。

（2）已知或怀疑败血症或菌血症者。

（3）穿刺部位近期有感染者。

（4）不能确认穿刺血管。

（5）在预定插管部位有静脉炎、静脉血栓形成史、外伤史、血管外科手术史、肢体有放射治疗史、乳腺癌根治术后。

（6）局部组织因素影响导管稳定性或通畅者。

（7）已知或高度怀疑病人对导管所含成分过敏者。

（二）置管期间的护理要点

1. 敷料与接头更换

（1）敷料更换：置管后 24 h 内需更换无菌透明敷料一次；以后伤口愈合良好，常规至少 7 天更换一次无菌透明敷料；若发现穿刺部位渗血、渗液、潮湿，敷料发生卷边、松动、污染等完整性受损时及时更换；发热病人敷料内有汗液时及时更换。

（2）接头更换：至少每 7 天更换一次导管接头；若接头内（肝素帽或无针接头）内有血液残留、取下后、完整性受损时应立即更换接头。

2. PICC 的冲管和封管

（1）冲管要求：①冲管时机：治疗期间输入化疗药物、氨基酸、脂肪乳剂、强刺激性药物后，输血前后应及时冲管；24 h 持续输注药物时应 8～12 h 冲管一次，输注高浓度药物或血制品时可酌情缩短冲管时间；输液结束按照要求冲管；治疗间歇期至少每 7 天冲管一次。②冲管液及量：常规使用生理盐水冲管，成人 10～20 ml，儿童 6 ml。③冲管方法：采用脉冲式冲管方法，如果在冲管过程中回抽无回血或遇到阻力，应确定导管的通畅性，不能强行冲管。

（2）封管要求：封管液为生理盐水或 0～10 U/ml 的肝素钠稀释液，封管液量为导管＋辅助延长管容积的 2 倍，采用正压封管方法。

（3）注意事项：冲管、封管、注药均应使用 10 ml 及以上注射器或一次性专用冲洗器。

给药过程中严格按照 S—A—S—H 的顺序，即生理盐水（S）—药物注射（A）—生理盐水（S）—肝素钠稀释液（H）。

（三）健康教育

1. 肢体活动 置管当天，穿刺侧手臂尽量抬高，手指可做伸屈活动，以促进血液循环，预防手臂肿胀。穿刺后局部压迫 20～30 min，局部无出血，病人可下地活动。第二天开始，可进行适当的手臂活动，如主动握拳、松拳，腕部内外旋转，屈肘，手指伸屈运动等，避免穿刺侧肢体长时间下垂。

2. 日常活动 置管后可进行一般的家务活动，如扫地、洗碗、写字、吃饭等，不能拖地。适当抬高置管侧肢体，避免受压及置管侧肢体提重物。避免过度伸、曲、外展、旋转等动作，如引体向上、打球等，以免增加对血管壁的机械性刺激。输液或卧床时避免压迫置管侧肢体，以免导致血流缓慢而增加堵管及血栓形成风险。保持穿刺部位干燥，淋浴时可用保鲜膜保护好置管区域，建议 3 圈以上，上下边缘范围超过敷贴 5 cm 以上并用胶带贴紧边缘。淋浴后及时检查敷料，如有潮湿、进水等现象，及时进行 PICC 维护，尽量选择在常规换药前淋浴，避免盆浴。

3. 自我观察 学会导管的自我观察，发现穿刺点发红、触痛、渗血渗液时，及时告知医护人员。当置管侧肢体出现肿胀、疼痛、酸胀等不适症状时，立即告知医护人员，居家者需立即就医。如发生导管断裂，立即按住导管体外残端，即刻就医。一般 PICC 导管可留置一年，如到期，应予以拔除，根据治疗需要更换新的血管通路。

（四）常见并发症的观察与护理

1. 穿刺部位渗血 多发生在置管后 24 h 内。穿刺后局部压迫 20～30 min，如凝血功能异常、血小板减少，适当延长按压时间，在置管前及置管后合理使用止血药物。置管后 24 h 内避免上肢用力和进行肘关节伸屈活动，可行前臂内旋和外旋活动，手指伸屈运动。

2. 静脉炎 包括机械性静脉炎、化学性静脉炎和感染性静脉炎。机械性静脉炎主要与穿刺插管损伤有关，可将患肢抬高、制动，避免受压，必要时停止通过导管输液。感染性静脉炎与各种原因引起的穿刺点感染且向上蔓延有关，有导致败血症的危险，主要表现为沿静脉走向出现疼痛、压痛，穿刺部位血管红、肿、热、痛，触诊时静脉发硬，呈条索状改变，弹性下降。感染性静脉炎针眼局部可见脓性分泌物，伴有发热等全身症状。在置管和日常使用及维护过程中，要严格无菌操作，选择合适的肢体、血管穿刺，正确冲封管。如确诊及时汇报医生处理，应尽早拔管。

3. 静脉血栓形成 发生静脉炎后易形成静脉血栓，若病人出现置管侧肢体、肩部、颈部、腋下肿胀疼痛，应提高警惕。指导病人抬高患肢并制动，减少活动，不热敷，不按摩，不压迫患肢，记录患肢的肿胀程度、臂围、疼痛情况、皮肤温度及颜色、出血倾向及肢体活动情况。通知医生处理，及时行血管彩超确诊，遵医嘱使用抗凝治疗。

4. 导管堵塞 是指血管内置导管部分出现部分或完全堵塞，致使液体或药液的输注受阻或受限。可分两种类型：血栓性导管堵塞或非血栓性堵塞。血栓性导管堵塞是指导管内部或周围形成的血栓所致。非血栓性导管堵塞是由机械性堵塞所致，如导管位置不当、药物沉淀、肠外营养的脂类聚集、导管发生异位等。表现为给药时感到有阻力，输注困难，输液速度减慢或不滴、冲管时阻力大或无法冲管，抽不出回血或回血不畅。一旦发现上述情况，应考虑导管堵塞的可能，不可强行冲管。检查导管是否打折，病人体位是否恰当，导管尖端位置是否正确。发生导管堵塞，应遵医嘱及时处理并做好相关记录。如为血栓性堵塞，在病情允许的情况下，可使用尿激酶通管，基本可以完全通开。如为药物引起的堵塞，则通管成功率较低。

5. 导管相关感染 是指因留置导管导致局部和（或）全身病原微生物的生长。主要分为导管相关局部感染和导管相关血流感染两种类型。导管相关局部感染发生在穿刺位置，表现为导管入口处有红、肿、热、痛、硬结、流脓等。如病人有全身感染症状，如寒战、高热，甚至出现菌血症、败血症，但无其他明显感染灶，应高度怀疑导管相关血流感染。为预防感染，在输液、给药、冲管、更换敷料等操作过程中，严格执行手卫生和无菌原则。每班查看导管局部及连接处情况，在规定时间内进行导管维护，夏季适当缩短维护周期。根据病情及治疗需要，尽早拔除不必要的导管。如确认为导管相关血流感染，尽早拔管，并遵医嘱合理使用抗生素。

6. 导管脱出或移位  不正确的固定、维护不当、置入导管深度不到位、置入侧肢体剧烈活动、胸腔压力增大等，都可能导致导管脱出或移位。无论何种原因导致的导管脱出或移位，均严禁将导管脱出部分再送入体内。根据导管脱出长度，需行 X 线定位导管尖端位置；如脱出超过 5 cm，该导管只能作为短期导管使用，根据治疗情况考虑拔管、重新置入导管。

**二、临床新进展**

（一）PICC 固定装置

良好的固定是预防 PICC 导管相关并发症的重要护理措施。PICC 固定装置可限制导管的移动，有效减少静脉炎、导管脱出、导管移位等并发症。导管固定装置无需缝合固定，能有效减少缝合或胶带固定相关并发症的发生，提高病人舒适性和导管安全性，延长导管的留置时间，满足治疗需要。

导管固定装置的使用方法：根据导管固定方向、外露长度选择合适的导管固定装置的安装位置。①清洁皮肤：用 75% 乙醇棉棒清洁导管固定装置安装部位的皮肤，去除表皮的皮屑、油脂、血迹等，待干。②局部涂皮肤保护膜：撕开并取出换药包里面的皮肤保护膜，均匀涂抹在预安装导管固定装置的皮肤处，待干 15 s。③安装导管固定装置：将导管连接器固定翼两侧的小孔对准导管固定装置上的锁闩，锁闩穿过翼孔，一手轻提导管固定装置（示指处于导管固定装置与皮肤之间，目的是不使皮肤受压），另一手关上导管固定装置的两侧锁扣，双拇指向下压两侧锁扣，当听到"啪"的声音，说明锁扣锁好了。④导管固定装置粘合皮肤：向两侧轻拉导管固定装置黏胶底座的背衬包装纸，轻抚扣座，让导管固定装置与皮肤平整、无张力粘贴牢固。注意 PICC 换药更换敷料时，将导管固定装置完全置于敷料范围内。

（二）导管溶栓负压再通技术

血栓性血管堵塞，部分可通过导管溶栓实现导管再通。方法为：①三通管分别连接导管、20 ml 空注射器、装有 2 ml 稀释后的尿激酶的 10 ml 以上注射器，开通空注射器与导管连接通路（尿激酶注射器端关闭），回抽关闭该通路，使导管内形成负压，开放三通使尿激酶注射器与导管相通，部分尿激酶进入导管内。②保留 30 min 后，用 20 ml 注射器回抽，如回抽通畅，抽到回血，弃去 2 ml，再用 20 ml 生理盐水脉冲式冲管。③如回抽不畅，可重复以上步骤数次，直至再通。④如果不能通过导管溶栓再通，则考虑拔管。

**【拓展反思】**

1. 一位白血病病人在 PICC 置管后，你该如何向病人做健康宣教？
2. 如果在给病人 PICC 换药冲管的时候，发现有阻力，你该如何处理？
3. 如果在 PICC 换药过程中，导管意外脱出，你将如何处理？
4. 病人在 PICC 使用过程中，突然出现寒战、高热，有可能发生了什么情况？什么原因会导致这种情况的发生？

（刘晓荣）

## 项目二　植入式静脉输液港护理

### 【模拟情境练习】

#### 一、案例导入

病史概要：林某，女，26岁，因"智齿发炎伴牙龈出血3天"来我院门诊就诊，门诊查血常规示：红细胞 $2.06 \times 10^{12}/L$，白细胞 $4.10 \times 10^9/L$，中性粒细胞计数 $0.28 \times 10^9/L$，血红蛋白 71 g/L，血小板 $36 \times 10^9/L$，遂收住我科。

身体评估：T 37.8℃，P 84次/分，R 17次/分，BP 108/67 mmHg。神志清，精神萎靡，轻度贫血面容，左侧智齿发炎，牙龈肿胀，伴有少量渗血。全身皮肤黏膜无黄染、发绀、水肿、肝掌、溃疡、蜘蛛痣。胸骨无压痛，双肺呼吸音清，心律齐，腹平软，肝脾肋下未触及。

辅助检查：血常规示：红细胞 $2.18 \times 10^{12}/L$，白细胞 $2.93 \times 10^9/L$，中性粒细胞计数 $0.18 \times 10^9/L$，血红蛋白 55 g/L，血小板 $16 \times 10^9/L$。生化全套示：白蛋白 32.6 g/L，超敏 C 反应蛋白 15.36 mg/L，钾 3.04 mmol/L，前白蛋白 172.3 mg/L，总蛋白 56.8 g/L。B超示：肝胆胰脾未见明显异常，双肾正常。心脏超声示：少量心包积液。胸部 CT 示：双肺多发小结节。骨髓穿刺结果示：骨髓增生明显活跃，原始幼稚细胞占 86%，为粒系表达。确诊为"急性粒细胞白血病 $M_5$ 型"。

医嘱予 IA 方案诱导化疗。

问题：

1. 化疗前，医嘱开出置入植入式静脉输液港，请问置管前需要做哪些准备？如何配合介入科医生进行置管？术后如何护理？

2. 请问植入式静脉输液港由哪些部分组成？

#### 二、操作目的

1. 通过正确的使用和规范维护，保证输液港的通畅和功能完好。

2. 减少植入式静脉输液港导管相关并发症的发生。

#### 三、操作步骤及评分标准

植入式静脉输液港护理的操作步骤及评分标准详见表1-4-2。

表1-4-2　植入式静脉输液港护理的操作步骤及评分标准

| 项目 | | 内容 | 分值 | 自评 | 互评 |
|---|---|---|---|---|---|
| 操作前准备（15分） | 核对，解释 | 1. 洗手，核对病人姓名、床号等腕带信息<br>2. 解释换药目的、过程 | 2 | | |
| | 评估病人 | 1. 病人病情，治疗情况，配合度<br>2. 皮肤是否有乙醇、聚维酮碘过敏<br>3. 导管留置的必要性<br>4. 查看输液港维护手册、上次维护时间<br>5. 检查输液港周围穿刺点有无压痛、肿胀、血肿、感染等 | 5 | | |
| | 自身准备 | 洗手，戴口罩 | 1 | | |

| 项目 | | 内容 | 分值 | 自评 | 互评 |
|---|---|---|---|---|---|
| | 用物准备 | 中心静脉置管术换药包，输液港配套针，无针输液接头（或者肝素帽），10 ml 的预充式冲管注射器 1~2 支，10 ml 及以上针筒抽吸的生理盐水 5 ml，100 U/ml 的肝素钠稀释液 3~4 ml，10 ml 及以上注射器，输液盘，快速洗手液，检查所有物品在有效期内 | 5 | | |
| | 环境准备 | 清洁，安全，光线充足，房间温度适宜 | 2 | | |
| 操作过程（70 分） | 确定港体 | 1. 流水洗手<br>2. 携用物至床边，再次核对病人身份<br>3. 协助病人取舒适体位<br>4. 触摸输液港港体（注射座）边缘，以确定准确的穿刺点（图 1-4-2） | 10 | | |
| | 消毒皮肤 | 1. 快速手消液洗手，打开换药包外层<br>2. 消毒：以输液港港体为中心，先用乙醇棉棒由内向外顺向、逆向交替用力消毒皮肤 3 遍，直径 >12 cm，再用聚维酮碘棉棒同样方法消毒 3 遍<br>3. 洗手，打开换药包内层，拆开注射器、输液港配套针、无针输液接头外包装，按照无菌原则，放入换药包内 | 10 | | |
| | 定位 | 1. 用 10 ml 以上注射器抽取生理盐水 5 ml 左右，连接输液港配套针，排气<br>2. 定位、固定港体：用左手（非主力手）触诊输液港港体，确认港体边缘，拇指、示指、中指形成三角形，固定住港体（图 1-4-3） | 10 | | |
| | 穿刺 | 右手持输液港配套针，自三指中心处垂直刺入港体储液槽的底部 | 10 | | |
| | 冲、封管 | 确认穿刺针到达港体储液槽：10 ml 以上针筒抽回血 2~3 ml 弃去，用 10 ml 预充式冲管注射器 10~20 ml 脉冲式冲管，用 2~3 ml 肝素钠稀释液正压封管，同时夹闭止水夹，连接无针输液接头 | 10 | | |
| | 固定、贴敷料 | 1. 固定输液港配套针：蝶翼下垫棉垫，第一根免缝胶带妥善固定输液港配套针，无张力法贴透明敷料，导管部分做塑形；第二根免缝胶带蝶形交叉固定在透明敷料上；第三根免缝胶带桥式横向固定<br>2. 脱手套，洗手<br>3. 桥式固定无针输液接头<br>4. 安置病人<br>5. 指导病人 | 20 | | |

续表

| 项目 | 内容 | 分值 | 自评 | 互评 |
|---|---|---|---|---|
| 操作后处理<br>（10分） | 1. 终末处理<br>2. 洗手<br>3. 填写输液港换药卡，有异常情况及时处理并记录 | 10 | | |
| 综合评价<br>（5分） | 1. 严格执行查对制度<br>2. 严格无菌操作，按照操作流程，动作轻柔，操作熟练<br>3. 熟练掌握脉冲式冲管方法和正压封管方法<br>4. 病人/家属掌握置管后注意事项，健康指导有效 | 5 | | |

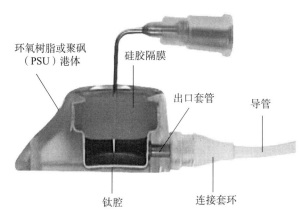

图1-4-2　输液港基本结构

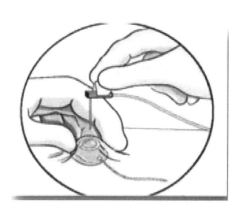

图1-4-3　三角形固定及垂直穿刺方法

视频1-4-2　植入式输液港维护

## 四、操作流程

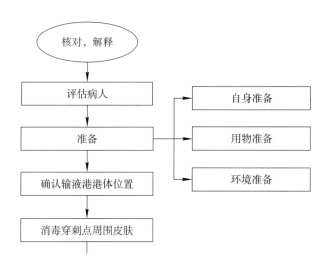

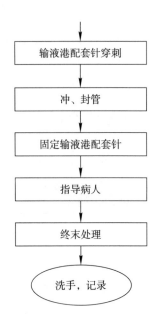

## 【知识链接】

**相关知识点**

**（一）植入式静脉输液港概述**

植入式静脉输液港（implantable venous access port）又称为植入式中心静脉导管系统（central venous port access system，CVPAS），简称输液港（port），是一种全植入的、埋植于人体内的闭合输液系统。该系统包括尖端位于上腔静脉的导管部分和导管末端连接的埋植于皮下的穿刺座。利用手术方法将导管经皮下穿刺置入人体静脉中，如锁骨下静脉、上腔静脉，部分导管埋藏于皮下组织，将另一端的穿刺座留置在胸廓皮下组织中并缝合固定。手术后皮肤外观只看到一个小的缝合伤口，愈合拆线后病人体表可触摸到一突出圆球。治疗时只需用无损伤针通过突出圆球针垂直穿刺进入穿刺座的储液槽，即可建立静脉通道，减少反复穿刺的难度和给病人带来的痛苦。因为导管末端在大静脉中，所以能够迅速稀释药物浓度，避免药物对血管壁的刺激和损伤，与一般静脉输液相比，能减少血管硬化的机会。适用于输注高浓度的化疗药物、血液制品、血管刺激性药物、静脉高营养、抽血等。

1. 分类　①按药盒材质分类：树脂、钛合金。②按导管材质：硅胶、聚氨酯。③按耐压情况：不耐高压、耐高压。④按设计分类：单腔、双腔。

2. 术前护理　做好术前宣教，告知该手术的必要性，取得病人配合，签署知情同意书。完善各项术前评估，如进行术前常规检查，包括血常规、血凝常规。评估病人既往有无糖尿病、心脏病等基础疾病，服药史（特别是服用抗凝血、抗血小板药物史）。对植入局部皮肤进行检查，选择合适的置管部位。进行胸部 CT 检查，以排除肺癌、纵隔占位等。与床位医生沟通治疗方案，是否放疗。

3. 适应证

（1）需要长期和（或）间断静脉输液。

（2）输注细胞毒性及刺激性药物（如化疗药物、靶向药物及钾等电解质药物）、高渗性药物（脂肪乳等营养制剂、甘露醇等）、血管活性药物（多巴胺、去甲肾上腺素等）。

（3）需要反复抽血、输血及血制品。

（4）需要输注抗生素。

（5）其他，如耐高压导管可注射造影剂。

4. 禁忌证

（1）置入部位近期有感染。

（2）已知或怀疑菌血症、败血症、脓毒血症者。

（3）对输液港材质过敏。

（4）导管置入路径中血栓形成。

（5）病情重，无法配合手术体位，不能耐受手术者。

（6）预定植入部位既往有血栓史、放疗史或血管外科手术史。

（7）合并严重阻塞性肺疾病。

（8）局部软组织因素影响输液港的稳定性和放置。

（9）有严重出血倾向者。

（二）输液港植入术后护理与健康教育

1. 术后护理

（1）查看手术记录，了解术中病人情况，观察生命体征。

（2）遵医嘱常规口服 3 天抗生素。

（3）检查导管走向和尖端位置。

（4）加强病情观察：病人主诉、生命体征、局部伤口情况等。

（5）伤口护理：术后 3 天更换伤口敷料，如伤口渗血渗液、有感染时，及时更换敷料。

（6）术后 7~10 天拆线，只能进行擦浴，待局部拆线后可进行洗浴。

（7）初期病人可自觉伤口酸痛不适，2~3 天后自行消失，可向病人及家属做必要的解释。

2. 健康教育

（1）日常活动：待伤口完全愈合后，日常生活可正常，病人可洗澡，可做家务及轻松的运动。但应避免使用同侧手臂提重物、过度活动等，不用同侧手臂做引体向上、托举哑铃、打球、游泳等活动度较大的运动；避免重力撞击输液港部位。

（2）定期冲管与复查：治疗间期每 4 周进行一次输液港的冲管与封管维护，每 3~6 个月复查 1 次胸片，确定导管在位。

（3）自我观察：植入导管的部位可能会出现局部瘀斑，一般 2 周之内会自行消失。保持局部皮肤的清洁干燥，如输液港周围皮肤有发红、肿胀、灼热感、疼痛等，提示为炎症反应；肩部、颈部及同侧上肢出现水肿、疼痛时，提示可能为栓塞表现，均应及时就诊。

（三）术后并发症的观察及处理

1. 感染　导管相关感染包括局部感染和全身感染。输液港使用过程中引发的感染包括囊袋感染、局部皮肤感染和导管感染。导管植入、导管材料、化疗后白细胞减少、免疫力低下、没有严格按照无菌原则进行操作与维护等，都是发生导管感染的原因。如局部有渗液应进行细菌培养和药敏试验，给予局部清创和全身抗感染治疗，待感染控制后再使用。输液港的使用和维护中，严格执行无菌原则。对于长期输液者，遵守每 7 天换药一次，最好使用无损伤针。

2. 静脉内血栓形成　指置管静脉内发生血栓形成，表现为置管部位或同侧上肢不适，出现肿胀、发热、红斑、压痛、水肿等，触诊到沿静脉走向的硬结伴疼痛，同侧肩关节疼痛，面颈部肿胀、充血、头痛、头胀。应及时行血管超声诊断，必要时可行血管造影。如果确诊导管相关性血栓形成，应停止使用输液港，遵医嘱进行溶栓治疗。

3. 导管堵塞　按照发生原因分为血栓性堵塞和非血栓性堵塞，表现为抽回血不畅、推注液体困难。肿瘤的姑息治疗、导管打折、未定期维护、冲封管操作手法不正确、导管末端位置不佳、血管壁受损或炎症、血液高凝状态、肝素钠溶液浓度不达标等都可导致导管堵塞。避免导管堵塞的关键在于护士要严格掌握冲、封管时机，做好脉冲式冲管和正压封管。输液期间合理安排输液顺序，两种液体之间合理使用生理盐水冲管。低于治疗间歇期，每 28 天维护 1 次。发生导管堵塞，要查明原因，不同原因堵塞处理方法不同。如为血栓性堵塞，根据病人情况，可用尿激酶溶栓。如果是非血栓性堵塞，则应根据拍片检查，及时调整，必要时拔除输液港。

4. 药物外渗　指推注药物或者输液时，药液渗入皮下组织或者体外的现象。主要原因为植入输液港侧肢体特别是颈肩部剧烈活动、频繁剧烈咳嗽导致输液港针移动、输液港针未插入到注射底座、输液港针固定不到位有松脱、导管破裂、导管锁脱落、注射座损坏等。日常应做好病人的健康教育，避免置港侧肢体剧烈活动，防止针头脱落。一旦发生药液外渗，应立刻查明原因。如检测到导管损坏，应立即更换导管。应由经过培训的护士进行输液港的维护，如果在输液时抽回血不畅，应查明原因，确认安全后再行输液。

5. 导管夹闭综合征　又称为 pinch-off 综合征，是非常严重的并发症。常见原因为植入导管所处的解剖空间狭小，病人剧烈运动或采取特定体位时导管受阻、挤压所致。表现为推注费力，输液困难，病人诉锁骨下不适，或采取某种体位后输液不畅，有导致导管断裂的风险。若输液中病人植入侧出现肿胀、疼痛，应立即停止输液，拍片以确定导管位置及受压情况，及时调整。

6. 导管脱落或断裂　是最严重的并发症。发生原因有导管夹闭综合征、导管本身质量问题、导管锁扣松懈、一些不确定的外力（如安全带或过紧的衣服）挤压、使用小于 10 ml 的注射器冲管、手术中利器误伤导管、操作不当等。多数病人无明显症状，维护或使用时出现囊袋位置、沿导管走向区域胀痛、发凉等不适，断裂脱落后多数抽不到回血，少数病人有心悸、心律失常等症状。若导管断裂，脱落导管游走至上腔静脉、右心房、右心室、肺动脉等处，可能导致心肌穿孔、血栓形成，甚至假性动脉瘤。护理人员应密切观察输注部位情况，如出现肿胀、疼痛等，立即停止输液，进行胸部 X 线检查，必要时行血管造影。若出现导管脱落或断裂，应立刻拔出导管。

7. 纤维蛋白鞘　是附着于植入导管表面的含纤维蛋白血栓进一步发展而成的血管化纤维结缔组织，其包裹着导管外壁及导管端口，可导致导管功能丧失、感染、血栓。纤维蛋白鞘主要表现为抽回血受阻，推注时正常或有轻微阻力，推注过程中病人一般无不适。需要排除导管末端贴壁和三向瓣膜导管。常用处理方法为经导管内溶栓治疗，但需要排除病人有溶栓禁忌证。

8. 导管末端移位　主要原因是植入上腔静脉深度过浅、病人手臂和肩膀活动剧烈或发生剧烈咳嗽、呕吐等导致胸腹腔压力增大。导管末端移位可导致纤维蛋白鞘形成、血栓形成等并发症，需要尽快调整。

## 【拓展反思】

1. PICC 置管和 port 植入在解剖学上有哪些区别？

2. 病人在 port 植入后第三天出现港体处肿胀、疼痛现象，有可能发生了什么？

3. 病人治疗间歇期回家，其间游泳几次。到了维护时间，在冲管过程中，抽不出回血，回推有阻力，有可能发生了什么情况？接下来你要如何处理？

（刘晓荣）

# 单元五　内分泌科常用护理技术

## 【教学目标】

### 一、认知目标

1. 能陈述快速血糖测量、口服葡萄糖耐量试验、胰岛素注射的注意事项。

2. 能陈述口服葡萄糖耐量试验的结果判断。

3. 能区分胰岛素制剂的类型和注射时间。

3. 能理解内分泌科常用护理操作的目的。

### 二、能力目标

1. 能准确完成快速血糖测定，并指导病人学会血糖的自我监测。

2. 能对病人进行正确的口服葡萄糖耐量试验。

3. 能准确、及时完成胰岛素的注射。

4. 能运用糖尿病饮食及运动相关知识，给病人进行相关宣教。

### 三、情感态度价值观目标

1. 关注病人的心理变化，重视病人的心理诉求，并给予及时的心理疏导。

2. 耐心指导病人正确的胰岛素注射方法，用图文并茂、浅显易懂的图片，方便病人理解规范操作，增强病人信心，提高病人的遵医嘱行为。

## 【模拟情境练习】

**案例导入**

病史概要：杨某，女，68 岁，近 2 个月来出现乏力、双下肢酸胀不适，曾诊断为"糖尿病"，未做系统治疗，门诊测血糖 15.1 mmol/L，拟"糖尿病"收住我院。病人精神一般，口渴，饮水量增加，尿量增加，体重未减轻，睡眠尚可。

身体评估：T 37 ℃，P 98 次 / 分，R 18 次 / 分，BP 132/75 mmHg。神志清楚，身高 155 cm，体重 75 kg，腰围 115 cm。心肺无异常，腹平软，无压痛及反跳痛，肝脾肋下未触及。肠鸣音 4 次 / 分，双下肢无水肿。

辅助检查：空腹血糖 9.1 mmol/L，餐后 2 h 血糖 13.2 mmol/L，糖化血红蛋白 6.5%，口服 75 g 葡萄糖后 120 min 血糖 13.16 mmol/L。

**问题：**

1. 现医嘱予每日三餐前、三餐后 2 h、22：00、03：00 予以快速血糖测定。请问快速血糖测定有哪些优缺点？

2. 正常的血糖值如何界定？

3. 血糖测定过程中应注意哪些操作要求，以尽量减少结果的误差？

4. 哪些人需要进行口服葡萄糖耐量试验？

视频 1-5-1 末梢血糖监测技术

## 项目一 快速血糖测定

### 一、操作目的

快速监测病人血糖水平，为临床治疗提供依据。

### 二、操作步骤及评分标准

快速血糖测定的操作步骤及评分标准详见表 1-5-1。

表 1-5-1 快速血糖测定的操作步骤及评分标准

| 项目 | | 内容 | 分值 | 自评 | 互评 |
|---|---|---|---|---|---|
| 操作前准备（15分） | 核对，解释 | 1. 双人核对确认医嘱无误，洗手<br>2. 床边核对病人姓名、床号等腕带信息<br>3. 解释血糖测定的目的、方法 | 4 | | |
| | 评估病人 | 1. 病人的病情、合作程度<br>2. 确认进餐时间<br>3. 有无乙醇过敏史<br>4. 检查双手手指皮肤颜色、温度、有无感染、破损、瘢痕、硬结等情况<br>5. 询问病人意愿，确定采血手指 | 2 | | |
| | 自身准备 | 衣帽整洁，洗手，戴口罩 | 2 | | |
| | 用物准备 | 1. 血糖监测仪，相匹配的血糖试纸（无潮湿、氧化、污染），一次性采血针，75% 乙醇，干棉签，弯盘，记录单<br>2. 确认所有物品在有效期内 | 5 | | |
| | 环境准备 | 清洁，安全，光线充足 | 2 | | |
| 操作过程（60分） | 再次核对 | 1. 携用物至床边，再次核对病人身份<br>2. 再次检查采血手指 | 5<br>5 | | |
| | 准备 | 1. 75% 乙醇棉签消毒采血点皮肤 2 遍，待干<br>2. 血糖试纸插入血糖仪，确认血糖仪号码与试纸号码一致<br>3. 准备采血针，去除采血针帽 | 10 | | |

续表

| 项目 | | 内容 | 分值 | 自评 | 互评 |
|---|---|---|---|---|---|
| | 采血 | 1. 再次两种以上方式核对病人信息<br>2. 将采血针固定在病人欲采血的手指侧缘采血部位，按压采血针<br>3. 轻轻挤压手指，用干棉签弃去第一滴血<br>4. 第二滴血液吸入试纸测试区，使试纸测试区完全变色<br>5. 平放血糖仪，等待测定结果<br>6. 干棉签压迫采血点止血 | 30 | | |
| | 读数 | 1. 读取血糖数值并记录<br>2. 告知病人血糖数值<br>3. 安置病人 | 10 | | |
| 操作后处理<br>（15分） | 洗手，再次核对病人信息 | | 5 | | |
| | 宣教 | 根据测量结果进行适当的健康教育 | 5 | | |
| | 用物整理，洗手，记录 | | 5 | | |
| 综合评价<br>（10分） | 1. 测血糖时应轮换采血部位<br>2. 严格执行查对制度及无菌操作规范<br>3. 采血时保证采血量充足，一次取血成功，避免多次挤压取血，影响血糖值<br>4. 在规定时间内完成操作，一般不超过 5 min | | 10 | | |

### 三、精细解析

1. 血糖试纸的使用　血糖试纸不能接触含碘、氯的消毒液。每次使用前检查试纸有效期，有无受潮、弯曲、破损等情况。启用新的一盒试纸时，要检查试纸型号和血糖仪设置是否一致。试纸随用随取，不能提前取出。取出试纸后，立刻盖紧瓶盖，每条试纸只能使用一次。试纸避免高温、阳光直射。未开封的试纸在有效期内使用，已开启后的血糖试纸，必须保存在原包装盒中，并且根据相关要求在有效期内使用。

2. 采血的注意事项　快速血糖测定采血部位一般选择指尖末端，水肿或感染的部位不宜采血。要彻底清洁采血部位，并充分待干，残留的水分或酒精会稀释采血标本，影响检测结果。采血时避免用力挤压手指，如出血少，可由手指远端向指尖轻轻推动。手指不能触碰到检测和采血区，血标本自动吸入到试纸端而非滴入到试纸上，血量要充足。采血针为一次性的，勿重复使用。怀疑检测结果与病情不符时，可重复测量，必要时检测静脉血糖。

### 四、操作流程

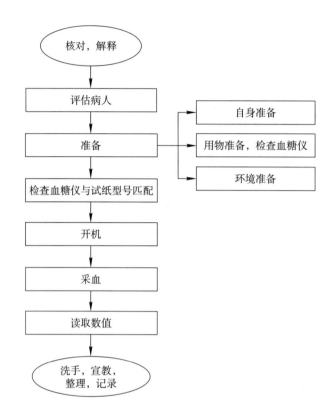

## 【知识链接】

### 一、相关知识点

（一）血糖监测的重要性及影响因素

1. 血糖监测的重要性　血糖监测是糖尿病综合管理中重要的组成部分，其结果有助于评估糖尿病病人血糖变化的程度，为医生给病人制定合理的血糖控制方案提供依据，并且可反馈控制血糖方案的治疗效果。目前临床上常用的血糖监测方法包括以下 4 种：利用血糖仪进行的毛细血管血糖监测、动态血糖监测（CGM）、糖化血清白蛋白测定（GA）、糖化血红蛋白测定（HbA1c）。毛细血管血糖监测包括病人自我血糖监测（SMBG）及医院内进行的床边快速血糖测定（POCT）。

2. 影响血糖仪测定数值结果准确性的因素

（1）血样来源的影响：血糖仪检测的是指端血糖，即毛细血管全血葡萄糖，实验室检测的是静脉血糖或血浆葡萄糖。由于末梢毛细血管是动静脉交汇之处，既有静脉血成分，也有动脉血成分，因此，血样中葡萄糖含量和氧含量与静脉血是不同的。

（2）校准标准的影响：采用血浆校准的血糖仪检测数值在空腹时与实验室数值接近，但餐后或服糖后数值略高于实验室数值。用全血校准的血糖仪检测数值在空腹时低于实验室数值 12% 左右，但餐后或服用葡萄糖后与实验室数值接近。

（3）血细胞比容的影响：血糖仪采用的血样为全血，因此血细胞比容影响较大。相同血浆葡萄糖水平时，随着血细胞比容的增加，血糖数值逐渐降低。

（4）生物酶法的影响：目前临床上常用的血糖仪的检测技术多使用生物酶法，主要有葡萄糖氧化酶（GOD）和葡萄糖脱氢酶（GDH）。葡萄糖氧化酶血糖仪对葡萄糖特异性高，不受其他糖类影响，但易受氧气干扰。葡萄糖脱氢酶血糖仪不需要氧的参与，不受氧气干扰。

（5）内源性及外源性药物干扰：如应用维生素 C、对乙酰氨基酚、水杨酸、木糖、麦芽糖等，血糖值会有偏差。

（6）环境的影响：pH、温度、海拔等都可能对血糖仪的检测结果造成影响。

（7）其他影响：如操作不当、血量不足、局部挤压、试纸型号不准确、试纸保存不当、病人情绪等，都可能影响血糖仪检测的准确性。

（二）监测各时间段血糖的意义

1. 监测空腹血糖的意义　　了解机体自身基础胰岛素分泌的水平，了解前一天用药后血糖的情况。当血糖水平很高时，应首先关注空腹血糖水平。在其他降糖治疗有发生低血糖风险时，也应监测空腹血糖。

2. 监测餐后 2 h 血糖的意义　　了解胰岛素 B 细胞在高糖刺激下分泌胰岛素的功能，反馈降血糖药的治疗效果。空腹血糖和餐前血糖已获得良好控制，但 HbA1c 仍不能达标者，可通过监测餐后血糖来指导餐后高血糖的治疗。餐时注射胰岛素、为了解饮食和运动对血糖影响的病人，可通过餐后血糖的监测来看效果。

3. 监测睡前血糖的意义　　了解睡前血糖控制的情况，避免夜间低血糖的发生。适用于注射胰岛素的病人，特别是晚餐前注射胰岛素的病人。

4. 监测夜间血糖的意义　　适用于胰岛素治疗已经达标，但空腹血糖仍高者。判定空腹高血糖是否由于夜间低血糖所导致。夜间低血糖后，导致升糖激素升高，因此会导致清晨空腹高血糖。

5. 其他监测项目的意义　　①糖化血清白蛋白（GA）：反映病人 2～3 周前的平均血糖水平。②糖化血红蛋白（HbA1c）：反映病人 2～3 个月前的平均血糖水平。③动态血糖监测：连续反映病人全天血糖信息，可全面、可靠地监测血糖波动趋势、幅度、时间，并且可以发现不易被传统监测方法所发现的高血糖和低血糖。

（三）血糖仪的维护与管理

1. 血糖仪的保管　　血糖仪不使用时，应放于固定位置或携带包中，常温放置。使用血糖仪和拿取试纸前，彻底清洁双手待干。不能将血糖仪放在过冷、过热、潮湿、阴暗、多尘、脏乱的环境中，适宜温度 10～40℃，湿度 20%～80%。不能挤压血糖仪显示屏，以免发生不能显示检测结果的现象。平时使用时避免将仪器置于电磁场（如移动电话、微波炉等）附近。及时更换血糖仪电池，以免产生测量误差。

2. 血糖仪的清洁　　血糖仪外部可用清洁纱布进行清洁（根据医院护理部或医院感染科要求）。测试端口不能进入液体。如端口污染，请血糖仪专门质控人员进行处理。对测试区的清洁禁忌使用乙醇等有机溶剂，以免损伤其透光性而影响到结果。

3. 血糖仪的校准　　使用新的血糖仪或试纸时、更换新的电池后，应该进行校准。测量数值与实际不符、怀疑血糖仪不准确时，需要校准。需要定期（一般科室一周一次）由专业人员对血糖仪进行校准，每半年进行一次生化血糖对比。

**二、临床新进展**

动态血糖监测（continuous glucose monitor，CGM）是指通过葡萄糖感应器检测皮下组织间液的葡萄糖浓度而间接反映血糖水平的监测技术，可提供连续、全面、可靠的全天血糖信息，了解血糖波动趋势，发现不易被传统监测方法探测的隐匿性高血糖和低血糖。动态血糖监测系统的发展到目前为止，经历了回顾性动态血糖监测系统、实时动态血糖监测系统、动态血糖监测系统和胰岛素泵结合的 3C 系统、小巧的 iPro2 回顾性动态血糖监测系统及最新的瞬间扫描式血糖监测系统（FGM）这几个阶段。下面重点讲解一下 3C 系统和瞬间扫描式血糖监测系统。

1. 3C 系统　是将实时动态血糖监测、持续皮下胰岛素泵输注与糖尿病综合管理软件整合在一起，实现以中央站系统为中心的多用户血糖管理模式。该系统集治疗、监测、管理三位一体，提供即时的血糖值、趋势图和趋势箭头信息，当病人血糖水平变化或变化速度超过设定值后，系统自动发出报警，提醒审查及调整目前血糖控制策略。该系统有助于提供给医生和病人饮食、锻炼、药物、生活方式等如何影响血糖水平的信息，以达到早期降低病人高血糖或低血糖发生率的目的。其优点有：①能够快速、准确、安全地达到血糖控制目标。②通过有效控制血糖以降低糖尿病慢性并发症发生的风险。③减少血糖波动，特别是餐后高血糖、预防严重低血糖和减少持续性低血糖的发生。其缺点有：①操作界面较为复杂，需要经过较长时间专业训练，一般只能在医院专业医护人员的监护下使用。②费用比较昂贵。

2. 瞬间扫描式血糖监测系统（FGM）　是一种新近用于临床的血糖监测设备，可实时反映组织间液的血糖水平。FGM 可较长时间（一般 14 天）佩戴而无需指尖血糖进行校准，且可获得丰富的数据，并形成简单易懂的报告，帮助病人了解更多血糖信息。一般病人或家属经过简单培训后可自行操作，且价格合适，又无需忍痛进行指尖血糖校准，因此越来越多地应用于糖尿病管理。

**【拓展反思】**

1. 护理查房时，闻见病室内有烂苹果味，病人躺在床上，有明显打呼声，呼之不应，此刻你该如何应对？

2. 假设一临床情境：内分泌科室值夜班时，突然有病人按床铃呼叫，你到床边发现该病人坐在地上，脸色苍白，出冷汗，脉搏细弱，呼之可有点头回应，该病人有可能发生了什么情况？你该如何处理？

（刘晓荣）

## 📃 项目二　口服葡萄糖耐量试验（OGTT）

### 一、操作目的
1. 疑似糖尿病的确诊和排除。
2. 糖尿病高危人群的筛选。
3. 其他糖代谢异常疾病的病因诊断。

### 二、操作步骤及评分标准
口服葡萄糖耐量试验（OGTT）操作步骤及评分标准详见表 1-5-2。

表 1-5-2　口服葡萄糖耐量试验（OGTT）操作步骤及评分标准

| 项目 | | 内容 | 分值 | 自评 | 互评 |
|---|---|---|---|---|---|
| 操作前准备<br>（15分） | 核对，解释 | 1. 核对，确认医嘱无误<br>2. 核对病人姓名、床号、住院号等腕带信息<br>3. 解释 OGTT 的目的、过程 | 4 | | |
| | 病人准备 | 1. 试验前 3 天每天碳水化合物摄入不少于 150 g，维持正常生活活动<br>2. 遵医嘱停止一切影响试验的药物（如降血糖药、口服避孕药、肾上腺皮质激素、利尿药、苯妥英钠等）3~7 天<br>3. 试验前一晚晚餐后停止进食，至次日试验结束，至少禁食 8~10 h，可以少量饮水 | 2 | | |
| | 自身准备 | 衣帽整洁，洗手，戴口罩 | 2 | | |
| | 用物准备 | 1. 葡萄糖水准备：将无水葡萄糖粉 75 g（儿童按每千克体重 1.75 g 葡萄糖计算用量，总量不超过 75 g）溶于 300 ml 温开水，完全溶解备用<br>2. 采血物品准备：治疗盘 1 个，一次性治疗巾，压脉带，一次性采血针 5 个，贴好采血条码的一次性采血试管并标注好采血时间（0 min、30 min、60 min、120 min、180 min） | 5 | | |
| | 环境准备 | 清洁，安全，光线充足 | 2 | | |
| 操作过程<br>（70分） | 准备葡萄糖水 | 将 75 g 无水葡萄糖粉完全溶解于 300 ml 温开水中，备用 | 10 | | |
| | 采 0 min 血糖标本 | 按照静脉采血流程采集空腹血，即 0 min 静脉血糖标本 | 10 | | |
| | 服用葡萄糖水 | 嘱病人服用葡萄糖水，在 5 min 内喝完，在喝第一口时记时间，以此时间推算 30 min、60 min、120 min、180 min 采血时间 | 20 | | |
| | 采集血标本 | 按照静脉采血流程依次采集 30 min、60 min、120 min、180 min 采血时间，并及时送检 | 20 | | |
| | 观察 | 观察病人反应，如有不适，及时处理 | 10 | | |
| 操作后处理<br>（10分） | 洗手，再次核对病人信息 | | 3 | | |
| | 宣教 | 向病人强调整个试验过程不能吸烟、喝咖啡或茶、进食，尽量保持安静 | 3 | | |
| | 用物整理，洗手，记录 | | 4 | | |
| 综合评价<br>（5分） | 1. 操作安全，符合病情需要<br>2. 能正确指导病人试验前的饮食及用药准备<br>3. 能正确应对试验过程中出现的特殊情况 | | 5 | | |

### 三、操作流程

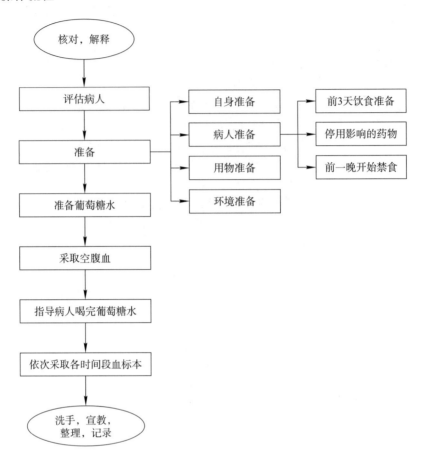

## 【知识链接】

### 相关知识点

（一）OGTT 结果判断

1. 正常糖耐量　空腹血糖 < 6.1 mmol/L，口服葡萄糖 30 ～ 60 min 达高峰，峰值 < 11.1 mmol/L，2 h 血糖 < 7.8 mmol/L，3 h 血糖恢复至空腹血糖水平。

2. 糖尿病性糖耐量　空腹血糖 ≥ 7.0 mmol/L，或 2 h 血糖 > 11.1 mmol/L。

3. 糖耐量减低　空腹血糖 < 7.0 mmol/L，2 h 血糖水平为 7.8 ～ 11.1 mmol/L。

（二）注意事项

口服葡萄糖耐量试验与口服葡萄糖在肠道吸收、体内组织利用、肾处理这几个方面都有关系，因此，为减少上述因素对试验结果的影响，在进行试验时，需要注意以下几个方面：

1. 饮食方面　试验前病人应正常进食，防止出现低血糖。试验前 3 天必须保证每日碳水化合物摄入量在 150 g/d 以上，否则容易出现假阳性。如病人营养不良，则准备时间需要延长，并适当额外增加碳水化合物。试验结束适当进食，午餐正常进食。

2. 用药方面　很多药物会影响 OGTT 结果，如降压药、口服降血糖药、胰岛素、利尿药、糖皮质激素等。因此，在试验前，应详细询问病人用药史，并遵医嘱暂停用药。

3. 生活方面　如病人有感染、发热、腹泻等，症状好转至少2周以上才能进行OGTT。空腹血糖>8.4 mmol/L、糖尿病酮症者不宜做该试验。试验前8 h内及试验过程中，禁止吸烟、喝酒、咖啡、饮食等，可以适量饮水。

4. 运动方面　试验前和试验过程中，不宜剧烈运动，以防糖耐量过高。如卧床病人，则适当活动，以防糖耐量减低。

5. 特殊情况处理　如喝葡萄糖水速度过快，病人会出现恶心、呕吐等不适，可嘱病人适当放慢速度，5 min内喝完即可。但仍有小部分病人不能耐受，应停止试验，适当时机再进行试验。如病人在试验中出现面色苍白、恶心、晕厥等，应警惕低血糖发生，需立即测血糖并通知医生处理，停止试验，协助病人进食，密切观察病情。

## 【拓展反思】

病人在口服葡萄糖水后1 h，出现出冷汗、面色苍白、头晕等症状，该病人有可能发生了哪种情况？你该如何处理？

（刘晓荣）

## 项目三　胰岛素注射

### 【模拟情境练习】

#### 一、案例导入

病史概要：王某，男，58岁，因"确诊糖尿病10余年"就诊，门诊拟"糖尿病"收治入院。病人11年前发现血糖升高，一直口服降血糖药，最近一月余发现血糖控制不佳，改变口服药后血糖仍达不到理想状态，今晨测血糖8.7 mmol/L。精神一般，体态中等，饮食按照糖尿病饮食，睡眠佳。

身体评估：T 37 ℃，P 88次/分，R 18次/分，BP 122/78 mmHg。神志清楚，身高175 cm，体重75 kg，腰围89 cm。心肺无异常，腹平软，无压痛及反跳痛，肝脾肋下未触及，肠鸣音4次/分，双下肢无水肿。

辅助检查：空腹血糖9.1 mmol/L，餐后2 h血糖11.2 mmol/L。

问题：

1. 医嘱予诺和灵10 U皮下注射，该病人第一次注射该药物，你需要做哪些方面的评估准备？需要给病人做哪些宣教？

2. 该病人经治疗后，血糖控制良好，准备出院，但需要在出院后皮下注射胰岛素，你应该如何对病人进行出院宣教？

#### 二、操作目的

皮下注射胰岛素，有效控制血糖。

#### 三、操作步骤及评分标准

胰岛素笔注射的操作步骤及评分标准详见表1-5-3。

表 1-5-3 胰岛素笔注射的操作步骤及评分标准

| 项目 | | 内容 | 分值 | 自评 | 互评 |
|---|---|---|---|---|---|
| 操作前准备（15分） | 核对，解释 | 1. 双人核对确认医嘱无误，洗手<br>2. 床边核对病人姓名、床号等腕带信息<br>3. 解释注射胰岛素的目的、方法 | 4 | | |
| | 评估病人 | 1. 病人是否进食，平时血糖情况<br>2. 有无药物过敏史<br>3. 有无乙醇过敏史<br>4. 注射部位情况，有无瘢痕、炎症、硬结等（图1-5-1）<br>5. 根据注射的胰岛素种类，告知病人注射后的进食时间 | 2 | | |
| | 自身准备 | 衣帽整洁，洗手，戴口罩 | 2 | | |
| | 用物准备 | 治疗盘，胰岛素笔，胰岛素笔专用针头，75%乙醇，干棉签，注射执行单，弯盘，胰岛素笔芯，所有物品均在有效期内 | 5 | | |
| | 环境准备 | 清洁，安全，光线充足 | 2 | | |
| 操作过程（70分） | 检查核对 | 1. 检查胰岛素笔外形是否正常<br>2. 检查胰岛素注射剂型是否正确<br>3. 检查胰岛素笔芯质量、有效期（双人）<br>4. 如新的笔芯从冰箱拿出，需室温回暖 | 10 | | |
| | 安装笔芯 | 1. 正确安装笔芯<br>2. 正确安装胰岛素笔专用针头 | 5 | | |
| | 排气 | 调节剂量2U，针尖垂直向上，手指轻弹笔芯架数次，按压注射按钮，胰岛素从笔尖出来即可。如胰岛素未溢出，重复以上操作 | 5 | | |
| | 调节剂量 | 根据医嘱调节所需注射剂量，双人核对 | 5 | | |
| | 再次核对 | 1. 携用物至床边，核对病人身份，胰岛素名称、剂型、剂量、用法、时间<br>2. 再次检查注射部位皮肤情况 | 10 | | |
| | 消毒 | 75%乙醇棉签消毒2遍待干，直径大于5cm | 5 | | |
| | 再次核对 | 再次核对病人身份，胰岛素名称、剂型、剂量、用法、时间 | 5 | | |
| | 皮下注射 | 1. 垂直（90°）进针（消瘦病人或儿童，适当捏起注射部位皮肤，呈45°进针）（图1-5-2）<br>2. 适当速度推注药液<br>3. 注射完成，针头在皮下停留10s左右再拔针<br>4. 干棉签按压注射部位<br>5. 卸下针头弃于利器桶内 | 25 | | |

续表

| 项目 | 内容 | 分值 | 自评 | 互评 |
|---|---|---|---|---|
| 操作后处理<br>（10分） | 安置病人，再次核对病人信息 | 3 | | |
| | 宣教：根据胰岛素种类告知用餐时间 | 3 | | |
| | 用物整理，洗手，记录 | 4 | | |
| 综合评价<br>（5分） | 1. 操作轻柔，过程熟练<br>2. 根据胰岛素类型做好病人进餐指导 | 5 | | |

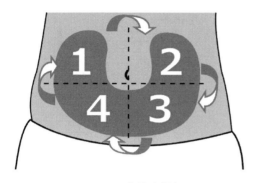

图 1-5-1　轮换注射部位

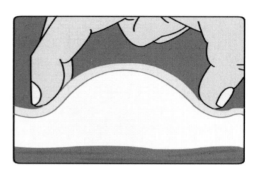

图 1-5-2　拇指和示指捏起皮肤

 视频 1-5-2　胰岛素笔注射法

**四、精细解析**

1. 注射部位选择　包括上臂三角肌、腹部、大腿前外侧和臀部外上侧，其中腹部是胰岛素注射优先选择的部位，因其吸收率最高，吸收速度最快，且不受四肢运动的影响。臀部的吸收较慢，适用于长效胰岛素的注射。若病人要进行锻炼，应避免在上臂和大腿上注射，以免因肢体活动，加速药物的吸收，而发生运动后低血糖。若病人吃饭时间提前，可选腹部注射；若推迟，则选臀部注射。

2. 注射部位轮换　注射时应当选择无皮肤破损和皮下硬结的部位，按照左右对称轮换的原则，有规律地更换注射部位。两次注射部位需间隔 2 cm 以上（约两指宽度），腹部注射需避开肚脐周围 5 cm。一旦发现注射部位疼痛、凹陷、硬结的现象，应立即停止在该部位注射，直至症状消失。

3. 进针角度　为确保药液注入皮下，需掌握一定的注射技巧。如果使用较长的笔用针头或胰岛素注射器，注射时须捏起皮肤并以 45° 或 90° 进行注射。如果使用超细超短型笔用针头，则无须捏皮，直接垂直进针、将针头全部刺入皮下即可。不同体型的病人，进针的角度也有所不同：如偏瘦者和儿童，注射时捏起皮肤，呈 45° 进针；正常体重者、肥胖者的大腿部位，可捏起皮肤，呈垂直进针；肥胖者的腹部，不捏起皮肤，呈垂直进针。

4. 消毒剂的选择　消毒胰岛素笔芯前段的橡皮膜、胰岛素的注射瓶盖、皮肤，均应使用 75% 乙醇，且消毒部位必须完全待干后再进行下一步操作。

5. 胰岛素混匀方法　在使用胰岛素混悬液时，应将胰岛素水平滚动和上下翻动各 10 次左右，第一次使用时，适当增加次数，以使瓶内液体充分混合均匀至胰岛素变成均匀的云雾状白色液体。刚从冰箱中取出来的胰岛素,如为混悬液,应在室温放置一段时间,使胰岛素复温后再进行混匀操作。

**五、操作流程**

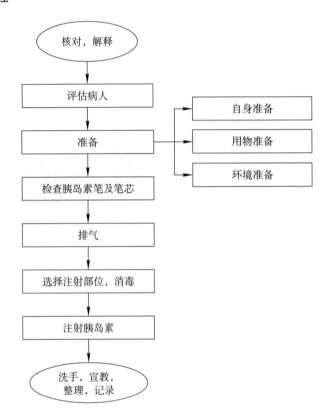

## 【知识链接】

**相关知识点**

**(一)胰岛素注射适应证**

应用胰岛素治疗糖尿病的适应证:①1型糖尿病。②2型糖尿病,经饮食、运动和口服降糖药治疗效果不佳者。③糖尿病伴急性并发症者,如酮症酸中毒、非酮症高渗性昏迷、乳酸酸中毒等。④糖尿病伴慢性并发症者,如心、脑、肾、眼等慢性病变等。⑤糖尿病合并妊娠、分娩、手术、外伤、感染等急性应激状态等。

**(二)胰岛素笔芯制剂类型和注射时间**

胰岛素按起效的快慢和作用时间的长短,分为超短效、短效、中效、长效及预混胰岛素。长效的一般在睡前注射以控制夜间及空腹血糖。中长效胰岛素常与短效组合使用,即三餐前使用短效胰岛素,睡前使用中长效胰岛素。

1. 超短效胰岛素类似物  常见的有赖脯胰岛素注射液(优泌乐)和门冬胰岛素注射液(诺和锐),均为无色澄明溶液。一般起始作用时间为 10~20 min,注射后需即刻用餐。

2. 短效胰岛素制剂  常见的有常规胰岛素注射液、重组人胰岛素注射液(甘舒霖、重和林 R、优泌林 R 等)、生物合成人胰岛素注射液(诺和灵 R),为无色澄明溶液。起始作用时间在 15 ~ 60 min，一般在注射后 30 min 进餐。

3. 中效胰岛素制剂 常见的有精蛋白生物合成人胰岛素注射液（诺和灵 N、优泌林 NPH）、精蛋白重组人胰岛素注射液（重和林 N、甘舒霖 N），为白色或白色混悬液，使用前需混合均匀。

4. 长效胰岛素制剂 常见的有地特胰岛素（诺和平）、甘精胰岛素注射液（来得时），均为无色澄明液体。起始作用时间为 3 h 左右，可维持 24 h 左右，一般遵医嘱每天固定时间注射。

5. 预混胰岛素制剂 一般有精蛋白重组人胰岛素注射液（预混 30/70）（重和林 M30）、精蛋白锌重组人胰岛素混合注射液（优泌林 70/30）、精蛋白生物合成人胰岛素混合注射液（预混 30R/50R）（诺和灵 30R、诺和灵 50R）、门冬胰岛素 30 注射液（诺和锐 30）等，多为白色混悬液，使用前需混合均匀。一般起始作用时间为 30 min，注射后 30 min 需要进餐。

（三）临床常用胰岛素注射工具

1. 一次性胰岛素专用注射器 使用较普遍，有以下特点：① 针管刻度等于胰岛素单位，省去计算麻烦。② 针头与针管直接连接，无死腔，不漏液，剂量准确。③ 针头细、针尖光滑，注射时疼痛感轻。

2. 胰岛素笔 是笔形的胰岛素注射工具，将胰岛素笔芯和注射装置合二为一，是目前常用的注射工具，简单易学。使用时将专用胰岛素笔芯装入相应笔内，转动剂量调节钮，即可调至所需注射单位，剂量控制准确，省去每次抽吸药液之不便，且针头细而短，注射时几乎无疼痛感。另外，该注射笔可随身携带，外出使用方便。注意使用时胰岛素笔芯和胰岛素笔类型需相匹配。

3. 特充式胰岛素笔 为一种新型的预充式胰岛素注射装置。使用时，不需要分开配备胰岛素笔芯和注射器。注射方法相同，每次药液使用完后，该笔即可按照垃圾分类要求丢弃，不能重复使用。

4. 胰岛素泵 俗称"人工胰岛"，可模拟人体胰岛素分泌的生理模式，通过一条与人体相连的软管向体内持续输注胰岛素。胰岛素泵使用的胰岛素类型主要为短效人胰岛素和速效胰岛素类似物，不能使用中效、中长效、预混胰岛素。

（四）胰岛素的存储

1. 使用中的胰岛素 已开启的胰岛素，室温下（25℃）保存，避免过冷过热，避免日晒，胰岛素开启后不建议冰箱冷藏保存。按照胰岛素说明书的有效期使用，一般储存时间不要超过 30 天，超过有效期时，不可继续使用。已装入笔芯的胰岛素注射笔，不适宜放在冰箱中，因为温度的变化和冷凝水的形成会使其使用寿命和准确度受到影响。

2. 备用胰岛素 2 ~ 8℃ 冰箱冷藏，不能冷冻，误冷冻后的胰岛素解冻后不可再使用。注射时，从冰箱中取出胰岛素，先在室温中放置一段时间，使其温度接近室温后再使用。

（五）不良反应的观察和护理

1. 低血糖反应 常表现为出虚汗、无力、心悸、饥饿感、烦躁甚至昏迷等，与胰岛素剂量过大或饮食不当有关。一旦发生，应立即给病人进食糖水、水果糖或饼干等食品。注射胰岛素的病人，应让病人随身携带糖果、甜点、苏打饼干等，以预防低血糖的发生和发生低血糖时自救。最好随身携带注明自己有糖尿病的卡片，以便在发生低血糖时周围人员可以尽快帮助。

2. 过敏反应 表现为注射部位及周围出现瘙痒和荨麻疹样皮疹，此反应目前并不多见，如有发生，应立即更换胰岛素种类，并进行对症治疗。极少数病人可出现过敏性休克。

3. 注射部位皮下脂肪萎缩或增生 重在预防，采用多点、多部位注射的方法。

4. 体重增加 使用胰岛素后，过多的葡萄糖转化成脂肪储存在体内，引起体重增加。有的病人在开始胰岛素治疗时，害怕发生低血糖反应，会增加进食量，也会影响体重。

5. 水肿 多见于首次使用胰岛素的糖尿病病人，尤其剂量偏大时，可表现为下肢压凹性水肿，一般无须特殊处理。

6. 视物模糊 为暂时性变化，一般随血糖浓度恢复而消失，不会发生永久性变化，因此无须特殊处理。

（六）低血糖的分级与处理

1. 低血糖的分级 2017年美国糖尿病协会（ADA）重新对低血糖进行了分类，将血糖 < 3.9 mmol/L 作为低血糖的警戒值，提示病人需要快速补充碳水化合物并调整降糖方案；血糖 < 3.0 mmol/L 为严重低血糖，是指无论血糖水平如何，病人表现为严重的认知功能障碍且需要外部援助才能恢复的状态。

2. 低血糖的处理 如果病人发生轻度低血糖，神志清楚，可以吞咽，可指导进食含 15～20 g 葡萄糖的碳水化合物，如葡萄糖、果汁、牛奶、糖果或者点心等，一般 15～20 min 后症状缓解。相当于 15 g 葡萄糖的碳水化合物有：2～5 个葡萄糖片、10 块水果糖（根据大小及种类有所不同）、2～4 块方糖、150～200 ml 新鲜果汁或含糖可乐、一杯脱脂牛奶、一大勺蜂蜜或者玉米汁。如果发生重度低血糖，病人神志不清，不能吞咽，则必须静脉给药来纠正低血糖。标准的治疗方法是静脉注射葡萄糖，初始剂量为 25 g。一般为 50% 葡萄糖 50 ml 静脉注射，但因 50% 葡萄糖为高渗溶液，对外周血管有损害，因此，要注意选择粗直的血管，最好使用中心静脉。如果病人能够自主进食，应尽早自主进食，并监测血糖变化。

## 【拓展反思】

1. 胰岛素笔注射和一次性胰岛素专用注射器注射有什么异同点？

2. 一位糖尿病病人，皮下注射胰岛素治疗，为了防止血糖升高，每餐仅进食很少的食物，长期以低碳水化合物为主。该病人有可能会发生什么情况？会有哪些表现？发生该情况时，该如何急救？

（刘晓荣）

# 第二章　外科常用护理技术

## 单元一　手术室管理和工作

### 【教学目标】

#### 一、认知目标

1. 能理解外科手消毒、穿脱无菌手术衣、戴无菌手套、铺置无菌器械台的目的，并陈述各项操作的注意事项。

2. 能说出常用手术器械的名称及用途。

3. 能陈述手术病人体位安置的基本原则和注意事项。

4. 能归纳普通外科一、二级小手术的手术配合过程。

5. 能陈述侧卧位、俯卧位、截石位的手术体位摆放方法。

#### 二、能力目标

1. 能熟练完成外科手消毒、穿脱无菌手术衣、戴无菌手套的操作。

2. 能结合不同手术器械的用途完成各类器械的正确传递。

3. 能正确摆放仰卧位手术体位。

4. 能正确完成无菌器械台的铺置、维护及管理。

#### 三、情感态度价值观目标

1. 在外科手消毒、穿脱无菌手术衣、戴无菌手套、铺置无菌器械台等操作过程中，树立慎独精神，严格执行无菌技术。

2. 在传递器械过程中，能正确传递刀片、缝针等锐器，注意避免术中职业暴露，保护自己，保护医生。

3. 在手术配合过程中树立"时间就是生命"的急救理念，强化学生救死扶伤的信念。

### 【模拟情境练习】

**案例导入**

病史概要：李某，女，30 岁，因"转移性右下腹痛 1 天"急诊入院。病人诉于 1 天前无明显诱因出现上腹部疼痛，为阵发性胀痛，无放射痛，伴低热，体温最高 37.5℃，无畏寒，无呕吐、腹泻，后腹痛逐渐转移至右下腹并固定，呈持续性胀痛，较前加重，急诊以"急性阑尾炎"收入院，给予完善相关检查，未见手术禁忌证，现送至手术室行急诊阑尾切除术。

身体评估：T 37.2℃，P 102 次 / 分，R 18 次 / 分，BP 82/55 mmHg。神志清楚，腹部平坦，全腹软，右下腹及下腹正中区压痛，伴反跳痛，压痛以麦氏点为著，肝、脾肋下未触及。肠鸣音 4 次 / 分。

辅助检查：血常规示：WBC $16.35 \times 10^9/L$，N 84.2%。腹部 CT 检查示：急性阑尾炎，盆腔少量积液。

**问题：**

1. 作为手术室器械护士，外科手消毒有哪些注意事项？
2. 作为本台手术的器械护士，你需要做哪些手术前准备？
3. 手术进行中，应做好哪些配合工作？有哪些注意事项？

## 项目一 外科手消毒

### 一、操作目的

清除或者杀灭手部、前臂至上臂下 1/3 暂居菌和减少常居菌，预防交叉感染。

### 二、操作步骤及评分标准

外科手消毒操作步骤及评分标准详见表 2-1-1。

表 2-1-1 外科手消毒操作步骤及评分标准

| 项目 | | 内容 | 分值 | 自评 | 互评 |
|---|---|---|---|---|---|
| 操作前准备<br>（10 分） | 自身准备 | 操作者着洗手衣裤，上衣下摆束于洗手裤内，洗手衣袖口上卷至肘关节 10 cm 以上 | 2 | | |
| | | 规范佩戴隔离帽、医用外科口罩，头发、口鼻无外露 | 2 | | |
| | | 操作者手部皮肤应无破损，操作前摘除手部饰物，修剪指甲，指甲长度不超过指尖，不得戴假指甲、装饰指甲，保持指甲和指甲周围组织的清洁 | 2 | | |
| | 用物准备 | 指甲剪，洗手液，海绵或手刷（酌情配置），干手物品（检查有效期），手消毒剂（检查有效期） | 2 | | |
| | 环境准备 | 专用洗手池，镜子，非手触式水龙头，非手触式手消毒剂出液器，钟表，外科手消毒流程图 | 2 | | |
| 操作过程<br>（75 分） | 外科洗手 | 在流动水下淋湿双手，取适量的洗手液，按六步洗手法清洗双手（图 2-1-1），并认真揉搓前臂和上臂下 1/3 | 5 | | |
| | | 流动水冲洗双手、前臂和上臂下 1/3，冲洗时指尖向上，肘部置于最低位，不得反流 | 5 | | |
| | | 使用干手用品擦干双手、前臂和上臂下 1/3，将其弃于固定容器内 | 5 | | |
| | 方法一：外科免冲洗手消毒法 | 取适量手消毒剂放置在左手掌上，右手指尖浸泡在手消毒剂中（≥5 s），将手消毒剂涂抹在右手、前臂直至上臂下 1/3，确保通过环行运动环绕前臂至上臂下 1/3，将手消毒剂完全覆盖皮肤区域，持续揉搓 10～15 s 直至消毒剂干燥 | 25 | | |
| | | 取适量手消毒剂放置于右手掌上，重复上述动作 | 25 | | |
| | | 取适量的手消毒剂于任一手掌上，揉搓双手至手腕，直至手部干燥 | 10 | | |

续表

| 项目 | | 内容 | 分值 | 自评 | 互评 |
|---|---|---|---|---|---|
| | 方法二：外科冲洗手消毒法 | 取适量手消毒剂涂抹至双手的每个部位、前臂和上臂下 1/3，并认真揉搓 2~6 min | 40 | | |
| | | 在流动水下从指尖向手肘单一方向地冲净双手、前臂和上臂下 1/3，用灭菌的干手物品彻底擦干 | 20 | | |
| 操作后处理（10分） | | 术后摘除手套后，应用洗手液清洁双手 | 5 | | |
| | | 用后的清洁指甲用品、揉搓用品如海绵、手刷及干手物品，应放到指定的容器内 | 5 | | |
| 综合评价（5分） | | 用物准备齐全，操作有序，洗手按六步洗手法规范操作 | 1 | | |
| | | 基本原则：先洗手，后消毒。不同病人手术之间、手套破损或手被污染时，应重新进行外科手消毒 | 2 | | |
| | | 冲洗方法：先手部，后前臂，再上臂，在外科手消毒过程中应保持双手位于胸前并高于肘部，使水由手部流向肘部 | 1 | | |
| | | 消毒方法：先指后掌，先掌面后背侧，并注意指尖、甲缘下、拇指内侧及皮肤皱褶处的揉搓 | 1 | | |

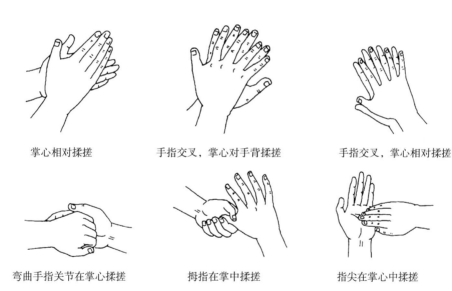

掌心相对揉搓　　　　　手指交叉，掌心对手背揉搓　　　　手指交叉，掌心相对揉搓

弯曲手指关节在掌心揉搓　　　　拇指在掌中揉搓　　　　指尖在掌心中揉搓

**图 2-1-1　六步洗手法**

📹 视频 2-1-1　外科手消毒

### 三、精细解析

1. 外科手消毒包括清洁和消毒两个步骤，即先用肥皂水或洗手液进行手部彻底清洁，再用消毒剂进行皮肤消毒。在进行外科手消毒前，应按六步洗手法均匀揉搓双手，接着依次为双侧前臂、肘、上臂下 1/3，注意清洁指甲下的污垢和手部皮肤的皱褶处。

2. 洗手与消毒可使用海绵、其他揉搓用品或双手相互揉搓。

3. 用后的清洁指甲用品、揉搓用品如海绵、手刷等，放到指定的容器中；揉搓用品、清洁指甲用品应一人一用一消毒或者一次性使用。

4. 根据手消毒剂产品要求，外科手消毒可分为外科冲洗手消毒及外科免冲洗手消毒两种方法。手消毒剂的取液量、揉搓时间及使用方法应遵循产品的使用说明。外科手消毒剂开启后应标明开启日期、时间，易挥发的醇类产品开瓶后的有效期不得超过 30 天，不易挥发的产品开瓶后有效期不得超过 60 天。

5. 应用外科冲洗手消毒方法时，冲洗水应符合 GB5749 生活饮用水标准的规定。冲洗水水质达不到要求时，手术人员在戴手套前，应用速干手消毒剂消毒双手。

6. 外科手消毒，监测的细菌菌落总数应≤5 CFU/cm²。

**四、操作流程**

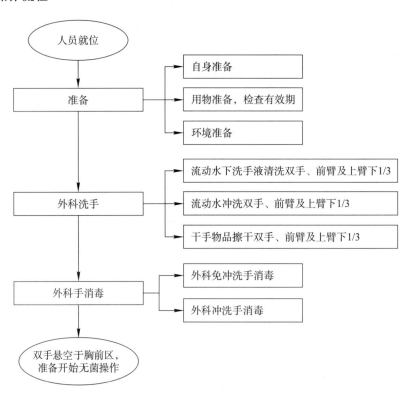

**【知识链接】**

**相关知识点**

**（一）外科手消毒的历史沿革**

1847 年，匈牙利产科医生森梅威斯要求每位医生在检查产科病人前，必须用肥皂和氯化液洗手，此后洗手逐渐受到医疗界的重视。1889 年，德国医生 Furbringer 开始倡导术者在术前刷洗手臂、进行皮肤消毒，从此外科手消毒的理论及方法蓬勃发展。手消毒剂从最初的肥皂水发展到目前包括碘类消毒剂（0.1%～0.5% 聚维酮碘）、醇类消毒剂（70%～75% 乙醇和 50%～70% 异丙醇）、胍类消毒剂（氯己定）等在内的种类繁多的消毒剂。目前较多使用乙醇和氯己定的复方，如 4% 葡萄糖酸氯己定的 70% 醇溶液或 0.5% 氯己定的 70% 醇溶液，兼具杀菌及抑菌效果。同时，外科手消毒的方法也从最初的反复刷洗浸泡发展为目前的反复揉搓均匀，可避免反复机械刷洗皮肤时表层皮肤受损，且暴露皮肤深层菌群，促进微生物在此大量聚集繁殖的问题。目前，外科手消毒已成为外科手术操作中避免交叉感染，有效预防手术部位感染的重要手段。

（二）相关术语与定义

1. 手卫生　医务人员在从事职业活动过程中的洗手、卫生手消毒和外科手消毒的总称。

2. 洗手　医务人员用流动水和洗手液（肥皂）揉搓冲洗双手，去除手部皮肤污垢、碎屑和部分微生物的过程。

3. 卫生手消毒　医务人员用手消毒剂揉搓双手，以减少手部暂居菌的过程。

4. 外科手消毒　外科手术前医务人员用流动水和洗手液揉搓冲洗双手、前臂至上臂下 1/3，再用手消毒剂清除或者杀灭手部、前臂至上臂下 1/3 暂居菌和减少常居菌的过程。

5. 常居菌　能从大部分人体皮肤上分离出来的微生物，是皮肤上持久的固有寄居菌，不易被机械摩擦清除，如凝固酶阴性葡萄球菌、棒状杆菌属、丙酸菌属、不动杆菌属等，一般情况下不致病，在一定条件下能引起导管相关感染和手术部位感染等。

6. 暂居菌　寄居在皮肤表层，常规洗手容易被清除的微生物。直接接触病人或被污染的物体表面时可获得，可通过手传播，与医院感染密切相关。

7. 手消毒剂　应用于手消毒的化学制剂。

8. 速干手消毒剂　主要用于外科手部皮肤消毒，使用后不需用水冲洗的手消毒剂。

（三）外科手消毒设施

1. 应配置专用洗手池。洗手池设置在手术间附近，水池大小、高度适宜，能防止冲洗水溅出，池面光滑无死角，易于清洁。洗手池应每日清洁与消毒。

2. 洗手池及水龙头数量应根据手术间的数量合理设置，每 2～4 间手术间宜独立设置 1 个洗手池，水龙头数量不少于手术间的数量，水龙头开关应为非手触式。

3. 应配备计时装置、外科手卫生流程图、符合要求的洗手液、清洁指甲的用品，可配备揉搓用品。

4. 手消毒剂宜采用一次性包装，出液器应采用非手触式。

5. 重复使用的消毒剂容器应至少每周清洁与消毒。

6. 冲洗手消毒法应配备干手用品，并符合以下要求：

（1）手消毒后应使用经灭菌的布巾干手，布巾应一人一用。

（2）重复使用的布巾，用后应清洗、灭菌并按照相应要求储存。

（3）盛装布巾的包装物可为一次性使用，如使用可复用容器应每次清洗、灭菌，包装开启后使用不得超过 24 h。

## 【拓展反思】

1. 总结外科免冲洗手消毒和外科冲洗手消毒方法的异同。

2. 假设一临床情境：在冲洗双手的过程中，你的手指尖不小心碰到了水龙头，但是周围并没有人在场，没人看到你操作上的问题，而且接触面积也很小，你将如何处理？

（侯毅芳　李九群）

### 📖 项目二 穿脱无菌手术衣，无接触式戴无菌手套

#### 一、操作目的

1. 医护人员在外科手术前进行着装准备，维持手术过程中的无菌状态，避免和预防手术过程中医护人员手及衣物上的细菌污染手术切口，减少医院感染的发生。

2. 保障手术人员安全，预防职业暴露。

#### 二、操作步骤及评分标准

穿脱无菌手术衣、无接触式戴无菌手套的操作步骤及评分标准详见表 2-1-2。

表 2-1-2　穿脱无菌手术衣、无接触式戴无菌手套的操作步骤及评分标准

| 项目 | | 内容 | 分值 | 自评 | 互评 |
|---|---|---|---|---|---|
| 操作前准备（10分） | 自身准备 | 操作者着洗手衣裤，上衣下摆束于洗手裤内 | 2 | | |
| | | 规范佩戴隔离帽、医用外科口罩，头发、口鼻无外露 | 2 | | |
| | 用物准备 | 无菌手术衣（检查灭菌有效期、指示卡变色情况），无菌手套（检查有效期） | 5 | | |
| | 环境准备 | 环境宽敞明亮，适合进行无菌操作 | 1 | | |
| 操作过程（70分） | 穿无菌手术衣，无接触式戴无菌手套 | 外科手消毒后，取无菌手术衣，选择宽敞处，面向无菌台，手提衣领抖开，使手术衣的下摆下垂，且手术衣内面朝向操作者 | 10 | | |
| | | 双手提衣领两角，将手术衣向上轻掷的同时顺势将双手和前臂伸入衣袖内，并向前平行伸展，注意手不露出袖口 | 15 | | |
| | | 巡回护士在穿衣者背后抓住衣领内面，协助将袖口后拉，并系好领口系带及手术衣背部系带。协助穿手术衣时巡回护士注意不能触及穿衣者已消毒的手臂（图 2-1-2） | 10 | | |
| | | 无接触式戴无菌手套（图 2-1-3）<br>1. 操作者穿手术衣时手不露出袖口<br>2. 隔衣袖取手套置于同侧掌侧面，指端朝向前臂，拇指相对，反折边与袖口平齐，隔衣袖抓住手套边缘并将之翻转包裹手及袖口<br>3. 再用已戴好手套的手，同法戴另一只手套 | 25 | | |
| | | 采用无接触式戴无菌手套后，解开腰间衣带活结，右手捏住腰带，递给巡回护士（或已穿戴好无菌手术衣和无菌手套的其他人员手中），巡回护士使用无菌持物钳夹住腰带的尾端，穿衣者原地自转一周，接传递过来的腰带并于腰间系好，使手术衣背部右叶遮盖左叶 | 10 | | |
| 操作后处理（10分） | 脱无菌手术衣 | 先脱手术衣，再脱手套：由巡回护士协助解开衣领及背部系带，操作者手抓手术衣肩部外侧面，自上拉下使手术衣外翻，保护手臂及洗手衣裤不被手术衣外面污染，将手术衣置于感染性医疗废物袋内 | 5 | | |

续表

| 项目 | | 内容 | 分值 | 自评 | 互评 |
|---|---|---|---|---|---|
| | 脱无菌手套 | 用戴手套的手抓取另一手的手套外面翻转摘除，用已摘除手套的手伸入另一手套的内侧面翻转摘除。注意清洁手不被手套外侧面污染，将手套置于感染性医疗废物袋内 | 5 | | |
| 综合评价（10分） | 用物准备齐全，操作熟练 | | 2 | | |
| | 无菌观念强，全过程无污染 | | 8 | | |

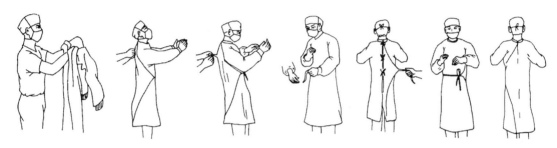

图 2-1-2 穿无菌手术衣

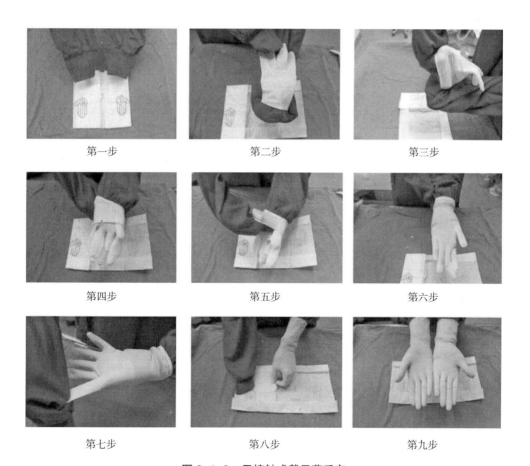

第一步      第二步      第三步

第四步      第五步      第六步

第七步      第八步      第九步

图 2-1-3 无接触式戴无菌手套

视频 2-1-2 穿脱无菌手术衣、无接触式戴无菌手套

### 三、精细解析

1. 外科手消毒后需待消毒液干燥后方可执行操作。取无菌衣时应一次整体拿起，穿手术衣时，必须在相应手术间内进行，四周有足够的空间，穿衣者面向无菌区（距离至少30 cm）；手术衣有破损或可疑污染时应立即更换。

2. 穿衣时，手术衣不得触及地面或周围人或物，若不慎接触须立即更换，双手前伸时不能超过双肩的高度；巡回护士向后拉衣领、衣袖时，双手均不可触及手术衣外面及穿衣者手臂；操作者必须戴好无菌手套后，方可解开腰间活结，未戴手套的手不可拉衣袖或触及其他部位。

3. 戴手套时，戴好手套的手，不能触及未戴手套的手及手套内面；未戴手套的手，不能触及戴好手套的手及手套的外面，即无菌面。传递腰带时，不能与协助穿衣人员相接触；系腰带时，手不能接触腰带低于腰部以下的部分，戴好手套的手只能在无菌区内活动，手术过程中如有破损或污染，应重新洗手并更换手套。

4. 操作者穿好手术衣戴好手套等待手术开始前，手及前臂应保持在胸前区域，双手不可高举过肩、垂于腰下或双手交叉放于腋下。无菌区域为：肩以下，腰以上，两侧腋前线之间及双手、前臂。

### 四、操作流程

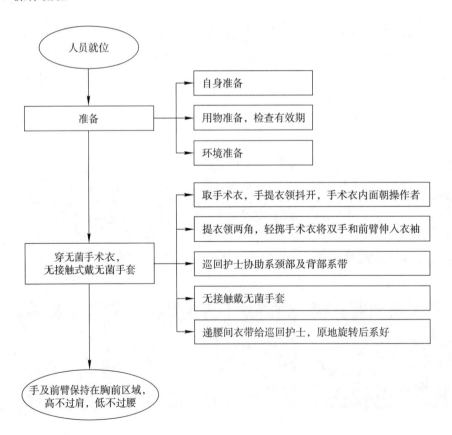

## 【知识链接】

### 一、相关知识点

**（一）医用手术衣、无菌手套的历史沿革**

20世纪40年代，随着感染控制理念的不断深入，手术衣和手术敷料得以在临床推广应用。医用手术衣材料也从最初的纺织布到现在的普通高织全棉布、一次性无纺布、可复用复合面料等有了多种选择。理想的医用手术衣应具备防护性能良好、防微生物穿透、抗液体渗透、材料强度高、阻燃、舒适度良好且性价比高等性能。目前在我国全棉手术衣仍占主流，但是一次性无纺布及复合材料因其高防护性能等优点逐渐兴起。手术衣的式样也从早期的对开式手术衣逐渐被遮挡效果更全面的遮背式手术衣所取代。医用无菌手套均采用天然乳胶制成，早期工艺采用改性淀粉或滑石粉进行手套脱模，但由于粉末可能污染手术场所，并有可能导致术后并发症，因此后来出现了无粉外科医用手套，并一直沿用至今。戴无菌手套的方法也从单一的开放式戴法发展至无接触式戴法、协助戴手套法等多种方法。

**（二）戴无菌手套的不同方法**

1. 开放式戴无菌手套法　打开无菌手套内包装层纸，捏住手套口向外翻折部分（即手套内面），取出手套，分清左右侧；一手捏住并显露对侧手套口，将对侧手插入手套内，戴好手套，注意未戴手套的手不可接触手套外面（无菌面）；用已戴好手套的手插入对侧手套的翻折部分内面（即手套外面），提手套戴入对侧手；将手套翻折部分上翻压住手术衣袖口。

2. 无接触式戴无菌手套法　方法见操作步骤及评分标准。

3. 协助戴无菌手套法　协助者戴好无菌手套后，取一只手套，将双手手指插入手套翻折边外面的两侧，四指用力稍向外拉开适当扩大手套入口，手套拇指对应操作者拇指，操作者五指向下伸入手套，协助者顺势向上提，并翻转手套翻折边压住操作者手术衣袖口。

### 二、临床新进展

近年，有专家提出手套穿孔指示系统的概念，穿孔指示系统是指操作者戴双层手套，当手套穿孔时，液体会通过穿孔部位渗透到两层手套之间，更容易看见穿孔部位。感染性疾病、骨科等手术时，建议手术人员戴双层手套，有条件者内层可戴彩色手套。

## 【拓展反思】

1. 总结穿手术衣、戴无菌手套不同方法的应用时机。
2. 如术中需更换手套（不更换手术衣），是否还可以采用无接触式戴无菌手套法？
3. 假设一临床情境：作为器械护士，你发现主刀医生在等待过程中，将手交叉放于腋下，你将如何处理？

（侯毅芳　李九群）

## 项目三　手术病人体位安置

### 一、操作目的

手术室医护人员根据生理学和解剖学知识，选择正确的体位设备和用品，为病人安置手术体位，充分暴露手术野，确保病人安全与舒适，避免损伤。

## 二、操作步骤及评分标准（以仰卧位为例）

仰卧位安置的操作步骤及评分标准（以仰卧位为例）详见表 2-1-3。

表 2-1-3　仰卧位安置的操作步骤及评分标准（以仰卧位为例）

| 项目 | | 内容 | 分值 | 自评 | 互评 |
|---|---|---|---|---|---|
| 操作前准备（10分） | 自身准备 | 操作者着洗手衣裤，上衣下摆束于洗手裤内，规范佩戴隔离帽、医用外科口罩，头发、口鼻无外露 | 3 | | |
| | 评估病人 | 核对病人姓名、住院号等腕带信息，病人着病员服，不得化妆；摘除随身物品及贵重物品如首饰、手表、现金、假牙、发卡等；佩戴隔离帽（避免头发外露）、手腕带，评估病人受压部位皮肤状况（枕后、肩胛、骶尾、肘部、足跟） | 5 | | |
| | 用物准备 | 头枕，膝枕，骶尾部减压垫、足踝垫各 1 个，上、下肢约束带各 1 条 | 1 | | |
| | 环境准备 | 环境宽敞明亮，手术床符合要求，手术床附件齐全（托手板、麻醉架） | 1 | | |
| 操作过程（70分） | 摆仰卧位 | 再次核对病人信息、手术方式，并检查手术部位有无标识，标识是否正确 | 15 | | |
| | | 病人仰卧于手术床上，头枕高度适宜，头和颈椎处于水平中立位置，盖被单或棉毯，全身麻醉病人应在麻醉后对眼实施保护措施 | 15 | | |
| | | 双侧手臂外展，掌心向上固定于托手板上，调节托手板位置及方向，使肩关节外展不超过 90°，且远端关节略高于近端关节。如手术需要，也可双侧上肢掌心向内，肘部微屈，自然放于躯干部两侧，布单约束固定（图 2-1-4） | 15 | | |
| | | 双下肢自然伸直，膝下垫膝枕，骶尾部垫减压垫，足下垫足踝垫，高度适宜，距离膝关节上方或下方约 5 cm 处用宽约束带轻轻固定膝部，松紧适宜，以能容下一指为宜，防止腓总神经损伤，盖好棉被 | 15 | | |
| | | 安置好麻醉架，确保麻醉架固定牢靠无松动 | 10 | | |
| 操作后处理（5分） | | 整理用物，洗手，准备开始协助铺手术巾 | 5 | | |
| 综合评价（15分） | | 手术病人体位摆放合理，术野暴露充分 | 5 | | |
| | | 手术体位安全、舒适 | 5 | | |
| | | 操作熟练，关心病人，保护病人隐私，注意保暖 | 5 | | |

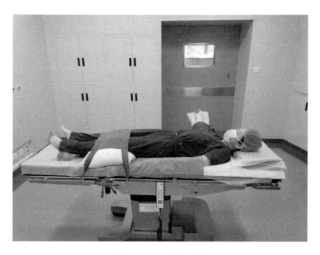

图 2-1-4　仰卧位

### 三、精细解析

1. 根据手术部位及手术方式不同，仰卧位可有不同的摆放方法，包括头过伸仰卧位、头高脚低仰卧位、人字分腿仰卧位等。

2. 仰卧位下手术可能导致身体骨突起部位（枕部、肩胛部、肘部、骶尾部、足跟部、足趾等）出现受压（图 2-1-5），故应于术前进行压疮风险评估，根据病人情况及预计手术时长酌情使用减压垫及其他预防压疮的产品。

3. 放于身体侧旁的上肢固定时应注意避免将手压在身体下，同时勿让裸露的皮肤直接与手术床的金属部分接触，以避免术中使用电外科设备造成损伤。

4. 妊娠晚期孕妇在仰卧时需适当转向左侧卧位，以预防仰卧位低血压综合征的发生。

5. 全身麻醉病人应在麻醉后对眼实施保护措施，以避免因术中瞬目减少导致角膜干燥及损伤。调节手术床时应注意器械升降台底部的高度高于足趾，以避免足趾受压。

6. 仰卧位适用于胸部、腹部、下肢等手术。

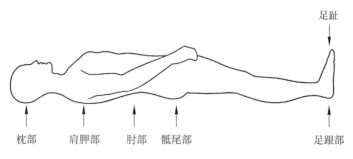

图 2-1-5　仰卧位易受压部位

### 四、操作流程

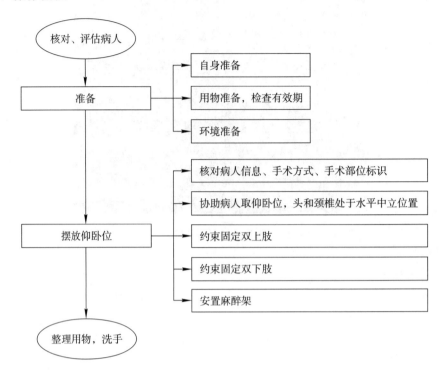

## 【知识链接】

### 相关知识点

（一）相关术语与定义

1. 标准手术体位  由手术医生、麻醉医生、手术室护士共同确认和执行，根据生理学和解剖学知识，选择正确的体位设备和用品，充分显露手术野，确保病人安全与舒适。标准手术体位包括仰卧位、侧卧位、俯卧位，其他手术体位都是在标准手术体位基础上演变而来的。

2. 骨筋膜室综合征  指因动脉受压，进而血供进行性减少而导致的一种病理状态。临床表现为肿胀、运动受限、血管损伤和严重疼痛、感觉丧失。如手术体位摆放时对病人约束过紧，有可能导致术后合并骨筋膜室综合征。

3. 仰卧位低血压综合征  指妊娠晚期孕妇在仰卧位时，由于增大的子宫压迫下腔静脉导致全身静脉血回流不畅，回心血量减少，心排血量随之减少而出现的头晕、恶心、胸闷、面色苍白、出冷汗、心率加快及不同程度血压下降的一组综合征。当改变卧姿（宜左侧卧位）后，病人下腔静脉受压可减轻，回心血量增加，上述症状即减轻或消失。

（二）安置手术体位设备与物品

1. 手术床  在手术室或操作室内使用的、带有相关附属配件、可根据手术需要调节病人体位以适应各种手术操作的床。手术床主体包括头板、背板和腿板（图 2-1-6），附件包括托手板，麻醉架，上、下肢约束带（图 2-1-7）等。

2. 体位架  包括用于侧卧位、俯卧位、截石位等的各类固定挡板（图 2-1-8）、腿架（图 2-1-9）、肩托、头托等。

3. 体位垫　用于保护受压部位的一系列不同尺寸、材质和外形的衬垫（图 2-1-10），如头圈、肩枕、足踝垫等。

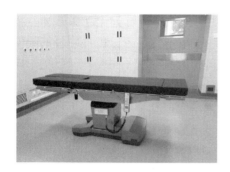

图 2-1-6　手术床

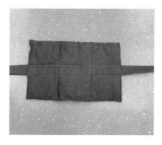

上肢约束带

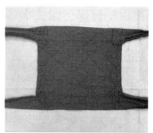

下肢约束带

图 2-1-7　约束带

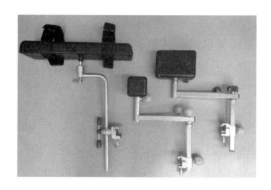

图 2-1-8　侧卧位架

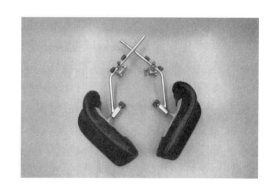

图 2-1-9　截石位腿架

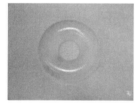

头圈

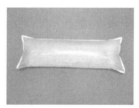

肩枕

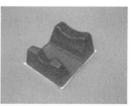

俯卧位垫

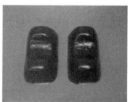

足踝垫

图 2-1-10　体位垫

（三）手术体位安置原则

1. 根据医嘱、手术方式及病人情况选择合适的手术体位。手术床选择时应注意手术床的最大载重参数是否满足需要。对手术部位为左右侧的手术应仔细查对手术部位，避免出错。

2. 根据人体力学原理，以及病人的胖瘦、意识状态、合作程度及所需摆放的手术体位合理安排人力。鼓励病人在病情允许的前提下，参与手术体位的安置，确保最大限度保持病人各肢体、关节的生理功能位。

3. 采取有效措施防止大血管和神经及其他组织器官受压、损伤。根据人体力学原理，正确搬动病人，保持人体正常的生理弯曲及生理轴线，正确挪移病人，避免过度牵拉、扭曲等造成损伤；在摆放手术体位前，应根据病人的年龄、体型、皮肤完整性等情况，使用压疮风险评估表进行评估，对有压疮风险的手术病人制订预防计划，选择合适的体位架及减压垫，根据需要在骨突处垫保护垫，避免局部组织受压，确保骨突处无受压及神经损伤。上臂外展应小于90°，以防臂丛神经损伤。上、下肢约束不宜过紧，以预防骨筋膜室综合征。侧卧位病人腋下应垫软垫避免损伤腋神经；俯卧位时胸腹部不可受压，以免影响呼吸；安置特殊手术体位（如俯卧位、侧俯卧位等）时，应注意保护眼、鼻、耳、乳腺、外生殖器等重要器官，避免受压损伤；手术过程中应加强巡查，在不影响手术进行的前提下，活动、按摩受压部位。

4. 手术中应加强对病人的人文关怀。注意勿使病人裸露的皮肤直接接触手术床、器械台及体位架的金属部分，正确粘贴负极板，以免发生电灼伤。病人全麻后应对眼实施保护措施，避免术中角膜干燥及损伤。摆放体位时，应注意保护病人隐私，不可过分暴露病人的身体。围手术期应持续监测病人体温，通过调节室温、适当加盖棉被、使用暖风毯/液体加温器设备等保暖措施，避免术中低体温的发生。

5. 手术体位安置完成后或变换体位后，应再次评估病人皮肤的情况，确保摆放体位安全舒适，预防并发症。皮肤消毒后，铺无菌单前，应再次检查手术体位安置是否符合要求，病人身体有无移位，局部有无受压等，确保体位安全。对于有深静脉血栓形成高风险的病人，应遵医嘱使用防血栓形成设备。

6. 撤除手术体位后，应检查病人皮肤受压情况，如发现受压部位皮肤有压红、硬结或水疱等压疮症状，应立即采取措施防止该部位继续受压，促进血运及皮肤恢复，并做好记录和交接班。体位架、体位垫每次用后应彻底清洁后放回原位。

（四）常用手术体位安置方法

1. 仰卧位 见上文操作步骤及评分标准。

2. 侧卧位 是将病人向健侧自然侧卧，头部侧向健侧方向，双下肢自然屈曲，前后分开放置，双臂自然向前伸展，病人脊柱处于水平线上，保持生理弯曲的一种手术体位（图2-1-11）。

（1）适用范围：颞部、肺、食管、侧胸壁、侧腰部（肾及输尿管中、上段）、髋关节等部位的手术。

（2）用物准备：头圈，胸垫，枕头，托手架，小软枕，骨盆挡板，下肢支撑垫，上、下肢约束带。

（3）安置方法：麻醉完毕，装侧卧位挡板于手术床两侧。病人双手置于身体两侧，一人扶病人头肩部，一人扶脚，另两人站病人两侧，四人同时用力拉病人身下床单，将病人平移至健侧床边；以脊柱为纵轴，四人同时用力，向健侧缓慢旋转90°，使病人取健侧卧位。病人头下垫头圈及枕垫；腋下垫腋枕，距腋窝约一拳，以防止上臂受压损伤腋神经；下方耳郭置于头圈中防止受压，高度平下侧肩高，使颈椎处于水平位置。术侧上

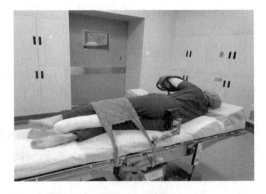

图2-1-11 侧卧位

肢屈曲呈抱球状置于可调节托手架上，远端关节稍低于近端关节，下侧上肢外展置于托手板上，远端关节高于近端关节，共同维持胸廓自然舒展，肩关节外展或上举不超过 90°。双侧挡板分别固定耻骨联合和骶尾部，共同维持病人 90° 侧卧位，骨盆挡板与病人之间各置一小软枕，以缓冲挡板对身体的压力，男性病人需注意前侧挡板勿压迫阴囊。双下肢约 45° 自然屈曲，前后分开放置，两腿间使用软枕承托上侧下肢。约束带固定小腿及双上肢。

（4）注意事项：①注意对病人心肺功能的保护。②注意保护易受压部位（图 2-1-12），根据病情及手术时间建议使用抗压软垫及防压疮敷料，预防术中压疮。③侧卧位安置好后，应评估病人脊椎是否在一条水平线上，脊椎生理弯曲是否变形，下侧肢体及腋窝处是否悬空。④防止健侧眼、耳郭及男性病人外生殖器受压。避免骨盆挡板压迫腹股沟，导致下肢缺血或深静脉血栓形成。⑤下肢约束带需避开膝外侧，距膝关节上方或下方 5 cm 处，防止腓总神经损伤。⑥术中调节手术床时需密切观察，防止体位移位，导致重要器官受压。体位安置完毕及拆除固定挡板时，应妥善固定病人，防止坠床。

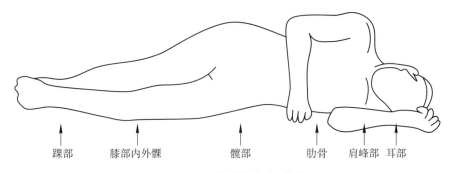

踝部　　膝部内外髁　　髋部　　肋骨　肩峰部　耳部

图 2-1-12　侧卧位易受压部位

3. 俯卧位　是病人俯卧于床面，面部朝下，背部朝上，保证胸腹部最大范围不受压，双下肢自然屈曲的手术体位（图 2-1-13）。

（1）适用范围：颅后窝、颈椎后路、脊柱后入路、骶尾部、背部等手术。

（2）用物准备：俯卧位垫，俯卧位头垫或头圈，托手板，大、小软枕，上、下肢约束带等。

（3）安置方法：病人仰卧于转运床上，转运床与手术床平齐。置俯卧位头架于手术床上平病人头面部位置，俯卧位垫置于手术床上平病人胸腹部位置。麻醉完毕，由医护人员共同配合，采用轴线翻身法将病人旋转 180° 俯卧安置于手术床上，调节位置，保证手术需要和胸腹部的悬空；调节头架位置，防止眶上神经、口、鼻等受压；双上肢置于身体两侧或自然弯曲置于头两侧或托手架上，肩肘呈 90°，远端关节低于近端关节，妥善固定；双足部垫一大软枕，使踝关节自然弯曲下垂，防止足背过伸，引起足背神经拉伤；双髋、双膝关节屈曲 20°，下肢约束带固定大腿下段和小腿上段；检查各管道是否安全固定妥当。

（4）注意事项：①轴线翻身时需要至少 4

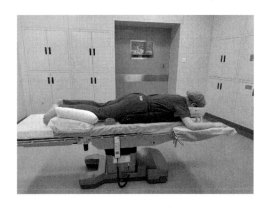

图 2-1-13　俯卧位

名医护人员配合完成，步调一致。首先将病人双手臂紧靠躯干两侧，医护人员分两组站立两侧，麻醉师站头侧，负责保护头颈部及气管导管；一名手术医生位于病人转运床一侧，负责翻转病人；另一名手术医生位于病人手术床一侧，负责接住被翻转病人；巡回护士位于病人足部，负责翻转病人双下肢。注意翻转病人时，应使病人头、颈、胸在同一直线。②注意保护易受压部位（图 2-1-14），根据病情及手术时间建议使用抗压软垫及防压疮敷料，预防术中压疮。③眼部保护时应确保双眼眼睑闭合，避免角膜损伤，受压部位避开眼眶、眼球。④病人头部摆放合适后，应处于中立位，避免颈部过伸或过屈；下颌部支撑应避开口唇部，并防止舌外伸后造成舌损伤，头面部支撑应避开两侧颧骨。⑤约束腿部时应避开腘窝。⑥妥善固定各类管道，粘贴心电监护电极片的位置应避开俯卧位的受压部位。⑦女性病人应注意保护会阴、乳房，男性保护阴囊、阴茎勿受压。⑧摆放体位后，应逐一检查各受压部位及各重要器官，尽量分散各部位承受的压力，并妥善固定。⑨术中密切观察病人的呼吸、血氧饱和度等情况，全麻病人尤应注意气管插管是否通畅，呼吸回路有无扭曲，各连接有无松脱等。

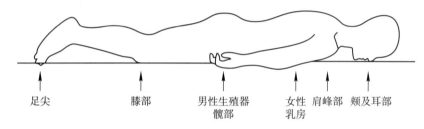

图 2-1-14　俯卧位易受压部位

4. 截石位　是病人仰卧，双腿放置于腿架上，臀部移至床边，最大限度地暴露会阴部的手术体位（图 2-1-15）。

（1）适用范围：肛门、尿道、会阴部、经腹会阴联合切口、阴道手术，经阴道子宫切除，膀胱镜检查，经尿道前列腺电切术等。

（2）用物准备：头枕，骶尾部减压垫，截石位腿架，托手板，上、下肢约束带等。

（3）安置方法：病人取仰卧位，在近髋关节平面放置截石位腿架，双下肢屈髋屈膝放于腿架上，约束带固定；取下手术床腿板，根据手术要求，可在臀下垫一小软枕或手术床头后仰 15°，利于手术操作。双侧上肢约束方法同仰卧位。如需头高脚低位，可加用肩托以防止病人向头端滑动。两腿宽度为生理跨度 45°，大于生理跨度时，可引起大腿内收肌拉伤。以病人足尖、膝关节及对侧肩关节成一条直线为宜。手术结束，双下肢应单独、缓慢放下，并通知麻醉医生，防止因回心血量减少，引起低血压。

（4）注意事项：①预防该体位下易受压部位（如枕部、肩胛部、肘部、骶尾部、腘窝及腓肠肌等）出现压疮，可使用抗压

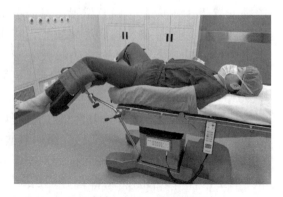

图 2-1-15　截石位

软垫及防压疮敷料。②腿架要固定稳固，避免松动或滑脱造成意外。腿架托住小腿及膝部，必要时腘窝处垫体位垫，防止损伤腘窝血管神经及腓肠肌。注意应将膝关节摆正，不要压迫腓骨小头，以免引起腓总神经损伤致足下垂。③术中注意防止重力压迫膝部。

## 【拓展反思】

1. 如何避免病人术中皮肤、血管、神经受压？
2. 仰卧位、侧卧位、俯卧位和截石位的易受压部位分别为哪些？
3. 假设一临床情境：病人在全麻仰卧位下行硬膜下血肿钻孔引流术，手术结束后巡回护士发现病人枕后部有约 5 cm×7 cm 的压红，压之不褪色，面对这种情况，你考虑是什么原因引起的？应该如何处理？如何避免类似情况发生？

（侯毅芳　李九群）

## 项目四　常用手术器械辨认、传递及使用

### 一、操作目的
手术室器械护士根据手术方式，选择适当的手术器械包，检查器械物品完整性，判断手术进程，准备并传递相应手术器械给术者，以确保手术顺利进行。

### 二、操作步骤及评分标准
常用手术器械辨认、传递及使用的操作步骤及评分标准详见表 2-1-4。

表 2-1-4　常用手术器械辨认、传递及使用的操作步骤及评分标准

| 项目 | | 内容 | 分值 | 自评 | 互评 |
|---|---|---|---|---|---|
| 操作前准备（10分） | 自身准备 | 操作者着洗手衣裤，上衣下摆束于洗手裤内，佩戴隔离帽、医用外科口罩，头发、口鼻无外露，完成外科手消毒，穿戴好无菌手术衣、无菌手套 | 5 | | |
| | 用物准备 | 开无菌器械台（查指示卡），常用手术器械，敷料 | 3 | | |
| | 环境准备 | 环境宽敞明亮，适合无菌操作 | 2 | | |
| 操作过程（70分） | 器械的安装及检查 | 整理无菌器械台，检查器械表面是否清洁，零件是否齐全，关节性能是否良好，管腔类器械是否通畅 | 5 | | |
| | | 安装手术刀片：用持针器夹持刀片前端背侧，轻轻用力将刀片与刀柄槽相对合（图 2-1-16） | 5 | | |
| | | 穿针引线：右手握持针器，用距持针器尖端 1/3（2～4 mm）处夹缝针，左手接过持针器握住中部，右手穿线；线绕过针尾夹在持针器内，回线长度至持针器 1/2 处。穿好的持针器应针尖朝上放置（图 2-1-17） | 5 | | |
| | 锐利器械传递方法 | 手术刀：将刀置于弯盘内，水平传递给术者（图 2-1-18） | 10 | | |
| | | 剪刀：器械护士右手拇指握住剪刀的中部，利用手腕部力量，将剪刀柄拍在术者掌心，传递时注意力度适当。如为弯形组织剪，器械护士注意传递时弯侧应朝向自己掌心（图 2-1-19） | 10 | | |

| 项目 | | 内容 | 分值 | 自评 | 互评 |
|---|---|---|---|---|---|
| | | 缝针：传递时右手持持针器的中部，将持针器柄以轻微的拍击动作拍打在术者掌心中，要避免术者同时将持针器和缝线握住。缝针的尖端朝向手心，针弧朝背，缝线搭在手背（图 2-1-20） | 5 | | |
| | 钝性器械传递方法 | 止血钳：术者掌心向上，拇指外展，其余四指并拢伸直，器械护士握止血钳前端 1/3 处，弯侧向掌心，以柄环端轻敲术者手掌，传递至术者手中（图 2-1-21） | 5 | | |
| | | 手术镊：手持镊子尖端，闭合开口，直立式传递（图 2-1-22） | 5 | | |
| | | 拉钩：递拉钩前应用盐水湿润，握住拉钩前端，将柄端平行传递（图 2-1-23） | 5 | | |
| | | 咬骨钳、锤、凿：手握器械中部，柄端朝向术者传递 | 5 | | |
| | 缝线传递方法 | 止血钳带线：止血钳钳端夹住线头 2 mm，线头在钳端中部，右手握钳，左手示指、拇指持线递给医生（图 2-1-24） | 5 | | |
| | | 徒手带线：护士右手握住线的前 1/3 处，左手持线中后 1/3 处，术者的手在中后 1/3 处接线，当术者接线时，双手稍用力绷线，以增加术者的手感 | 5 | | |
| 操作后处理（10 分） | | 拆卸刀片：用持针器夹住刀片的尾端背侧，向上轻抬，推出刀柄槽（图 2-1-25）。将刀片及缝针放入锐器盒内 | 5 | | |
| | | 清点、整理手术器械，按序排列好，做好登记。脱手术衣、手套，洗手 | 5 | | |
| 综合评价（10 分） | | 传递器械应做到稳、准、轻、快，用力适度以达到提醒术者注意力为限，及时整理切口周围的器械，避免堆积，擦净血迹，防止落地 | 5 | | |
| | | 传递器械的方式应准确，以术者接过后无须调整方向即可使用为宜 | 5 | | |

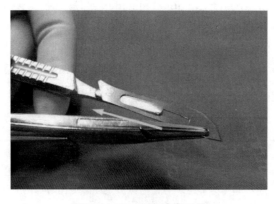

图 2-1-16　安装手术刀片

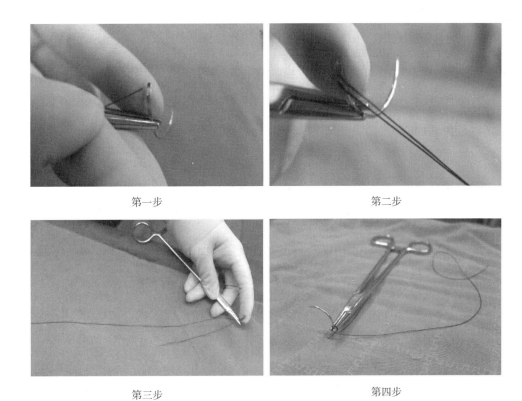

第一步

第二步

第三步

第四步

图 2-1-17　穿针引线

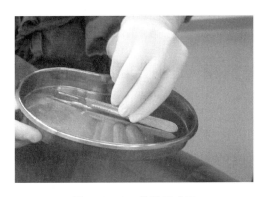

图 2-1-18　传递手术刀

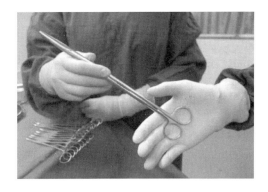

图 2-1-19　传递剪刀

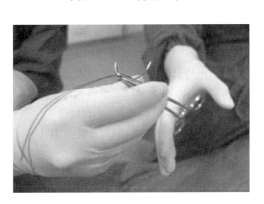

图 2-1-20　传递缝针

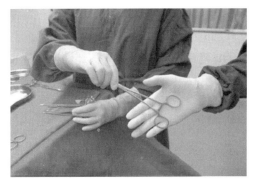

图 2-1-21　传递止血钳

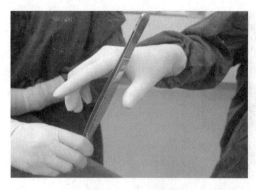

图 2-1-22 传递手术镊

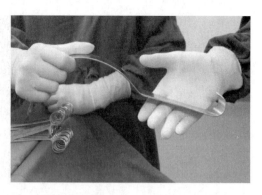

图 2-1-23 传递拉钩

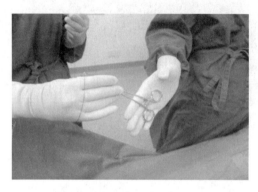

图 2-1-24 传递止血钳带线

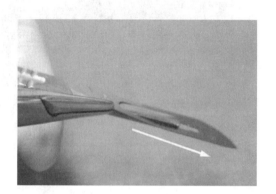

图 2-1-25 拆卸手术刀片

### 三、精细解析

1. 刀片装卸注意事项。装卸刀片尖端应向下，避开人，朝向无菌器械台面，避免误伤；卸下刀片应放入锐器收集盒内，避免刺伤人。

2. 双手传递止血钳。同时传递两把器械时，双手交叉同时传递，注意传递时对侧器械的手在上，同侧手在下，不可从术者肩或背后传递，其余同单手法。

3. 传递锐利器械时，应采用无接触式传递，预防职业暴露。手术结束后应将所有的锐器放置于锐器盒内。

4. 术中严密注意手术的进展及需要，根据手术进展及时调整手术器械，主动、迅速、正确地传递所需要的器械物品。

5. 新开展或重大手术，应参加术前病例讨论，以熟悉手术步骤及特殊准备。

6. 传递敷料应检查敷料完整无缺，不夹带碎屑杂物。

7. 传递手术器械时应快递快收，及时整理切口周围的器械，避免堆积，擦净血迹防止落地。

8. 传递器械前后均应检查器械的完整性，防止缺失部分遗留在手术部位。

## 四、操作流程

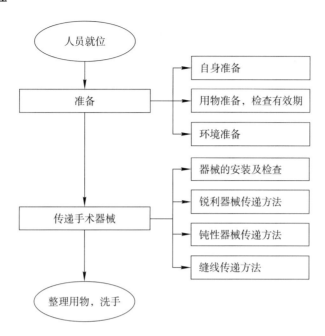

## 【知识链接】

**相关知识点**

手术器械是外科手术操作的必备物品，多用不锈钢制成。常用手术器械包括切割及解剖器械、夹持及钳制器械、牵拉器械、探查和扩张器械、取拿异物钳等。

1. **手术刀** 由刀柄和可装卸的刀片两部分组成。刀柄一般根据其长短及大小来分型，一把刀柄可以安装几种不同型号的刀片。手术时根据实际需要，选择合适的刀柄和刀片。3号及7号刀柄可安装10#、11#、12#、15#刀片，4号刀柄可安装20#、21#、22#、23#刀片（图2-1-26）。手术刀主要用于切割组织，有时也用刀柄尾端钝性分离组织。

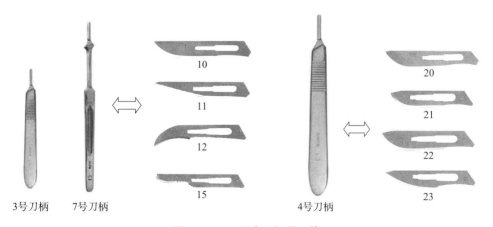

图2-1-26 手术刀柄及刀片

2. 手术剪　分为组织剪和线剪两大类。组织剪有直、弯两型，大小长短不一，主要用于分离、解剖和剪开组织。线剪多为直剪，又分剪线剪和拆线剪，前者用于剪断缝线、敷料、引流物等，后者用于拆除缝线。结构上组织剪的刃锐薄，线剪的刃较钝厚，使用时不能用组织剪代替线剪，以免损坏刀刃，缩短剪刀的使用寿命（图 2-1-27）。

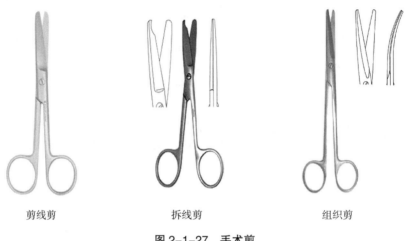

剪线剪　　　　　　　　拆线剪　　　　　　　　组织剪

图 2-1-27　手术剪

3. 止血钳　是主要用于止血的器械，此外，还可用于分离、解剖、夹持组织，也可用于牵引缝线、拔出缝针或代镊使用。代镊使用时不宜夹持皮肤、器官及较脆弱的组织，切不可扣紧钳柄上的轮齿，以免损伤组织。临床上止血钳种类很多，其结构特点是前端平滑。依齿槽床的不同可分为全齿型、半齿型，弯、直、直角、弧形，有齿、无齿等。钳柄处均有扣锁钳的齿槽。止血钳常见种类（图 2-1-28）：

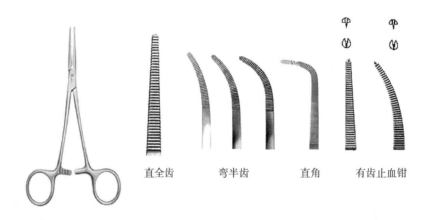

直全齿　　　弯半齿　　　直角　　　有齿止血钳

图 2-1-28　止血钳

（1）蚊式止血钳：有弯、直两种，为细小精巧的止血钳，可作微细解剖或钳夹小血管。用于器官、面部及整形等手术的止血，不宜用于大块组织的钳夹。

（2）直止血钳：用以夹持皮下及浅层组织出血点，协助拔针等。

（3）弯止血钳：用以夹持深部组织或内脏血管出血点。有长、中、短三种型号，其中胆囊钳、直角钳用于游离和绕过重要血管及管道后壁，如胃左动脉、胆道、输尿管等。

（4）有齿止血钳（柯克钳）：用以夹持较厚组织及易滑脱组织内的血管出血点，如肠系膜、大网膜等，也可用于切除组织的夹持牵引。因前端钩齿对组织的损伤较大，不能用作一般的止血。

4. **手术镊** 用以夹持或提取组织，便于分离、剪开和缝合，也可用来夹持缝针或敷料等。其种类较多，有不同的长度，按镊的尖端不同亦可分为有齿和无齿，还有为专科设计的特殊手术镊（图 2-1-29）。

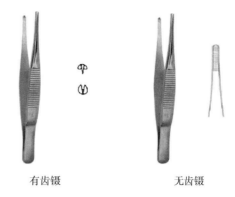

有齿镊　　　　　　无齿镊

**图 2-1-29　手术镊**

（1）有齿镊：前端有齿，分为粗齿与细齿。粗齿镊用于提起皮肤、皮下组织、筋膜等坚韧组织；细齿镊用于肌腱缝合、整形等精细手术，夹持牢固，但会对组织造成一定的损伤。

（2）无齿镊：前端平、无钩齿，对组织的损伤较轻，用于夹持脆弱组织、器官及敷料。有尖头和平头之分，尖头平镊用于神经、血管等精细组织的夹持。按照长度，包括短镊和长镊，一般浅部操作时用短镊，深部操作时用长镊。

5. **持针器** 主要用于夹持缝合针来缝合组织，有时也用于器械打结，其基本结构与止血钳类似（图 2-1-30）。持针器的前端齿槽床部短，柄长，钳叶内有交叉齿纹，使夹持缝针稳定，不易滑脱。使用时将持针器的尖端夹住缝针的中、后 1/3 交界处，并将缝线重叠部分也放于内侧针嘴内。

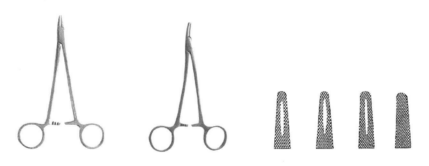

**图 2-1-30　持针器**

6. **其他常用钳类器械**（图 2-1-31）

（1）布巾钳：简称巾钳，前端弯而尖，似蟹的大爪，能交叉咬合。主要用以夹持固定手术巾，以防手术中移动或松开。注意使用时勿夹伤正常皮肤组织。

（2）组织钳：又叫 Allis 钳，其前端稍宽，有一排细齿似小耙，闭合时互相嵌合，弹性好，不易滑脱，对组织的压榨较止血钳轻，创伤小。一般用以夹持组织（如皮瓣、筋膜或即将被切除的组织），也用于钳夹纱布垫与皮下组织。

（3）卵圆钳：也叫持物钳，钳的前部呈环状。分有齿和无齿两种，前者主要用以夹持、传递敷料等，后者主要用于夹提肠管、阑尾、网膜等器官组织。夹持组织时，一般不必将钳扣关闭。

7. **牵开器** 又称拉钩（图 2-1-32），用以牵开组织，显露手术野，便于探查和操作。常用的拉钩种类：

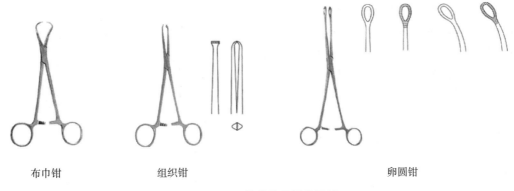

布巾钳　　　　　组织钳　　　　　　　卵圆钳

图 2-1-31　其他常用钳类器械

（1）甲状腺拉钩：常用于甲状腺部位牵拉暴露，也常用于其他手术。可牵开皮肤、皮下组织、肌肉和筋膜等。

（2）皮肤拉钩：也叫爪形拉钩，用于浅部手术的皮肤牵开。

（3）腹壁拉钩：也叫方钩，用于腹腔较大的手术。

（4）S状拉钩：用于胸、腹腔深部手术。

（5）自动拉钩：有二叶式、三叶式等。腹腔、胸腔、盆腔、腰部、颅脑等部位的手术均可使用。

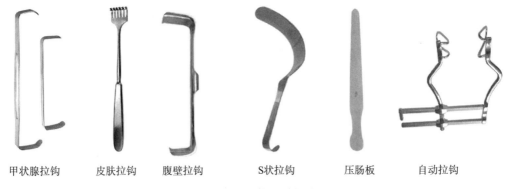

甲状腺拉钩　　皮肤拉钩　　腹壁拉钩　　　S状拉钩　　　压肠板　　　自动拉钩

图 2-1-32　各类牵开器

8. 缝针　由针尖、针体和针尾三部分组成。针尖形状有圆头、三角头及铲头三种；针体形状有近圆形、三角形及铲形三种，一般针体前半部分为三角形或圆形，后半部分为扁形，以便于持针钳牢固夹紧；针尾的针眼是供引线所用的孔。临床上根据针尖与针尾两点间有无弧度，将缝针分为直针和弯针；按针尖横断面的形状分为三角针、圆针和铲针。

（1）直针：适合于宽敞或浅部操作时的缝合，如皮肤及胃肠道黏膜的缝合，有时也用于肝的缝合。

（2）弯针：临床应用最广，适于狭小或深部组织的缝合。根据弧弯度不同分为1/2、1/4、3/8、5/8弧度等。几乎所有组织和器官均可选用不同大小、弧度的弯针作缝合。

（3）三角针：针尖前面呈三角形（三棱形），能穿透较坚硬的组织。用于缝合皮肤、韧带、软骨和瘢痕等组织，但不宜用于颜面部皮肤缝合。

（4）圆针：针尖及针体的截面均为圆形。用于缝合一般较软的组织，如胃肠壁、血管、筋膜、腹膜和神经等。

（5）铲针：针尖呈铲形、针体薄而扁平。可提供精细手术所需的最高平稳度，特别适合眼科使用。

9. 缝线 用于缝合组织和结扎止血。手术所用的线应具有下列条件：有一定的张力，易打结，组织反应小，无毒，不致敏，无致癌性，易灭菌和保存。手术用线分为可吸收线和不吸收线两大类。缝线的粗细以数字表示，"0"数越多的线越细，最细显微外科无损伤缝线编号为 12 个 "0"。

10. 手术室其他常用无菌物品

（1）布单类：包括手术衣、治疗巾、中单、孔单等各种手术用布单。用于构成手术时的无菌屏障。应选用质地细密、厚实的棉布，颜色以深绿色或深蓝色为宜。

（2）敷料类：包括纱布垫、纱布块、棉垫、棉球、棉签等。用于消毒皮肤、擦拭术中渗血、脓液及分泌物。应选用吸水性强的脱脂纱布和脱脂棉。

（3）一次性无纺布手术包：是指根据手术需求由各类不同规格尺寸的无纺布手术单组成的。用于手术部位或其他有创操作部位铺置的无菌包。

## 【拓展反思】

1. 如何用双手同时传递两把止血钳？

2. 如何防止传递锐利器械时发生职业暴露？

3. 假设一临床情境：手术过程中器械护士忽然发现持针器前端 1/3 断裂，且不能确定何时发生的断裂，反复查找未找到断端。请问该名护士的操作在哪些方面可以改善？面对这种情况，你应该如何处理？

（侯毅芳 李九群）

## 项目五 无菌器械台的管理及手术配合

### 一、操作目的

1. 手术室护士根据手术方式，选择适当的手术器械及物品，完成无菌器械台的铺置，建立无菌区域和无菌屏障，防止无菌手术器械再污染，最大限度地减少微生物由非无菌区域转移至无菌区域。

2. 可加强手术器械管理，防止手术器械、敷料遗漏、遗失。

### 二、操作步骤及评分标准

无菌器械台的管理及手术配合的操作步骤及评分标准详见表 2-1-5。

表 2-1-5 无菌器械台的管理及手术配合的操作步骤及评分标准

| 项目 | | 内容 | 分值 | 自评 | 互评 |
|---|---|---|---|---|---|
| 操作前准备（5分） | 自身准备 | 器械护士着洗手衣裤，上衣下摆束于洗手裤内，佩戴隔离帽、医用外科口罩，头发、口鼻无外露 | 3 | | |
| | 用物准备 | 器械车（检查器械车清洁干净），无菌器械包，一次性物品，无菌溶液，持物钳 | 1 | | |
| | 环境准备 | 环境宽敞明亮，适合进行无菌操作 | 1 | | |

| 项目 | | 内容 | 分值 | 自评 | 互评 |
|---|---|---|---|---|---|
| 操作过程<br>（80分） | 检查<br>有效期 | 选择宽敞、洁净处放置器械车（距墙 30 cm 以上），踩下刹车，检查台面是否清洁、干燥，无菌器械包置于器械台中央 | 5 | | |
| | | 检查无菌包名称、灭菌日期和包外化学指示物，包装是否完整、干燥，有无破损 | 5 | | |
| | 开无菌包及<br>无菌物品 | 打开无菌包外层包布一角，再打开左、右两角，最后打开近身侧一角 | 5 | | |
| | | 方法一 器械护士进行外科手消毒，穿无菌手术衣，无接触式戴无菌手套 | 10 | | |
| | | 方法一 器械护士使用无菌持物钳打开内层包布，顺序为先打开近侧，检查包内灭菌化学指示物合格后，再走到对侧打开对侧，使用无菌持物钳逐一将无菌物品夹取至无菌器械台上 | 5 | | |
| | | 方法二 器械护士进行外科手消毒，穿无菌手术衣，无接触式戴无菌手套 | 5 | | |
| | | 方法二 巡回护士使用无菌持物钳打开内层包布，器械护士检查包内灭菌化学指示卡，巡回护士与器械护士逐一移动无菌物品至器械台上 | 10 | | |
| | | 巡回护士检查液体名称、浓度、有效期，瓶口有无松动，液体有无混浊、沉淀、变质，倾倒无菌液体于无菌容器中（不可溅湿台面） | 10 | | |
| | 整理无菌器<br>械台 | 器械护士将无菌器械台面按器械物品使用顺序、频率分类进行摆放，方便拿取物品（图 2-1-33） | 10 | | |
| | 清点器械<br>物品 | 双人逐项清点：器械护士与巡回护士遵循一定的规律，共同按顺序逐项清点（图 2-1-34） | 5 | | |
| | | 同步唱点：器械护士与巡回护士应同时清晰说出清点物品的名称、数目及完整性 | 5 | | |
| | | 逐项即刻记录：每清点一项物品，巡回护士应即刻将物品的名称和数目准确记录于物品清点记录单上 | 5 | | |
| | | 清点时，器械护士与巡回护士须双人查对手术物品的数目及完整性 | 5 | | |
| | | 清点纱布、纱条、纱垫时应展开，并检查完整性及显影标记 | 5 | | |
| | | 所有物品清点完毕，巡回护士再次复述，器械护士确认 | 5 | | |

续表

| 项目 | 内容 | 分值 | 自评 | 互评 |
|---|---|---|---|---|
| 操作后处理<br>（10分） | 清点、整理手术器械，按序排列好，做好登记，脱手术衣、手套，洗手 | 5 | | |
| | 手术结束后应将所有的锐器放置于锐器盒内，根据要求处理手术病理标本 | 5 | | |
| 综合评价<br>（5分） | 动作娴熟，无菌操作规范，清点有序、准确，每次2遍，清点过程中注意职业防护及防止器械、物品污染，术中添加器械、物品，按要求清点、记录 | 5 | | |

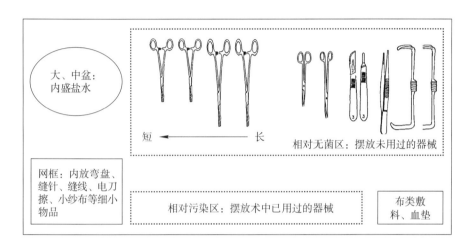

图 2-1-33　无菌器械台的摆放

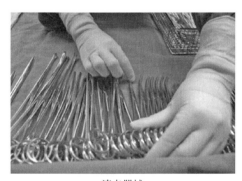

清点器械

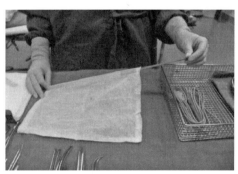

清点血垫第一遍

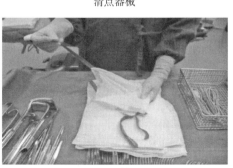

清点血垫第二遍

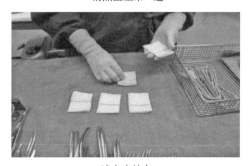

清点小纱布

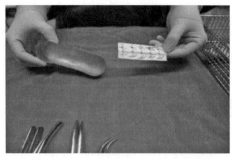
清点缝针

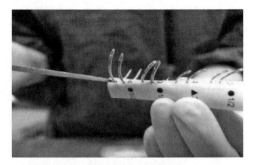
核对针尖、针尾

图 2-1-34 器械物品清点

### 三、精细解析

1. 无菌持物钳开内层包布顺序：先打开近侧，检查包内灭菌化学指示物合格后再走到对侧打开对侧（一次性手术布类包免检查包内指示物）。无菌器械台的铺巾保证 4~6 层（一次性手术布类包可为防水布一层），四周无菌单应下垂至少于车缘下 30 cm，并保证无菌单下缘在回风口以上。

2. 器械护士穿无菌手术衣、戴无菌手套后，方可进行器械台整理。未穿无菌手术衣及未戴无菌手套者，手不得跨越无菌区及接触无菌台内的一切物品。

3. 无菌器械台的台面以上为无菌区，手术器械、物品不可超出台缘。移动无菌器械台时，器械护士不能接触台缘平面以下区域。巡回护士不可触及下垂的手术布单。

4. 术中应保持无菌器械台及手术区整洁、干燥。无菌巾如果浸湿，应及时更换或重新加盖无菌单。

5. 清点时机：手术开始前，关闭体腔前，关闭体腔后，缝合皮肤前，缝合皮肤后。如术中需交接班、手术切口涉及两个及以上部位或腔隙，关闭每个部位或腔隙时均应进行清点。

6. 第一次清点及术中追加需清点的无菌物品时，器械护士应与巡回护士即刻清点，无误后方可使用。

### 四、操作流程

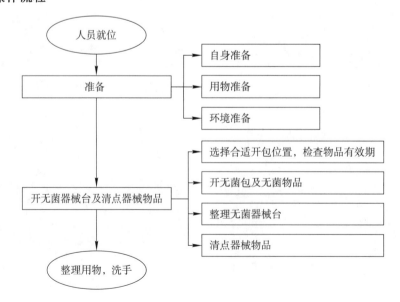

## 【知识链接】

**相关知识点**

**（一）外科手术的基本原则**

在外科手术操作过程中，必须遵守无菌技术、手术隔离技术（无瘤技术）和微创等基本原则，尽可能避免手术后的感染、肿瘤的播散或病人机体组织不必要的损伤，以利于病人术后康复，提高手术治疗的效果。

1. 无菌技术  是外科手术操作的基本原则，是指在医疗、护理操作中，防止一切微生物侵入人体和防止无菌物品、无菌区域被污染的操作技术。

2. 手术隔离技术  是指在无菌操作原则的基础上，外科手术过程中采取的一系列隔离措施，将肿瘤细胞、种植细胞、污染源、感染源等与正常组织隔离，以防止或减少其脱落、种植和播散的技术。主要包括建立隔离区域、隔离操作（包括肿瘤的不可挤压性、锐性解剖、隔离肿瘤、整块切除、减少术中扩散机会、减少癌细胞污染等）、隔离后操作（即撤、冲洗、更换及重置无菌区域）原则。

3. 微创原则  指手术操作过程中对组织轻柔爱护，最大限度地保存器官组织及其功能，促进伤口的愈合。

**（二）外科手术的基本操作**

无论是简单的手术或复杂的大手术，都可分解为许多基本技术。基本技术操作大致可分为组织切开及显露、组织分离、局部止血、缝合及打结五个方面。

1. 组织切开及显露

（1）消毒皮肤后，切开皮肤、皮下组织，使用电刀/双极电凝进行切割或凝血。器械护士准备消毒纱球、干血垫2块、手术刀、电刀/双极电凝。

（2）皮肤及皮下组织切开后，按解剖学层次依次切开，注意防止损伤主要神经、血管及深部组织器官，如切开腹膜时应采取妥善保护措施，以防损伤内脏和大网膜。器械护士准备剪刀或电刀用于切开，无菌手术贴膜或干血垫保护切口，盐水供术者洗手探查。

（3）做胃、肠、胆管和输尿管等管腔切开时，因管腔内可能存在污染物或感染性液体，须用纱布保护四周，在拟作切口的两侧各缝一牵引线并保持张力，逐层用手术刀或电刀切开，出血点用细丝线结扎或电凝止血。可边切开，边由助手用吸引器吸出腔内液体以免手术野污染。器械护士准备湿血垫、细针细线、手术刀或电刀、吸引器头（必要时备多个，并准备消毒用聚维酮碘纱球）。

2. 组织分离  包括锐性分离和钝性分离。锐性分离是用手术刀或剪刀在直视下作细致的切割与剪开。钝性分离是用止血钳、手术刀柄、剥离子或手指进行。钝性分离对组织损伤大，但较为安全，适用于疏松结缔组织、器官间隙、正常肌肉、肿瘤包膜等部位的分离。

3. 局部止血

（1）压迫止血：术中有较广泛的毛细血管出血或渗血时，可用纱布或40~50℃的湿盐水纱布压迫止血；电动止血带、橡皮止血带常用于矫形外科的四肢手术，特别是手、前臂或足部手术，使术中无出血，术野清晰；止血阻断带、无损伤止血钳主要用于手术中临时制止大出血或预防大出血。

（2）结扎止血：是指用止血钳钳夹出血部位，然后予以结扎或缝扎。①单纯结扎止血法：器械护士徒手带线或钳带线给医生，并准备线剪剪线。②贯穿缝合结扎止血法：器械护士递缝针缝线，并准备线剪剪线。

（3）止血剂局部止血：是指用局部止血剂覆盖难以止血的创面，如肝、骨质等的渗血，起到局部止血的作用。常用止血剂有明胶海绵、生物蛋白胶、骨蜡等。

（4）电凝止血：可用电刀、双极电凝、超声刀等电外科设备进行止血。

4. 缝合

（1）单纯缝合：单纯间断缝合用于缝合皮肤、皮下组织、筋膜、腱膜等组织。内 8 字缝合和外 8 字缝合用于缝合腹白线、肌肉等组织及出血点的缝扎。单纯连续缝合用于腹膜等组织的缝合。连续锁边缝合用于胃肠道断端的关闭。

（2）外翻缝合：垂直褥式缝合用于缝合松弛的皮肤。横行褥式缝合用于缝合血管、肌肉。连续外翻缝合用于缝合腹膜、血管后壁。

（3）内翻缝合：包括间断内翻缝合、连续内翻缝合、浆肌层间断缝合、浆肌层连续缝合、荷包缝合、半荷包缝合等。

5. 打结　主要用于止血结扎和创伤缝合时。包括方结、外科结和三重结。方结是手术中最常用的一种，用于结扎一般止血和各种缝合时的结扎。外科结由于第一道线重复绕两次，摩擦面大，打第二道结就不易松脱，因此牢固、可靠，用于结扎大止血。三重结是打成方结后，再加一个第一道单结而成，用于结扎重要组织，如结扎动脉或用于肠线打结。

（三）手术室护士职责

1. 巡回护士职责

（1）术前一日了解病人病情、手术名称、手术部位、术中要求及特殊准备等，并准备手术间物品。

（2）病人入室后，主动安慰病人，减轻其心理负担；发现病人携带贵重或特殊物品（戒指、项链、假牙及其他钱物等），应取下交有关人员保管。

（3）严格执行查对制度，遵守操作规程，手术开始、关闭体腔或深部组织、缝合皮肤前及缝合皮肤后分别与器械护士仔细清点手术器械、敷料、用物，及时记录于器械清点单上。

（4）连接各种仪器电源、吸引器，协助医生摆好各种手术体位，帮助手术人员穿手术衣，安排手术人员就位，调节灯光，清理污物桶。

（5）协助器械护士进行物品准备、各项无菌操作、手术无菌区域的管理及手术配合过程，使手术顺利进行。

（6）保持手术间安静、有序，监督手术人员的无菌操作，管理参观人员。

（7）严密观察病情变化，保持输液通畅、体位正确、肢体不受压，定时开放止血带，随时调节室内温度等，随时做好危重病人的抢救配合。

（8）认真填写好手术室护理记录单，整理手术间，补充所需物品。若为特殊感染手术，按有关要求处理。

2. 器械护士职责

（1）术前一日了解病人病情，复习手术部位的有关解剖、手术步骤、配合要点和特殊准备，做到心中有数，熟练配合。

（2）严格落实查对制度和无菌技术操作规程，认真核对无菌器械、敷料包的灭菌日期、灭菌效果，消毒指示卡保留至手术结束，以便随时复查；严格执行并监督所有台上人员的各项无菌操作，疑有污染及时处理。

（3）建立无菌器械台，准备术中用物，提前 20 min 刷手，整理器械台；检查器械零件是否齐全，关节性能是否良好；协助手术医生消毒铺巾。

（4）手术开始、关闭体腔或深部组织、缝合皮肤前及缝合皮肤后分别与巡回护士共同清点手术器械、敷料、用物，每次 2 遍，严防异物遗留在病人体腔或组织内。

（5）术中严密注意手术的进展及需要，主动、迅速、正确地传递所需要的器械物品；新开展或重大手术，参加术前病例讨论，以熟悉手术步骤及特殊准备。

（6）负责保管切下的标本，术毕按规定处理，防止遗失。

（7）负责使用后手术器械的处理。普通器械初步清洁，去除血迹，擦干水渍，清点整理，按序排列好，做好登记；显微、内镜器械按要求清洗、干燥、消毒、打包；感染手术器械，按相关要求处理。

（四）手术室制度

1. 手术室护理安全质量目标  严防手术病人、手术部位及手术方式错误；严防手术物品遗留体内；严防病人意外伤害事件发生；手术体位安全舒适；提高用药（输血）安全；预防手术病人低体温；确保手术植入物安全；安全、正确留置手术标本；安全、正确使用仪器设备；严防手术室的医院感染。

2. 手术室消毒隔离制度

（1）凡进入手术室的工作人员及参观人员，必须严格遵守手术室各项规章制度，更换手术室的洗手衣或参观衣、鞋、帽、口罩，外出时穿外出衣和鞋。患皮肤化脓性感染及急性上呼吸道感染的人员不得进入手术室。每台手术参观人员严格控制在 2 人以内。手术开始 30 min 后谢绝参观。

（2）严格执行消毒隔离制度及无菌技术操作规程。处置前后要洗手，执行注射一人一针一管一使用，麻醉用品一用一消毒或灭菌，一次性医疗器械、器具不得重复使用。

（3）常规器械消毒灭菌合格率 100%。干罐无菌持物钳保持干燥，每 4 h 更换；无菌台建立后不得超过 4 h；开启未用完的无菌包不得超过 24 h；静脉用溶液开启后不得超过 2 h，外用溶液开启后不得超过 24 h；消毒剂按要求保存，消毒液配制、浸泡方法正确，浸泡物品的消毒液需注明消毒液的名称、浓度，定期更换，并按要求监测浓度及做好相应记录。

（4）手术室无菌物品应放在专用的无菌物品储存室，按标签专柜放置，离地高于 20 cm，离顶 50 cm，离墙远于 5 cm，专人管理，每天检查。无纺布高压蒸汽灭菌包及纸塑包装灭菌有效期为 180 天，每个无菌包内有化学指示卡，外贴化学指示胶带（纸塑包装袋上有特定的变色标识），达到灭菌效果的无菌包方可使用；过期、潮湿、不合格的无菌包不可使用。无菌柜内的无菌包，按灭菌日期的先后取用。

（5）手术室严格卫生、消毒制度。要求清洁卫生每日 2 次，每台手术后清洁 1 次。每周 1 次彻底卫生清扫，使用的清洁工具严格按区分开使用。

（6）进入人体组织或无菌器官的医疗用品必须灭菌，接触皮肤黏膜的器具必须消毒。重复使用的医疗器材使用后统一送消毒供应中心集中处置。被朊毒体、气性坏疽及突发原因不明的传染病病原体污染的手术器械及物品，应用双层黄色塑料袋封闭包装并标明感染性疾病名称，密闭运送，由消毒供应中心单独回收处理。

（7）飞沫传播疾病、空气传播疾病和感染朊毒体、气性坏疽及突发原因不明的传染病病原体的手术病人应在负压手术间进行手术，手术结束后手术间应按要求严格终末消毒处理。

（8）凡一次性医疗卫生用品使用后，其处理必须符合《医疗废物管理条例》的相关要求。各种内镜的处理按《内镜清洗消毒技术操作规范》相关要求执行。

3. 手术病人管理制度

（1）手部识别标识制度

1）所有手术病人均需佩戴手腕带。手腕带上需标明病人姓名、性别、科室、床号、住院号等病人识别基本信息。

2）巡回护士接病人时应核对手腕带上的信息是否与病历及病人自述的信息一致，有疑问应及时查询，待信息确认正确后方能将病人接入手术间。如发现手腕带信息错误，应及时通知临床科室更正，并换上信息正确的手腕带，以保证病人身份确认无误。

3）麻醉、手术开始前，手术室护士应与麻醉、手术医生一起共同核对病人手腕带上的信息与病历及病人自述无误后方可执行操作。手术过程中，无特殊原因，不得将手腕带损坏、移离病人身体。

（2）手术病人交接制度

1）接送病人一律使用专用推车运送；运输途中注意保暖，保护病人头部及手足，防止坠床、撞伤；保持输液管道及各种引流管通畅，防止脱落。

2）病区值班护士为病人做好术前准备，将病历、术中所需特殊物品（如影像资料等）随病人一起接至手术室大门口，换手术室内推车，交术前准备区护士核对，送入术前准备区等待手术。病情危重者由住院医生护送，婴幼儿应有家属陪同。

3）病人到手术室后应戴隔离帽，穿病员服，不化妆；随身物品如首饰、手表、现金等贵重物品、假牙、发卡等一律不得带到手术室。

4）术前准备区护士应仔细核对病人姓名、科室、住院号、手术部位标识、手术时间及术前医嘱执行情况，并在手术安全核查表病人交接处签名，同时将随带的物品，如病历、影像资料及特殊用品一起带入术前准备区。

5）巡回护士准备完毕后，至术前准备区再次核对病人，将病人送至手术间。进入手术间后，工作人员应安排病人卧于手术床上，必要时加约束带或在床旁守护，防止坠床或发生其他意外。

6）巡回护士在手术结束后，带齐随病人进入手术室内的物品（病历、影像资料、病员服等）与手术医生共同将病人送至手术室大门口，与手术科室的值班护士核对病人姓名、性别、年龄、住院号，并查看病人手腕带确认信息，详细交代病人意识状况、手术情况、术中出入量、各种管道、伤口及皮肤情况及病人随身携带物品等，在手术安全核查表上签名。普通手术病人，由病房护士和手术医生送回病房；大手术和全身麻醉术后病人，由病房护士、手术医生和麻醉医生送回病房；对全身麻醉术后未清醒病人，重大手术术后病人，呼吸/循环功能不稳定病人，以及其他需要监护的特殊病人，术后均送麻醉恢复室或 ICU 病房。必要时，巡回护士陪同护送。

4. 手术安全核查制度 适用于各级各类手术，其他有创操作可参照执行。手术安全核查是由具备执业资质的手术医师、麻醉医师和手术室护士三方（以下简称三方），分别在麻醉实施前、手术开始前和病人离开手术室前，共同对病人身份和手术部位等内容进行核查，并逐项填写《手术安全核查表》。手术病人均应佩戴标示有病人身份识别信息的标识以便核查。实施手术安全核查的内容及要求如下：

（1）麻醉实施前。三方按《手术安全核查表》依次核对病人身份（姓名、性别、年龄、住院号）、手术方式、知情同意情况、手术部位与标识、麻醉安全检查、皮肤是否完整、术野皮肤准备、静脉通道建立情况、病人过敏史、抗菌药物皮试结果、术前备血情况、假体/体内植入物、影像学资料等内容。

（2）手术开始前。三方共同核查病人身份（姓名、性别、年龄）、手术方式、手术部位与标识，并确认风险预警等内容。手术物品准备情况的核查由手术室护士执行并向手术医师和麻醉医师报告。

（3）病人离开手术室前。三方共同核查病人身份（姓名、性别、年龄）、实际手术方式，清点手术用物，确认手术标本，检查皮肤完整性、动静脉通路、引流管，确认病人去向等内容。术中用药、输血的核查由麻醉医师或手术医师根据情况需要下达医嘱并做好相应记录，由手术室护士与麻醉医师共同核查。

（4）手术安全核查必须按照上述步骤依次进行，每一步核查无误后方可进行下一步操作，不得提前填写表格。

（5）住院病人《手术安全核查表》应归入病历中保管，非住院病人《手术安全核查表》由手术室负责保存一年。

（6）手术科室、麻醉科与手术室的负责人是本科室实施手术安全核查制度的第一责任人。

5. 手术物品清点制度

（1）器械护士应较手术医生早 15 ~ 20 min 上台，整理好器械台及手术中必需之用物，并检查手术器械、物品的完好性，杜绝因术前检查不充分而导致的物品清点不确定。

（2）清点物品前，巡回护士应将随病人带入手术间的创口敷料、绷带及消毒手术区的纱布、纱球彻底清理。

（3）台上所使用的敷料必须附有 X 线显影条，清点时必须完全展开，不可重叠，并检查显影条是否存在和完整，术中不得剪切及随意挪用。医生和其他人员不得向器械护士要纱布、纱垫等物品作他用；麻醉车上用物应与手术器械台上用物区别，以免混淆。

（4）器械护士（若无器械护士，则由手术医生）与巡回护士共同逐项清点器械台上所有物品，并确认其完整性。要求器械、缝针等一件一件清点，纱布、盐水垫应抖开清点，由器械护士和巡回护士按照相同次序，同时发出声音清点两遍。所有物品清点完毕，巡回护士记录后再复述一次，无误后在手术护理记录单上相应栏目内签名。

（5）手术物品清点时机：手术开始前、关闭空腔器官前、关闭体腔前及关闭体腔后。

（6）术中添加物品必须由器械护士与巡回护士按上述方法清点，并及时记录，不得与麻醉医生、实习学生及其他参观手术的人员清点物品。手术开始后，所有用过的、清点登记过的物品不得扔入台下垃圾桶内，而应放入专用的塑料盆内。

（7）器械护士应在使用各种器械敷料前、后再次检查其完整性。器械护士应及时收回术中使用过的器械，收回结扎、缝扎线的残端；医生不能自行拿取器械，暂不用的物品应及时交回器械护士，不得乱丢或堆在手术区。

（8）深部手术填塞纱垫或留置止血钳时，术者应及时告知助手和器械护士，防止遗漏，以便清点；术中需用到剥离球时，剥离球应用钳夹持住，以免遗留于病人体内。

（9）凡手术台上掉落的器械、敷料等物品，均应及时捡起，放在台下塑料盆内，未经巡回护士允许，任何人不得拿出手术间外。

（10）清点术中用物时，若发现数目与术前不符应及时通知手术医生查找，查找不到不能关闭体腔，并及时报告上级处理。

（11）手术结束后离开手术间前，手术室护士须再次清点手术物品数目和检查物品完整性，准确无误后方可离开。

（12）如因病情需要，术后仍留置在病人体内的物品，器械护士和巡回护士必须与手术医生确认物品名称、数量、部位并准确记录签名。

（13）手术中途一般不换人进餐或从事其他工作，特殊情况确需换人时，交接人员应到现场，当面清点器械、敷料等物品的数目，共同签名。否则，不得交班。

（14）所有器械、物品（包括导尿管、注射器、长电刀头等）均需清点。有活动螺帽的器械，器械与螺帽需分别清点、记数；子宫切除手术，阴道填塞纱布应单独清点、记数；特殊情况切口内有填塞物需随病人带回病房的，应在手术室护理记录单上特殊情况栏详细记载并要求术者签名。

6. 手术病理标本送检制度

（1）手术标本是指在实施手术过程中以诊断、治疗为目的从病人体内切取、钳取或穿刺抽取的血液／体液、活体组织／器官、植入物／异物等。不同的病理标本应分开放置，病理标本切下后应尽快处理，以免混淆。

（2）手术中切下的组织、器官，抽取的分泌物、体液，取出的异物等，器械护士应妥善保管，小的标本放于盛有盐水的小药杯内，必要时用丝线结扎或钳子夹持作为标记，不得丢失。

（3）手术医生术前应正确打印病理检查申请单，并由巡回、器械护士与手术医生共同核对。

（4）所有病理标本必须在手术间内由手术医生、巡回、器械护士进行三方核对。核对时，三方首先应口头核对一遍病人信息及标本名称，再共同核对标本袋上标签信息，确认无误后，由巡回、器械护士共同装入标本留置容器内固定，手术医生签名确认。

（5）对于分泌物、体液等，根据送检目的应分别置于不同的器皿中，及时送检。快速冷冻切片的标本应立即送检，常规病理标本须离体后 30 min 内快速固定于 10% 甲醛缓冲液内，并记录标本固定时间（精确到分），及时送检；取出的异物在手术结束后按损伤性废物处理。

（6）送检标本应密封，并注明病人姓名、科室、住院号、标本名称、手术室护士姓名，巡回、器械护士共同核对标本名称、数目（病理申请单、标本、标本袋三处记录数目），无误后在病理标本送检本上登记并签名，随病理检查申请单及时送检，无器械护士的由手术医生核对签名。

（7）两个以上的病理组织标本，巡回护士应在标本袋上标明标本序号，并分别登记；微小的标本应粘贴在滤纸上再装入标本容器内送检。传染性疾病病人的病理标本需在标签上用红笔注明疾病名称，避免发生院内交叉感染。

（8）未送检的标本应每班交接班。护工送检前应与手术室护士再次核对标本容器上的标签与检查单、登记本上所填各项内容是否相符，无误后签名、记录时间，将三者放置一处送检，检查科室收到标本后应在登记本上签收。

7. 手术室用药（输血）制度

（1）手术室应建立科室药品安全管理制度及规范操作流程，并建立药品管理小组负责科室药品管理监督工作。

（2）手术护士严格执行遵医嘱用药制度，取药、配药、用药前后实行双人查对制定，用药过程落实"三查八对"原则。原则上不执行口头医嘱，如术中手术病情所需，巡回护士执行口头医嘱时应复述一遍，得到医生认可后，再与麻醉医生查对无误后使用。

（3）手术台上有2种或2种以上药物时，盛装药物的容器必须有明确的标签，标签上注明药物名称、浓度、剂量。在第一种药物未做好标识前，不可加第二种药物上台。

（4）所有抽吸备用的药物必须粘贴标签，注明药物名称、浓度、剂量、时间，并有签名。手术室的输液须有标签、设立输液执行单并按统一规范填写。

（5）设立急救专用药箱（车）及药品基数，并建立管理指引，保证急救药完好率100%。使用高警示类药品前需执行双人核对，并签名确认。

（6）执行用药观察记录制度，用药后及时观察药物效果、不良反应等情况。如术前预防性使用抗生素，需观察有无出现皮疹、瘙痒、血压下降等过敏症状。如出现药物不良反应，护士应立即停药，积极配合医生进行抢救并做好记录。

（7）严格执行输血安全制度，落实双人核对签名，确认无误后方可开始输注。输血过程做到先慢后快，根据病情和年龄调节输注速度，并严密观察，如出现寒战、荨麻疹等输血不良反应，及时处理；怀疑出现严重输血反应（如溶血）时，应立即停止输血，报告医生并积极配合抢救，做好记录。

8. 预防围手术期低体温指引　手术病人低体温是指在手术中非计划性的对机体有害的低体温，病人核心温度（一般指直肠温度）低于36℃。手术室应建立预防围手术期手术病人低体温的工作指引，落实术前、术中、术后全程的保暖措施。

（1）术前对病人进行综合评估，包括病情、年龄、身体状况等影响围手术期低体温的风险因素，制定围手术期保暖措施。

（2）根据病人的手术部位、手术开展情况等合理配置各种保温用具（如充气式保温毯、电热毯、恒温箱、加温输血器等）。术中在非手术区域的四肢和躯干用暖棉被、肩垫、手臂保暖棉垫等覆盖，避免不必要的暴露以减少散热；用充气式保温毯预热保暖预防病人围手术期低体温；无特殊要求，输液及手术冲洗液需加温至37℃后使用；血液输注如需加温时必须使用专用血液加温器。

（3）加强手术过程中病人的体温监测，可采用鼻咽部温度测量、直肠温度测量及病人皮肤温度测量等方法监测体温，以便尽早发现病人体温过低的症状和体征（如寒战、肢体末端冰冷），并及时采取相应的保暖措施。

（4）根据病人身体状况和年龄等设置手术室适宜温度。如无特殊要求，术前温度可设定在24~26℃；手术区皮肤消毒铺无菌巾后，温度再设定在22~24℃；手术结束室温调至24~26℃，湿度50%~60%。新生儿及早产儿等特殊病人手术室温应适当调高。

（5）手术病人在转运过程中，应给予足够的包裹，以减少病人在低体温环境的暴露。

（五）外科手术的配合（以阑尾切除术为例）

麻醉方式：硬膜外间隙阻滞麻醉。

手术体位：水平仰卧位。

手术切口：右下腹阑尾切口或剖腹探查切口。

仪器设备：电刀。

用物准备：阑尾包、中单 1 包、孔单 1 包、手术衣 1 包、小方纱 2 包、小纱布垫 1 包、电刀、吸引管、吸引器头、丝线（0、2-0、3-0）各 1 包、2-0 及 4-0 可吸收缝线各 1 包、6×14 小圆针、7×17 圆针、9×24 角针、75% 乙醇、5% 聚维酮碘、碘酊等。

外科手术的配合（以阑尾切除术为例）详见表 2-1-6。

表 2-1-6　外科手术的配合（以阑尾切除术为例）

| 手术步骤 | 术中配合 |
|---|---|
| 1. 消毒皮肤 | 递乙醇纱球 2 块（组织钳夹持） |
| 2. 在右髂前上棘与脐连线中、外 1/3 交界处与此线垂直做 5 cm 左右切口 | 切开皮肤：递 20 号手术刀、有齿镊 2 把<br>拭血：干血垫 2 块<br>切开皮下组织：递电刀<br>显露术野：递甲状腺拉钩 |
| 3. 切开腹外斜肌腱膜 | 递 20 号手术刀切开，递组织剪扩大切口 |
| 4. 钝性分离腹内斜肌及腹横肌，暴露腹膜，切开腹膜 | 分离肌层：递弯钳、甲状腺拉钩<br>提起腹膜：递 2 把弯钳<br>分离腹膜及器官，并在腹膜上做小切口：递手术刀<br>切开腹膜：递薄组织剪 |
| 5. 寻找阑尾 | 显露术野：递湿血垫拭血、小 S 状拉钩<br>寻找阑尾：递长无齿镊 2 把<br>钳夹阑尾系膜：递阑尾钳 |
| 6. 游离阑尾，处理系膜 | 钳夹阑尾系膜：递弯止血钳<br>剪断并结扎阑尾系膜：薄剪剪断，2-0 丝线结扎 |
| 7. 切除阑尾 | 结扎阑尾根部：递弯钳夹阑尾根部，递 0 号丝线结扎<br>切断阑尾：递电刀 /20 号手术刀切断阑尾<br>消毒阑尾残端：递碘酊、乙醇、盐水三支棉签<br>包埋阑尾残端：递 6×14 小圆针 3-0 丝线荷包缝合 |
| 8. 清理腹腔，止血，关闭腹膜、肌层，缝合皮下及皮肤组织 | 清理腹腔：递长镊、干净湿血垫<br>关腹：递 7×17 圆针丝线或 2-0 可吸收缝线<br>缝合皮肤：递 4-0 可吸收缝线 |
| 9. 处理阑尾标本 | 手术结束，按照要求三方核对后，阑尾标本固定于 10% 甲醛固定液内，签名登记 |

注意事项：

1. 寻找阑尾时常发生肠牵扯不适，注意安抚病人，转移注意力，减轻不适。

2. 注意器械物品清点，防异物存留。

【拓展反思】

1. 总结手术病人三方核查、手术器械物品清点、手术病理标本处理要点。

2. 如术后将病人从手术床搬动至转运床时，胸腔引流管不慎脱出，请问你应该如何处理？

3. 假设一临床情境：你是一名手术室护士，今天下午接到病理科打来电话告知上午送至病理科的一个标记为"左侧卵巢囊肿壁"的标本盒内未发现标本，请思考一下可能发生了什么错误，应该如何避免？

（侯毅芳　李九群）

# 单元二　外科切口管理

## 【教学目标】

### 一、认知目标
1. 能陈述腹部肠造口的护理注意事项。
2. 能陈述常见手术的备皮范围。
3. 能理解手术切口换药目的。
4. 能举例说明外科伤口管理的无菌原则。

### 二、能力目标
1. 能学会正确的手术区域备皮方法。
2. 能正确进行基本切口的一般换药操作。
3. 能掌握正确更换人工肛门袋的护理技术。

### 三、情感态度价值观目标
1. 在学习切口换药和人工肛门袋的更换过程中理解病人的身心感受，不歧视病人，培养同理心，增强关心、关爱病人的人文关怀意识。
2. 在术前皮肤准备中体会术前准备对手术成功的重要性，培养高度的责任心和严谨细致的工作态度。

## 【模拟情境练习】

### 案例导入

病史概要：病人，男，56岁，因"反复便血、腹部隐痛1个月"入院。病人诉于1个月前无明显诱因出现大便变细并带血，量少，色鲜红，附着于大便表面，并感间断性腹痛，以左腹部为主，呈隐痛，遂来我院就诊。病理提示"直肠腺癌"收住入院。

身体评估：T 37℃，P 72次/分，R 18次/分，BP 122/78 mmHg。神志清楚，皮肤、巩膜无黄染，浅表淋巴结未及肿大，心肺无异常。腹软，无压痛及反跳痛，无腹肌紧张。

辅助检查：大便潜血试验（+），RBC $5.3 \times 10^{12}$/L，WBC $5.2 \times 10^9$/L，Hb 152 g/L。

问题：

1. 医嘱确定明日在全麻下行"经腹会阴联合直肠癌根治术"，作为该病人的责任护士，如何帮助病人做好手术野的皮肤准备？

2. 病人术后第三天，腹部手术切口敷料可见少量陈旧性渗血，局部无红肿、渗液，医嘱予换药一次，如何操作？

视频 2-2-1　基本切口换药

3. 病人术后第四天，肠蠕动恢复后，医嘱予以开放左下腹结肠造口，并放置造口袋。作为该病人的责任护士，你如何教会病人掌握正确的人工肛门袋更换技术并宣教相关知识？

视频 2-2-2 造口袋更换

## 项目一 手术前的皮肤准备

### 一、操作目的

在不损伤皮肤完整性的前提下减少皮肤细菌数量，降低手术后切口感染率。

### 二、操作步骤及评分标准

手术前的皮肤准备操作步骤及评分标准详见表 2-2-1。

表 2-2-1 手术前的皮肤准备操作步骤及评分标准

| 项目 | | 内容 | 分值 | 自评 | 互评 |
|---|---|---|---|---|---|
| 操作前评估<br>（23分） | 自身准备 | 衣帽整洁，洗手，戴口罩 | 3 | | |
| | 核对，解释 | 核对医嘱及病人信息，解释手术区域皮肤准备的目的及意义 | 3 | | |
| | 环境准备 | 病房环境整洁，室温适宜，关门窗，拉床帘，注意保护隐私 | 3 | | |
| | 评估病人 | 取舒适体位，暴露手术区域皮肤准备的范围 | 2 | | |
| | | 评估全身及手术区域皮肤情况，如毛发生长情况、皮肤完整性、污渍等，判断是否需要剃毛 | 6 | | |
| | 评估后处理 | 整理衣物及床单位 | 2 | | |
| | | 嘱病人准备温水、脸盆及毛巾 | 2 | | |
| | | 洗手 | 2 | | |
| 操作前准备<br>（9分） | 自身准备 | 洗手 | 1 | | |
| | 环境准备 | 治疗室环境清洁 | 2 | | |
| | 用物准备 | 一次性备皮包，手电筒，脸盆，毛巾，聚维酮碘棉签，检查一次性物品有效期、密闭性、是否合格，水温适宜 | 6 | | |
| 操作过程<br>（53分） | 自身准备 | 洗手 | 1 | | |
| | 核对，解释 | 再次核对，解释 | 3 | | |
| | 环境准备 | 关门窗，拉床帘 | 3 | | |
| | 摆体位 | 取舒适体位，充分暴露，注意保暖 | 5 | | |
| | 铺治疗巾 | 撕开一次性备皮包，取出治疗巾，将治疗巾垫于身下 | 3 | | |
| | 剃除毛发 | 左手戴薄膜手套，拿取滑石粉，涂抹剃毛区域（从左到右，从上到下），之后将滑石粉暂放于治疗巾右下角位置 | 7 | | |
| | | 拿取备皮刀，左手绷紧皮肤，右手剃毛（从左到右，从上到下），刀架与皮肤成45°，并顺着毛发生长方向剃净毛发 | 15 | | |
| | | 剃毛完毕，将备皮刀暂放于治疗巾右下角位置 | 1 | | |

续表

| 项目 | | 内容 | 分值 | 自评 | 互评 |
|---|---|---|---|---|---|
| | 清洁皮肤 | 用温水毛巾擦净备皮区皮肤 | 5 | | |
| | 检查 | 用手电筒检查有无遗留毛发及皮肤损伤 | 5 | | |
| | 脐部消毒 | 如为腹部手术，需消毒脐部，方法：用 75% 乙醇或聚维酮碘棉签清洁脐部污垢，再用干棉签擦拭 | 5 | | |
| 操作后处理（10分） | 分类处理污物 | | 2 | | |
| | 脱手套，洗手，整理衣物及床单位，再次核对病人信息 | | 3 | | |
| | 宣教 | 嘱咐病人术前 1 天剪短指（趾）甲、沐浴及更衣，必要时理发 | 5 | | |
| 综合评价（5分） | 1. 动作轻巧、稳当、准确<br>2. 无皮肤破损<br>3. 关心、爱护病人，与病人沟通良好<br>4. 操作时长适宜 | | 5 | | |

### 三、精细解析

1. 剃毛时，务必绷紧皮肤，避免损伤皮肤。
2. 剃毛时，应顺着毛发生长的方向进行，以免损伤毛囊。
3. 手术区域皮肤如毛发细小，则不必剃毛；如毛发影响手术操作，则术前应予以剃除。

### 四、操作流程

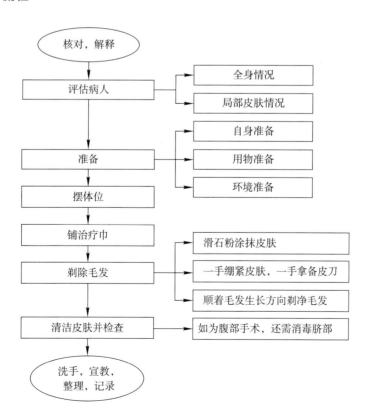

## 【知识链接】

### 一、相关知识点

（一）术前皮肤准备的时间及内容

病人术前皮肤准备一般在术前1天（24 h内）进行，包括沐浴、更衣、修剪指甲并备皮。其目的是清除皮肤上的微生物，减少感染导致伤口不愈合的机会。备皮范围原则是超出切口四周各20 cm以上。

（二）常见手术部位备皮范围

常见手术部位备皮范围见表2-2-2。

表2-2-2 常见手术部位备皮范围

| 手术部位 | 备皮范围 |
| --- | --- |
| 颅脑手术 | 剃净全部头发及颈部毛发，保留眉毛 |
| 颈部手术 | 上起唇下，下至乳头水平线，两侧至斜方肌前缘 |
| 乳房手术 | 上起锁骨上窝，下至脐水平、两侧至腋后线，包括同侧上臂1/3和腋窝部，剃去腋毛 |
| 开胸手术 | 上起锁骨上及肩上，下平脐部，前至对侧锁骨中线，后至对侧肩胛线（超过中线5 cm） |
| 上腹部手术 | 上起乳头连线，下至耻骨联合，两侧至腋后线 |
| 下腹部手术 | 上平剑突，下至大腿上1/3前、内侧及外阴部，两侧至腋后线（图2-2-1） |
| 肾区手术 | 上起乳头连线，下至耻骨联合，前、后均超过前正中线 |
| 腹股沟部及阴囊手术 | 上起脐部水平，下至大腿上1/3，两侧至腋后线，包括外阴部并剃除阴毛 |
| 会阴部及肛门部手术 | 上平髂前上棘连线，下至大腿上1/3的前内、后侧，包括会阴区及臀部 |

### 二、临床新进展

术前皮肤准备是预防手术切口感染的策略之一，通过术前皮肤准备可以达到迅速将常驻和暂驻微生物降至亚致病水平及防止微生物反弹的目的。目前公认的临床皮肤准备方法就是建议病人至少在手术前一天晚上用肥皂（抗菌或非抗菌）或抗菌剂（全身）淋浴或沐浴，此做法亦是预防手术切口感染循证证据ⅠB类——强烈推荐的建议。而术前淋浴或沐浴的最佳时间、肥皂或抗菌剂应用的总次数或是否使用葡萄糖酸氯己定毛巾，在预防手术切口感染的利弊上尚未有高水平的证据建议。

早在1999年，美国疾病控制和预防中心（CDC）发布的《预防手术切口感染准则》就指出：如果不涉及手术区，毛发可以不去除。如果要去除毛发，去除的时间距离手术时间越近越好。目前临床上对于手术野毛发常用的做法是去毛（主要包括剃毛和剪毛）、脱毛膏、不去毛三种。大量研究证据

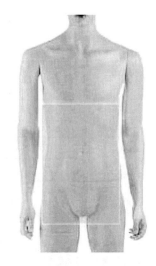

图2-2-1 下腹部手术备皮范围示意图

表明，在预防手术切口感染方面，这三者均不存在统计学上的显著差异。虽然去毛对降低手术切口感染的发生率没有实质性的好处，但有研究证据表明剪毛在预防手术切口感染方面优于剃毛，两者有显著的统计学差异，亦有一项研究结果显示脱毛膏与剃毛相比在降低手术切口感染方面具有优势。因此，除非毛发会干扰手术，否则不建议去毛，且建议通过剪毛或使用脱毛膏去除毛发。

## 【拓展反思】

1. 总结剃毛备皮法、不剃毛备皮法、化学脱毛剂备皮法的优缺点。
2. 如果病人在备皮过程中出现皮肤刮伤、出血，你作为护士将如何应对该情况？

（章飞飞）

## 项目二　基本伤口换药技术

### 一、操作目的

1. 观察伤口或创面情况，并给予及时、正确的处理。

2. 清理伤口，清除异物、分泌物和坏死组织，减少细菌繁殖因素，控制感染，促进伤口愈合。

3. 拆除伤口缝线。

### 二、操作步骤及评分标准

基本伤口换药的操作步骤及评分标准详见表 2-2-3。

表 2-2-3　基本伤口换药的操作步骤及评分标准

| 项目 | | 内容 | 分值 | 自评 | 互评 |
|---|---|---|---|---|---|
| 操作前评估（19分） | 自身准备 | 衣帽整洁，洗手，戴口罩 | 2 | | |
| | 核对，解释 | 核对医嘱及病人信息，解释伤口换药的目的及意义 | 3 | | |
| | 环境准备 | 病房环境整洁，室温适宜，关门窗，拉床帘，注意保护隐私 | 2 | | |
| | 评估病人 | 戴手套，暴露伤口部位 | 2 | | |
| | | 评估全身及伤口情况，观察敷料渗血、渗液情况，并揭开敷料观察伤口，判断是否符合伤口换药的指征。伤口评估主要内容：①伤口部位、类型、大小、深度、创面情况。②是否细菌感染或化脓伤口，有无引流物 | 5 | | |
| | 评估后处理 | 盖回原敷料 | 1 | | |
| | | 脱手套，洗手 | 2 | | |
| | | 整理衣物及床单位 | 2 | | |
| 操作前准备（9分） | 自身准备 | 洗手 | 1 | | |
| | 环境准备 | 治疗室环境清洁 | 2 | | |
| | 用物准备 | 一次性换药包，胶布，无菌手套，检查一次性物品是否合格 | 6 | | |

| 项目 | | 内容 | 分值 | 自评 | 互评 |
|---|---|---|---|---|---|
| 操作过程（57分） | 自身准备 | 洗手 | 2 | | |
| | 核对，解释 | 再次核对、解释 | 1 | | |
| | 环境准备 | 关门窗，拉床帘 | 2 | | |
| | 准备胶布 | 撕三条长度适中的胶布 | 2 | | |
| | 准备无菌物品 | 撕开一次性换药包，戴无菌手套，分别将无菌弯盘和治疗巾取出置于治疗盘内，撕开镊子包装，将镊子置于无菌弯盘内，将聚维酮碘棉球倒于无菌弯盘内，注意干湿分离和无菌操作 | 15 | | |
| | 摆体位 | 取舒适体位，充分暴露伤口，注意保暖 | 2 | | |
| | 铺治疗巾 | 垫治疗巾于病人伤口所在部位的近身侧 | 1 | | |
| | 置污物盘 | 一次性换药包包装盒置于治疗巾上，充当污物盘 | 1 | | |
| | 揭除原敷料 | 揭去固定的胶布和外层敷料，污面向上放于污物盘内，用镊子揭除内层敷料（必要时用生理盐水棉球湿润后揭下） | 5 | | |
| | 消毒伤口 | 右手镊子接触伤口，左手镊子专用于夹取无菌物品，两镊不可相碰，镊子无倒置。用聚维酮碘棉球消毒伤口周围皮肤2~3次，范围3~5 cm，方向正确（清洁伤口由内向外，污染伤口由外向内）；聚维酮碘棉球（或生理盐水棉球）轻轻拭去伤口内脓液或分泌物，根据伤口正确选用药物纱布或引流物 | 20 | | |
| | 包扎伤口 | 盖上无菌纱布（至少6~8层），以胶布粘贴固定，粘贴方向应与肢体长轴垂直，粘贴顺序先中间后两边，两边的胶布距离纱布边缘位置合适，不宜用胶布固定时用绷带包扎 | 6 | | |
| 操作后处理（10分） | 分类处理用物 | | 5 | | |
| | 脱手套，洗手，整理衣物及床单位 | | 3 | | |
| | 再次核对病人信息，协助病人取舒适体位 | | 2 | | |
| 综合评价（5分） | 1. 动作轻巧、稳当、准确 2. 符合无菌操作原则 3. 关心、爱护病人，与病人沟通良好 4. 操作时长适宜 | | 5 | | |

### 三、精细解析

1. 在准备一次性换药包内无菌物品时，应根据使用的先后顺序，将聚维酮碘棉球放于靠近操作者身侧的无菌弯盘内的区域，无菌纱布放于远离操作者身侧的无菌弯盘内的区域，以免拿取聚维酮碘棉球时跨越无菌区，并注意聚维酮碘棉球与无菌纱布避免碰触，以免弄湿纱布而影响保护伤口的效果。

2. 消毒伤口时，开始接触病人的那把镊子视为污染，不可再用其夹取无菌弯盘内的无菌物品，须用另一把无菌镊子夹取无菌物品，并传递给接触病人的那把镊子，两把镊子头端不得接触，接取时注意一上一下原则，无菌镊子在上面传递，污染镊子在下方接取，镊子头端不得倒置。整个操作过程严格遵循无菌操作原则。

3. 伤口周围皮肤消毒时，如清洁伤口，消毒顺序为由内到外，如感染伤口，则消毒顺序为由外到内。伤口消毒时，用聚维酮碘棉球或生理盐水棉球轻柔拭去创面分泌物，切忌反复用力擦拭，注意擦拭过伤口周围皮肤的棉球不得再擦拭伤口。擦拭创面所用棉球不应太湿，否则不易清除分泌物，且容易使脓液外流污染皮肤和床单位。

4. 包扎伤口时，需严格遵守无菌原则，先用无菌镊子夹持弯盘内无菌纱布，整块取出，污染的镊子伸入纱布开口，夹住纱布内面，展开纱布，覆盖第一块纱布时应将纱布光滑面覆盖于伤口上，中间层纱布覆盖无特殊要求，最后一块纱布应将纱布光滑面朝上，以便美观。注意污染的镊子不得碰触无菌纱布的光滑面，以免污染伤口。

**四、操作流程**

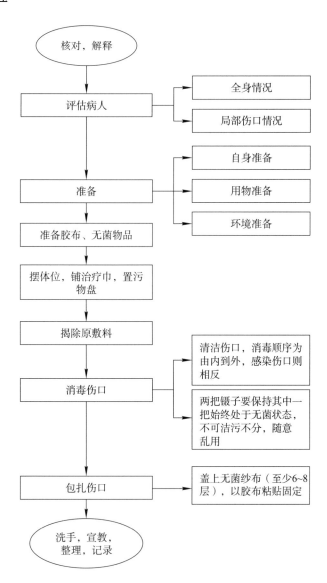

# 【知识链接】

## 一、相关知识点

### （一）常见伤口清洁液及消毒液的种类

1. 75% 乙醇　适用于完整皮肤的消毒，如果表皮破损则不能用乙醇；亦适用于消毒伤口创缘周围皮肤。消毒皮肤时应稍微用力涂擦，待其自然干燥后消毒效果最佳。此外，乙醇有脱脂作用，能够更好地固定细菌蛋白，因此在皮脂腺丰富的地方更具穿透力，效果更佳。

2. 0.9% 氯化钠溶液（生理盐水）　适用于所有伤口的清洗，以去除分泌物。常用于清洗血供丰富、创面分泌物较多、感染机会小且感觉敏锐的黏膜。生理盐水的应用主要是为了冲洗和湿化，本身并无消毒杀菌作用。因此，对于一个面积广泛的伤口或者创面不平整的伤口，生理盐水冲洗仅能够去除一些杂质和感染物。

3. 2%~3% 碘酒　用于消毒完整皮肤。大面积皮肤缺损不可使用，会伤害肉芽组织。

4. 1% 聚维酮碘　多用于消毒缝线伤口或浅表擦伤。对黏膜刺激性小，不需用乙醇脱碘，无腐蚀性，且毒性较低。不宜用于面部伤口消毒，易造成瘢痕组织色泽加深。对肉芽组织有一定杀伤作用，而对油腻的伤口或皮脂腺发达的部位效果不佳。

5. 3%~6% 双氧水　用于清洗创面、溃疡、脓性窦道，松解坏死组织，去除黏附的敷料。还可用于冲洗外伤伤口、恶臭的伤口，尤其适用于厌氧菌感染的伤口。

### （二）肉芽组织伤口处理

1. 肉芽色鲜红，芽密细，碰之易出血并有痛感，无分泌物，此为新鲜健康肉芽组织，是感染伤口正常愈合的标志。可选用生理盐水纱布、呋喃西林纱布、依沙吖啶纱布或凡士林纱布外敷。

2. 肉芽色淡，表面光滑发亮，水肿，分泌物多。可选用高渗盐水或 20%~30% 硫酸镁纱布外敷。

3. 生长过盛的肉芽组织超出创缘平面，有碍新生上皮向创面中心生长。可用刮匙刮去肉芽或以硝酸银腐蚀肉芽，再敷以盐水纱条或油纱条。

4. 陈旧性肉芽色暗，芽粗大质脆，表面常覆盖一层猪脂状分泌物，触之不易渗血，无生长趋势，需用刮匙或镊子将其刮除或剪除，使之出血，露出新鲜的肉芽，外敷再生膏，重新激活肉芽生长能力。

5. 坏死肉芽色灰白或紫黑，有脓液混杂其上，臭味较大。应剪去坏死肉芽，用生理盐水或 0.1% 依沙吖啶纱布湿敷。

6. 伤口分泌物多、肉芽水肿的感染伤口用 2%~3% 盐水湿敷。

7. 轻度感染的创口用生理盐水湿敷。

8. 铜绿假单胞菌感染用 1∶1 000 苯氧乙醇湿敷，或试用暴露疗法，必需时用橡皮管或导尿管插入创口内，以大量生理盐水冲洗，或 1% 青霉素溶液创口内冲洗（但大量冲洗可有全身吸收作用，故浓度不宜超过 1%）。

### （三）创口引流

外科引流对术后感染、伤口愈合有预防与治疗作用。预防性引流是为了预防血液、脓液的蓄积而安置的。治疗性引流是为引流脓性分泌物、坏死组织，防止伤口早期闭合而安置的。

1. 常用引流物有橡皮条、纱布条、烟卷引流条和橡皮管等。

2. 引流物的拔除要根据手术情况和创口分泌物多少来决定。橡皮条一般在术后 24～48 h 拔除，纱布条和分泌物引流条在术后 2～3 日拔除，橡皮管在术后 4～7 日拔除。

（四）换药时间的选择

原则上应尽量少换药，使创口自行愈合，减少肉芽损伤或再感染机会。通常情况下，对外科手术切口即 I 期缝合的无菌伤口，可直至拆线时再换药。但如病人有发热、创口疼痛、肿胀或有渗液，应检查创口并换药。对普通感染伤口，分泌物不多、肉芽上皮生长较好者，间隔 1～2 日更换敷料一次。分泌物多的创面，应每天或隔天换药。脓液或渗液较多的创面，应每天换药 1～2 次。较大较深的创口，填塞的湿纱布条必须每天换 1～2 次。必要时仅需更换湿透的外层敷料，不必每次作创口内换药。

（五）换药的无菌操作原则

1. 无论是清洁伤口还是污染、感染伤口，均应严格执行无菌操作原则，防止交叉感染。

2. 换药者应穿工作服，戴口罩和帽子，清洗双手，戴手套。

3. 多个病人或多个伤口同时换药应有一定的次序，即先换无菌伤口，再换感染伤口；先换感染轻的伤口，后换感染重或有脓腔的伤口；先换一般感染伤口，后换特殊感染伤口。

4. 换药者左手持无菌镊专用于向右手传递无菌物品，右手持另一把镊子接触伤口并清洁伤口，使用时勿使两镊相碰触。

5. 换药者当日有无菌手术，不应在手术前给感染伤口换药。

6. 换药后的医用垃圾应放入医用垃圾桶中，统一处理。

7. 高度传染性伤口，如破伤风、气性坏疽、铜绿假单胞菌感染，应严格遵守消毒隔离技术要求，换下的敷料应焚毁；使用后的器械按病原体不同选择相应的消毒剂浸泡 1 h 后再清洁灭菌；换药者伤口处理完毕后应先洗手，再用 1‰ 苯扎溴铵或 75% 乙醇浸泡消毒双手。

（六）换药的其他注意事项

1. 在操作前，应充分了解病人的心情，向病人讲解换药的目的和意义，消除病人的恐惧心理。病人应保持合适体位，既有利于病人舒适，也有利于换药者换药。

2. 换药者操作应当稳、准、轻，禁忌动作过于粗暴。

3. 根据伤口情况准备换药敷料和用品，合理利用医疗资源，不应浪费。

4. 合理掌握换药的间隔时间，间隔时间过长不利伤口愈合，间隔时间过短因反复刺激伤口也会影响伤口愈合，同时增加病人痛苦，并造成浪费。

（七）特殊伤口换药

1. 铜绿假单胞菌感染者　除全身选用有效抗生素治疗外，局部治疗亦相当重要。除清除伤口坏死组织外，创面可用连续湿敷的方法，常用 1：1 000 苯氧乙醇、0.1% 多黏菌素湿敷或可试用暴露疗法。换药后应重新洗手，并浸泡消毒，以免交叉感染；污染敷料要另行分开，焚烧处理。

2. 下肢静脉曲张并发下肢慢性溃疡　大都伴有慢性感染。首先应控制感染，用等渗盐水或 3% 硼酸溶液湿敷，并应积极治疗原发病。

3. 结核性溃疡及窦道　除全身用抗结核药外，还要注意：

（1）局部已形成寒性脓肿而尚未穿破者，可行潜行性穿刺抽脓。穿刺进针应选在脓肿周围的正常皮肤，并尽量抽尽脓液。然后向脓腔内注入 5% 异烟肼溶液或 10% 链霉素溶液作冲洗，脓腔内保持适量冲洗液，每周 2 次。

（2）寒性脓肿破溃形成溃疡或窦道者，如继发感染不明显，一般采用刮除术，应把结核病变组织全部刮除。伤口不缝合，用链霉素溶液换药。

（3）寒性脓肿有继发感染，必须切开引流，待感染控制后，必要时再行刮除术。结核性窦道不能自愈者，必要时可考虑手术。

4. 瘘　常见的瘘主要指外瘘（如肛瘘），主要依赖手术切除。术后一般不缝合，引流换药及坐浴，直至愈合。

### 二、临床新进展

随着经济和医学的持续发展，常规的伤口换药技术已不能满足病人的诊疗需求。负压封闭引流（vacuum sealing drainage，VSD）作为一种新型软组织创伤治疗技术，以其操作简单、性价比高、适用范围广、无需每天换药、减轻医护人员工作量、缩短病人住院时间的诸多优点，已成为处理感染创面的标准化治疗手段。

VSD 始于 1995 年，由一个非侵入性的伤口闭合系统组成。首先在彻底清创后的伤口上覆盖适合伤口大小的医用级聚氨酯或聚乙烯醇泡沫敷料，敷料上再覆盖一层生物半透膜，以形成一个密闭空间。嵌入泡沫敷料中的抽真空管与一个流体收集罐相连接，该流体收集罐内置便携式计算机控制的真空机，该机器在伤口界面产生负压。它可设置负压范围 –50 mmHg 至 –125 mmHg 的连续或间歇负压，以提供最佳液位、组织张力和毛细血管流量，从而增强血管充盈水平。根据伤口类型，最初可连续施加负压 48 h，以清除大量液体；随后，采用间歇模式，可用于提供更积极的刺激，以促进肉芽形成。VSD 可提供一个湿润的伤口环境，有助于去除坏死组织（液化的、不能存活的组织）和渗出物。动物和临床研究表明，VSD 可以减少细菌负荷。

无论是对于急性伤口（创伤性伤口、皮瓣和移植物、术后伤口），还是对慢性伤口（指无法以预期速度或时间长度愈合的伤口，如压疮、烧伤后感染创面、糖尿病足、骨科创伤感染、开放性骨折、毒蛇咬伤、慢性骨髓炎等慢性难愈性创面），VSD 均具有良好的治疗效果。但是对于坏死组织、未经治疗的骨髓炎和恶性肿瘤则是禁忌。临床应用中应由具有伤口护理专业知识的临床医生或护士对病人进行评估，以确认该病人是否符合 VSD 的适应证，并确保 VSD 的正确使用，避免对病人造成二次伤害。

### 【拓展反思】

1. 总结感染伤口与清洁伤口在换药过程中的异同及其原因。

2. 如果在换药过程中，病人出现伤口出血或疼痛不适，你作为护士将如何应对该情况？

（章飞飞）

## 项目三 人工肛门护理技术

### 一、操作目的

1. 观察造口及其周围皮肤情况，并给予及时、正确的处理。

2. 更换清洁的造口袋及底盘，提升病人的舒适度，提高其生活质量。

### 二、操作步骤及评分标准

人工肛门护理技术操作步骤及评分标准详见表2-2-4。

表 2-2-4　人工肛门护理技术操作步骤及评分标准

| 项目 | | 内容 | 分值 | 自评 | 互评 |
|---|---|---|---|---|---|
| 操作前评估（17分） | 自身准备 | 衣帽整洁，洗手，戴口罩 | 2 | | |
| | 核对，解释 | 核对医嘱及病人信息，解释造口袋更换的目的及意义 | 3 | | |
| | 环境准备 | 病房环境整洁，室温适宜，关门窗，拉床帘，注意保护隐私 | 1 | | |
| | 评估病人 | 戴手套，暴露造口部位 | 2 | | |
| | | 评估病人全身及局部造口情况，造口底盘、造口周围皮肤情况，造口袋内排泄物的量、色、性状等，并询问病人日常造口袋更换时间、排便排气、排泄物有无异常等情况 | 5 | | |
| | 评估后处理 | 脱手套，洗手 | 1 | | |
| | | 整理衣物及床单位 | 1 | | |
| | | 嘱病人准备纸巾、湿巾（或毛巾和温水） | 2 | | |
| 操作前准备（6分） | 自身准备 | 洗手 | 2 | | |
| | 环境准备 | 治疗室环境清洁 | 1 | | |
| | 用物准备 | 两件式造口袋一套，造口测量尺，弯剪刀，手套2副，治疗巾，记号笔 | 3 | | |
| 操作过程（56分） | 自身准备 | 洗手 | 2 | | |
| | 核对，解释 | 再次核对、解释 | 1 | | |
| | 环境准备 | 关门窗，拉床帘 | 2 | | |
| | 摆体位 | 协助病人取平卧位或坐位 | 1 | | |
| | 铺治疗巾 | 将治疗巾垫于病人身下 | 1 | | |
| | 揭除原有底盘及造口袋 | 戴手套，由上往下同时揭去原有底盘及造口袋，撕离时要用另一只手按住皮肤，以免扯伤皮肤 | 5 | | |
| | | 观察撕下的造口底盘有无大便浸渍、底盘腐蚀情况及造口有无狭窄 | 6 | | |
| | | 将撕下的底盘与造口袋一起丢弃于医疗垃圾袋中，脱手套并洗手（如手套无污染则无需更换） | 2 | | |

续表

| 项目 | | 内容 | 分值 | 自评 | 互评 |
|---|---|---|---|---|---|
| | 清洁造口及周围皮肤 | 戴手套，清洁造口及周围皮肤：首先用纸巾清洁造口，然后用湿巾（或小毛巾）按照从外到内的顺序擦拭造口周围皮肤及造口，擦拭范围要足够，超过底盘粘贴范围 2～3 cm，手法正确，动作轻柔 | 9 | | |
| | 观察造口及周围皮肤 | 观察造口的形状、大小、高度、黏膜色泽，造口周围皮肤的完整性，如有异常情况需处理。脱手套，洗手 | 5 | | |
| | 测量造口大小并裁剪底盘 | 用造口测量尺测量其大小，用弯剪刀裁剪造口袋底盘（一般需比测量尺寸大 2～3 mm）；再用手指轻轻磨平粗糙边 | 6 | | |
| | 粘贴底盘 | 粘贴前确保造口周围皮肤清洁干燥 | 2 | | |
| | | 由下到上粘贴底盘，按压顺序先中间后周边，顺序均为由下到上 | 6 | | |
| | 扣造口袋 | 嘱病人鼓起腹部，将造口袋由下往上扣于底盘上，方向正确，并确保牢固 | 4 | | |
| | | 造口袋锁扣放置的位置应合适：以病人活动时不硌到皮肤、不影响腰带固定为准 | 2 | | |
| | 按压造口袋 | 整理衣物，嘱病人用手按压造口袋底盘 15 min 左右，以促进其粘贴牢固 | 2 | | |
| 操作后处理（16 分） | 分类处理用物 | | 2 | | |
| | 洗手，整理床单位 | | 2 | | |
| | 再次核对病人信息，协助病人取舒适体位 | | 2 | | |
| | 宣教 | 1. 日常生活指导：造口袋与底盘适宜的更换时间为 3～5 天，应根据不同体位调整造口袋合适的朝向，注意观察造口功能、排便排气情况及周围皮肤情况等<br>2. 饮食指导：宜进食高热量、高蛋白、富含维生素的少渣饮食，不可过多食用洋葱、大蒜、豆类、山芋等易产生刺激性气味或胀气的食物及辛辣刺激性食物，多饮水 | 10 | | |
| 综合评价（5 分） | 1. 动作轻巧、稳当、准确<br>2. 关心、爱护病人，与病人沟通良好<br>3. 操作时长适宜 | | 5 | | |

## 三、操作流程

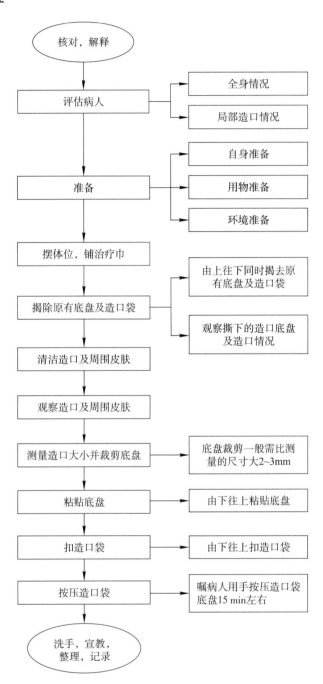

## 【知识链接】

### 相关知识点

肠造口是腹部外科手术临时性或根治性永久性的治疗措施，它既是挽救病人生命的需要，也可称为病人永久生活的保证。需要进行肠造口手术的疾病有低位直肠癌、肠外伤、肠坏死、肠梗阻、小儿肠道先天性畸形等。根据时间长短，造口可分为临时性造口和永久性造口。临时性造口一般 3 ~ 6 个月还纳，永久性造口则将永远伴随病人。因此，对于永久性造口病人而言，造口的好坏将长期影响他们的生活质量。

1. 腹部切口护理 手术后应用护皮膜覆盖在切口敷料上，防止流出的稀便污染伤口。

2. 密切观察黏膜情况 正常造口黏膜颜色一般为红色或粉红色，表面光滑、润泽；如果肠黏膜苍白或暗红色且逐渐加重，提示肠管缺血。

3. 定期扩张造口 人工肛门是把降结肠拉至左腹壁皮肤处造成的，腹壁肌层可引起类似括约肌的作用，对控制排便有帮助，但造口周围腹壁肌层瘢痕收缩可使人工肛门形成狭窄，而影响大便顺利排出，因此造口开放后即开始扩张，之后定期扩张造口。扩张时戴上手套，用示指涂以液状石蜡，缓慢轻柔插入造口，以手指通过腹壁肌层至腹膜层为宜（一般插入造口至 2 ~ 3 指关节处），至造口内停留 3 ~ 5 min；开始时每日 1 次，7 ~ 10 天后改为隔日 1 次。

4. 正确使用造口袋

（1）造口袋的选择及安放：根据病人情况及造口大小选择适宜的造口袋，清洁造口及其周围皮肤并待其干燥后，除去造口袋底盘外的粘纸，对准造口贴紧周围皮肤，造口的凹槽与底盘扣牢，袋囊朝下，尾端反折，并用外夹关闭。必要时用有弹性的腰带固定造口袋。

（2）造口袋的清洁及替换：当造口袋内充满 1/3 的排泄物时，须及时更换清洁。除一次性造口袋外，造口袋取下后可打开尾端外夹，倒出排泄物，用中性洗涤剂和清水洗净，或用 1 : 1 000 氯己定溶液浸泡 30 min，擦干、晾干以备下次替换使用。

5. 造口周围皮肤护理 造口周围皮肤病是此类病人术后面临的一个重要问题，因粪便外溢导致造口周围皮肤炎症是造口术后最常见的并发症。回肠内容物的刺激很大，一旦与皮肤接触，1 h 内即可引起红斑，数小时即可发生皮肤溃疡。为防止造口周围性皮炎的发生，可在造口袋底盘垫上消毒过的纯棉布做成的衬垫，并及时更换棉垫；应保持造口周围皮肤的干燥；在造口周围涂以氧化锌软膏加以保护，可有效防止造口周围皮肤病的发生。

6. 排便训练 开放造口后，每日定时由造口处注入 800 ~ 1 000 ml 生理盐水或温开水，以刺激排便，并嘱病人做腹式呼吸锻炼腹肌，以增加肌肉对排便的控制性。

7. 饮食护理 饮食要规律、定时定量，以低渣、无刺激性食物为主，避免进食易引起便频及产气的食物，如豆类、生冷水果、啤酒及饮料等，避免进食可产生恶臭气味的食物，如鸡蛋、洋葱及蒜等，少食芹菜等高纤维食物，多饮水，防止便秘。

## 【拓展反思】

1. 查阅相关资料，总结一件式造口袋与两件式造口袋的优缺点。

2. 如果在更换造口袋时，发现病人造口不规则，呈椭圆形，你应如何测量及裁剪造口底盘大小？

（章飞飞）

# 单元三　引流装置的更换及护理

## 【教学目标】

### 一、认知目标

1. 能陈述常见引流管的护理要点。

2. 能比较常见引流管的放置位置及目的。

3. 能说出常见的引流装置。

### 二、能力目标

1. 能对不同的引流管实行相应的护理。

2. 能正确进行引流袋／瓶更换操作。

3. 能正确处理引流系统常见的故障。

### 三、情感态度价值观目标

1. 能关注留置引流管对病人生理、心理带来的影响。愿意运用所学知识减轻留置引流管对病人带来的影响，提高病人生活质量，提升自己的职业价值感。

2. 能关注更换引流袋／瓶操作对病人带来的影响，更换引流袋／瓶时，保护病人的隐私；操作轻稳，减轻操作对病人的影响。

3. 能运用创新思维，解决引流管固定，引流袋／瓶更换中存在的问题。

## 📖 项目一　T 管引流袋的更换及护理

## 【模拟情境练习】

### 一、案例导入

病史概要：刘某，女，58 岁，因"急性胆管炎、胆管结石"于 7 月 31 日 19：30 急诊入院。入院后遵医嘱给予补液、抗感染、保肝、镇痛等处理。8 月 2 日 9：00am 病人在全身麻醉下行腹腔镜下胆总管切开取石术，术毕于 11：10am 回病房。

身体评估：T 37.1 ℃，HR 84 次／分，R 20 次／分，BP 120/76 mmHg；神志清楚，精神差，T 管及腹腔引流管在位，引流通畅。T 管引流出黄绿色胆汁约 100 ml，腹腔引流管引流出少量血性液体。术后医嘱予以一级护理，禁食水，持续监测心电、血压、血氧饱和度，补液、抗感染治疗。

现给予 T 管引流袋更换及护理。

🎥 视频 2-3-1　T 管引流袋更换

**问题：**

1. 作为责任护士，你如何区分这两根引流管？

2. 如何对该病人做好引流管的护理？

3. 这两根引流管的护理有何异同点？

### 二、操作目的

1. 评估引流管通畅性，观察引流液的颜色、量及性状。

2. 防止逆行感染。

### 三、操作步骤及评分标准

T管引流袋更换的操作步骤及评分标准详见表 2-3-1。

表 2-3-1 T管引流袋更换的操作步骤及评分标准

| 项目 | | 内容 | 分值 | 自评 | 互评 |
|---|---|---|---|---|---|
| 操作前准备（10分） | 核对，解释 | 1. 核对确认医嘱无误<br>2. 核对病人姓名、床号及腕带信息<br>3. 解释更换引流袋的目的、过程，取得病人配合 | 2 | | |
| | 评估病人 | 病人病情、生命体征及腹部体征，有无发热、腹痛、黄疸，伤口敷料，管道标签、管道是否在位及通畅，引流液的颜色、量及性状 | 2 | | |
| | 自身准备 | 仪表大方，态度和蔼，服装、鞋、帽整洁；洗手，戴口罩 | 2 | | |
| | 用物准备 | 治疗车，治疗盘，一次性换药包，聚维酮碘棉签，无菌引流袋，无菌手套，血管钳，清洁手套，医用垃圾桶，生活垃圾桶，手消毒剂 | 3 | | |
| | 环境准备 | 环境清洁，光线充足，调节室温，关闭门窗，拉床帘 | 1 | | |
| 操作过程（75分） | 再次核对、解释 | 1. 携用物至床边<br>2. 做好核对、解释工作 | 3 | | |
| | 放置引流袋 | 将一次性引流袋挂于床沿 | 2 | | |
| | 准备消毒用物 | 1. 打开一次性换药包<br>2. 戴无菌手套<br>3. 将无菌弯盘取出放于治疗盘内<br>4. 拆开镊子包装袋并将镊子置于无菌弯盘内<br>5. 取聚维酮碘棉签置于无菌弯盘内 | 10 | | |
| | 安置病人体位 | 1. 安置病人于舒适体位<br>2. 暴露引流管，注意保暖 | 4 | | |
| | 放置治疗巾 | 将治疗巾置于引流管连接口下方 | 2 | | |
| | 夹闭引流管 | 1. 挤压引流管<br>2. 血管钳夹住引流管连接口上 4~6 cm | 8 | | |
| | 消毒引流管连接处 | 以引流管连接口为中心，消毒连接口上、下各 2.5~3 cm | 14 | | |
| | 分离引流袋 | 1. 将无菌纱布放于引流管连接口下方，保护消毒过的引流管<br>2. 分离引流袋<br>3. 上提引流袋前端管道，使管内液体流至引流袋内 | 12 | | |
| | 消毒引流管管口 | 消毒引流管管口横截面 | 4 | | |
| | 连接新引流袋 | 将新引流袋与引流管连接 | 6 | | |

续表

| 项目 | | 内容 | 分值 | 自评 | 互评 |
|---|---|---|---|---|---|
| | 开放引流管 | 1. 松开血管钳<br>2. 挤压引流管<br>3. 观察引流是否通畅 | 6 | | |
| | 固定引流袋 | 妥善固定引流袋，引流管长度合适，无扭曲、反折 | 4 | | |
| 操作后处理<br>（10分） | 洗手，再次核对病人信息 | | 1 | | |
| | 宣教 | 1. 引流袋低于引流管出口平面，防止引流液逆流<br>2. 引流袋妥善固定，引流管无扭曲、反折，保持引流通畅<br>3. 观察引流液的颜色、量及性状，如有异常及时报告护士 | 3 | | |
| | 安置病人 | 1. 协助病人取舒适体位<br>2. 整理床单位 | 2 | | |
| | 清理用物，分类处理污物 | | 2 | | |
| | 观察更换下来的引流袋内引流液的量、色及性状，洗手，记录 | | 2 | | |
| 综合评价<br>（5分） | 1. 动作准确、熟练，流程清晰<br>2. 关心、爱护病人，与病人沟通良好 | | 5 | | |

## 四、精细解析

1. 挤压引流管时避免牵拉引流管，以免增加病人的痛苦，防止引流管脱出。

2. 保持挤压有效：每次挤压引流管时需将引流管压扁，两次挤压中间不留空隙；下一次挤压将引流管压扁后，才能松开上一次的挤压。

3. 遵循无菌原则：消毒区域不留空白，聚维酮碘棉签消毒时不往返，不跨越无菌区。

## 五、操作流程

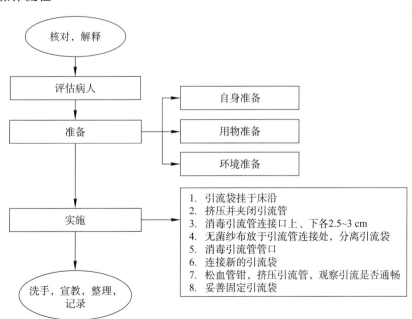

# 【知识链接】

**相关知识点**

1. 引流的概念　引流是将积存于器官、组织间隙或体腔内的液体或气体引至体外或引离原处的方法。

2. 引流目的　①预防血液、渗出液及消化液等在体腔或手术野内蓄积引起的感染、继发压迫或组织损害。②排出脓肿或其他化脓性病变的脓液或坏死组织，促使手术野无效腔缩小或闭合。③减压：如胆道手术后放置 T 管引流可防止胆道内压力增高，脑室引流可降低颅内压等。

3. 引流不当对机体造成的危害　由于引流物是异物，放置引流物可能延迟切口愈合；放置时间过长，可促使组织继发感染、粘连、瘢痕组织增多；腹腔内引流可引起麻痹性肠梗阻或肠粘连导致机械性肠梗阻；引流物过硬可使邻近组织发生压迫性坏死。引流不当可引起减压性损伤，如脑脊液引流过快可导致颅内压骤降，引起脑室出血或小脑幕切迹疝；引流还可引起体液及电解质丢失。

4. 引流的类型　①根据引流动力分为被动引流与主动引流。被动引流的动力来自于体内液体及气体与大气的压力差、体位、重力或引流物的吸附作用；主动引流的动力来自外在施加的负压。②根据引流物流出的目的地分为外引流与内引流。外引流是将积聚的液体或气体引至体外的引流方法，如腹腔引流将腹腔内的积血积液引流至体外；内引流是指通过改道或分流使体液流至另外的空腔器官以达到治疗目的，如侧脑室腹腔分流术将一组带单向阀门的分流装置置入体内，将脑脊液分流至腹腔中吸收。外科术后的引流主要指外引流。

5. 引流物种类　常见的引流物包括纱布引流条、橡皮片及引流管。引流管常用于深部伤口及体腔引流。某些空腔器官可用特殊形状的引流管如 T 管。引流管常根据放置位置或者形状命名，如切口引流管、脑室引流管、胸腔引流管、腹腔引流管、胃肠减压管、T 管等。

6. 引流管的护理　不同引流管都需要做好以下几个方面的护理：标识清楚，妥善固定，保持通畅，预防引流系统感染，观察和记录引流液的颜色、量、性状及拔管后护理等。

（1）标识清楚：标识内容包括引流管名称、置管时间以及特殊要求，如置管深度、引流动力（常压、负压）、引流速度等。

（2）妥善固定引流管及引流装置，避免引流管移位、脱出或与引流装置分离。

1）妥善固定引流管：从皮肤引出的引流管，通常用缝线固定在皮肤上。为预防引流管移位或脱出，可对引流管进行二次固定。胸腹部引流管还可以用胸带或腹带固定。引流管二次固定常采用高举平台法，以避免引流管对皮肤的压迫。高举平台法也称 Ω 固定法，固定方法如下：①准备一工字形胶布；②胶布包绕引流管一周后对粘 0.5 cm；③以对粘点为中点抹平胶布，将胶布固定于皮肤上（图 2-3-1）。

2）根据引流的目的及引流动力，妥善固

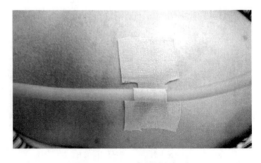

图 2-3-1　高举平台法

定引流装置。如留置引流管的目的是调节局部的压力，需根据局部压力和引流速度调节引流装置的高度，如脑室引流袋（瓶）需高于脑室平面 10 ~ 15 cm。若为利用重力原理达到引流局部液体目的时，引流装置的位置需低于引流管出口平面。负压吸引时需调节好负压压力，保持引流系统的密闭以维持负压状态。

3）保持引流管长度适宜：病人翻身、活动、搬动时妥善固定引流管，防止引流管脱出或折断；告知病人留置引流管的重要性，切勿自行拔除；对于躁动的病人，可以适当约束。如引流管脱出或折断应报告医生，及时处理。

（3）保持引流通畅：避免引流系统受压、扭曲或反折成角；定时挤压引流管，保持引流通畅。病情允许时，调整病人的体位促进引流，如胸腔手术后病人采取半坐卧位利于胸腔引流管的引流。负压引流装置需维持有效的负压。通过观察液面波动、引流液流出及气体溢出情况，判断引流系统是否通畅。如无引流液流出或气体溢出时，应判断是体腔功能恢复正常还是引流系统堵塞引起。

（4）预防引流系统感染：为了防止引流液逆流，利用重力引流的引流装置必须低于引流管出口平面；搬运病人时应先夹闭引流管，以免引流液逆流；引流液超过瓶体一半时，应及时倾倒或更换引流装置；保持引流系统的密闭性；定期更换引流装置，更换引流装置中严格遵守无菌原则。

（5）观察和记录引流液的颜色、量及性状：普通腹腔引流管术后一般引流出少许血性液体，24 h 后引流量逐渐减少。T 管引流术后，24 h 内胆汁引流量一般为 300 ~ 500 ml，恢复进食后可增至每日 600 ~ 700 ml，胆道末端通畅后引流量逐渐减少至每日 200 ml 左右。T 管引流术后 1 ~ 2 日胆汁呈淡红色或褐色，可有少量结石和絮状物；术后 2 日后胆汁颜色逐渐加深呈黄色，胆汁清亮。脑室引流术后每日引流的脑脊液不超过 500 ml 或 10 ml/h，或遵医嘱，如果流速过快，可适当提高引流袋（瓶）的高度。术后 1 ~ 2 日脑室引流液可呈血性，以后逐渐变浅，直至清亮。胃肠吻合术后 24 h 内胃液多为暗红色，然后转为咖啡色、浅咖啡色或墨绿色，直至黄绿色；术后 2 日后引流量逐渐减少。

（6）拔管指征及拔管后护理：待引流液减少、引流的腔隙或管道功能恢复正常后即可拔除引流物。具体而言，引流切口渗血的腹腔引流管，于术后 1 ~ 2 日引流物甚少时即可拔除；预防引流渗漏的引流管，需留置至术后所预防的并发症可能发生的时间后再拔除；腔道引流管需等窦道完全形成才能拔管；胃肠减压管在肠功能恢复，肛门排气后即可拔除；其他引流管则视具体情况而定。生理腔隙或管道内的引流管拔管前需夹管，以观察腔隙功能是否恢复正常，管道是否通畅，必要时需要造影验证。如 T 管拔管前需夹管及经 T 管行胆道造影以评估胆道是否通畅，夹管后观察病人是否出现胆道梗阻的表现（如黄疸、发热等）。拔管后应观察引流管口有无渗血、渗液，观察病人全身和局部情况，以评估置管腔隙或器官的功能是否已恢复正常。

## 【拓展反思】

1. 病人抱怨下床活动时提着引流袋不仅不美观还影响活动，请问你怎样解决这个问题？
2. 如何预防引流液逆流？
3. 如何预防引流管的非计划性拔管？

（符丽燕）

## 📜 项目二 胸腔引流瓶的更换及护理

### 【模拟情境练习】

#### 一、案例导入

病史概要：吴某，男，68 岁，因"咳嗽 1 个月"，诊断为"左肺癌"于 6 月 10 日入院。入院后遵医嘱完善术前准备，于 6 月 14 日 9：00am 在全身麻醉下行胸腔镜下左肺上叶切除术，术毕于 11：50am 安返病房。

身体评估：T 36.9℃，HR 88 次 / 分，R 22 次 / 分，BP 136/80 mmHg。神志清楚，精神差，切口敷料干燥，无皮下气肿；左胸管引流出血性液体 100 ml，水柱波动 3～5 cm；导尿管引流出淡黄色尿液约 200 ml。

术后医嘱予以一级护理，禁食水，心电监护，持续鼻导管吸氧、补液、抗感染、化痰治疗。

**问题：**

1. 如何做好胸腔引流管护理？
2. 观察胸腔引流瓶水柱波动范围的意义是什么？

#### 二、操作目的

1. 评估引流管通畅性、胸腔负压大小。
2. 观察引流液的颜色、量及性状。
3. 防止逆行感染。

#### 三、操作步骤及评分标准

胸腔引流瓶更换操作步骤及评分标准详见表 2-3-2。

表 2-3-2 胸腔引流瓶更换操作步骤及评分标准

| 项目 | | 内容 | 分值 | 自评 | 互评 |
|---|---|---|---|---|---|
| 操作前准备（10 分） | 核对，解释 | 1. 核对确认医嘱无误<br>2. 核对病人姓名、床号、腕带等信息<br>3. 解释更换胸腔引流瓶的目的、过程，取得配合 | 2 | | |
| | 评估病人 | 病人病情，查看有无呼吸困难、胸闷、咳嗽、咳痰；胸腔引流管数量，切口敷料、皮下气肿、水柱波动和引流液情况 | 2 | | |
| | 自身准备 | 仪表大方，态度和蔼，服装、鞋、帽整洁；洗手，戴口罩 | 2 | | |
| | 用物准备 | 治疗车，治疗盘，一次性换药包，卵圆钳 2 把（卵圆钳头端带有保护套），一次性胸腔引流瓶，500 ml 生理盐水，无菌手套，清洁手套，医用垃圾桶，生活垃圾桶，手消毒剂 | 3 | | |
| | 环境准备 | 环境清洁，光线充足，调节室温，关闭门窗，拉床帘 | 1 | | |

续表

| 项目 | | 内容 | 分值 | 自评 | 互评 |
|---|---|---|---|---|---|
| 操作过程（75 分） | 准备胸腔引流瓶 | 1. 检查一次性胸腔引流瓶包装和有效期，并打开两层包装<br>2. 检查胸腔引流瓶的完整性，刻度是否清晰，底座及挂钩功能是否完好<br>3. 打开胸腔引流瓶底座 | 6 | | |
| | | 胸腔引流瓶水封腔及调压腔加水，水封腔的水管没入水面 3 ~ 4 cm 或至 0 水位线，调压腔加水 12 ~ 16 cm | 12 | | |
| | | 检查胸腔引流瓶的密闭性 | 6 | | |
| | 再次核对、解释 | 1. 携用物至床边<br>2. 做好核对、解释工作 | 2 | | |
| | 放置引流瓶 | 将胸腔引流瓶放在低于胸腔 60 ~ 100 cm 的地面 | 1 | | |
| | 准备消毒用物 | 1. 打开一次性换药包<br>2. 戴无菌手套<br>3. 将无菌弯盘取出置于治疗盘内<br>4. 将两把无菌镊子放置于无菌弯盘内<br>5. 将聚维酮碘棉球放置于无菌弯盘内 | 8 | | |
| | 安置病人体位 | 1. 安置病人舒适体位<br>2. 暴露胸腔引流管，注意保暖 | 2 | | |
| | 放置治疗巾 | 将治疗巾置于引流管连接口下方 | 2 | | |
| | 夹闭引流管 | 1. 挤压引流管<br>2. 两把卵圆钳交叉夹闭引流管连接口上方 4 ~ 6 cm 处 | 8 | | |
| | 消毒引流管连接处 | 用镊子夹取聚维酮碘棉球消毒引流管连接处，以连接口为中心，消毒连接口上、下各 2.5 ~ 3 cm | 12 | | |
| | 分离胸腔引流瓶 | 1. 取无菌纱布保护引流管连接处<br>2. 分离胸腔引流瓶<br>3. 将胸腔引流瓶连接管近端上提，使引流液全部流至胸腔引流瓶内 | 5 | | |
| | 消毒引流管口 | 用镊子夹取聚维酮碘棉球消毒引流管口横截面 | 2 | | |
| | 连接新的引流瓶 | 1. 连接新的胸腔引流瓶<br>2. 检查胸腔引流瓶连接是否正确，引流系统是否密闭 | 6 | | |
| | 开放引流系统 | 1. 松开卵圆钳，挤压引流管<br>2. 嘱病人咳嗽，观察水封腔内水柱波动情况，判断引流是否通畅<br>3. 必要时连接负压吸引器 | 2 | | |
| | 注明更换日期 | 在新的胸腔引流瓶上粘贴更换时间标签 | 1 | | |

续表

| 项目 | | 内容 | 分值 | 自评 | 互评 |
|---|---|---|---|---|---|
| 操作后处理<br>（10分） | 洗手，再次核对病人信息 | | 1 | | |
| | 宣教 | 1. 引流瓶低于胸腔60～100 cm，防止引流液逆流<br>2. 引流管无扭曲、反折，保持引流通畅<br>3. 观察引流液的颜色、量及性状，如有异常及时报告护士<br>4. 病人取半卧位，鼓励进行有效咳嗽和深呼吸运动，增加肺活量，促使肺扩张<br>5. 意外的处理：病人床旁常备卵圆钳和无菌敷料。引流管连接处脱落或胸腔引流瓶损坏时，应立即将引流管反折，用卵圆钳夹闭引流管，并呼叫护士；若引流管从胸腔滑脱，立即用手顺皮肤纹理方向捏闭引流管口周围皮肤，用无菌敷料覆盖伤口，并呼叫护士 | 3 | | |
| | 安置病人 | 协助病人取合适体位，整理床单位 | 2 | | |
| | 用物处理 | 清理用物，分类处理污物 | 2 | | |
| | 观察，记录 | 观察更换下来的引流瓶内引流液的颜色、量及性状，洗手，记录 | 2 | | |
| 综合评价<br>（5分） | 1. 动作准确、熟练，流程清晰<br>2. 关心、爱护病人，与病人沟通良好 | | 5 | | |

📹 视频 2-3-2 胸腔闭式引流瓶更换

### 四、精细解析

1. 根据胸腔引流管管径的粗细、材质的软硬选择合适的挤压方法。常用的挤压方法有器械挤压及徒手挤压。器械挤压适用于管径较粗、管壁较硬的胸腔引流管，徒手挤压适用于管径较窄或管壁较软的胸腔引流管。器械挤压常采用卵圆钳挤压，为了减轻卵圆钳对胸腔引流管的损伤，卵圆钳前端需套上保护装置，如橡胶皮管。

2. 管径较粗的胸腔引流管一般使用聚维酮碘棉球消毒。操作过程中，两把镊子的功能要固定，即一把镊子接触病人，另一把镊子接触无菌弯盘内的无菌物品，不接触病人。

3. 因胸腔为负压，如胸腔引流管与大气相通会形成气胸，故操作过程中要避免胸腔与大气相通。主要做好以下几点：①保持胸腔引流瓶水封腔的水面高度合适，一般为3～4 cm。②胸腔引流瓶加水、安装后要检查其密闭性。③分离胸腔引流瓶前，要用两把卵圆钳交替夹闭胸腔引流管。④更换新的胸腔引流瓶后，只有在确保引流系统密闭后才能松开卵圆钳，开放引流管。

4. 利用呼吸运动及取合适体位促进引流效果。呼吸运动可以挤压胸腔，促进胸腔内液体及气体的排出，因此鼓励病人深呼吸、有效咳嗽。胸腔引流病人取半坐卧位，则可利用重力排出胸腔内的液体。

5. 引流通畅的观察。通过观察胸腔引流管内有无液体流出和（或）有无气体溢出、引流瓶的水柱波动情况观察引流是否通畅。正常水柱波动范围为4～6 cm。若水柱波动过高，可能存在肺不张；如水柱无波动，提示引流不畅或肺已完全扩张。若水柱无波动，病人出现胸闷气促、气管向健侧偏移等肺受压的症状，应考虑引流管被血块堵塞，需挤压引流管，并通知医生进一步处理。

6. 观察引流液的颜色、量及性状：手术后胸腔引流液的颜色为血性，随着时间的延长，颜色由血性逐渐转变为血清样；米汤样引流液提示乳糜胸可能；绿色或咖啡色引流液提示吻合口瘘可能。术后 24 h 内引流液的量一般为 150～700 ml，24 h 后逐渐减少。

**五、操作流程**

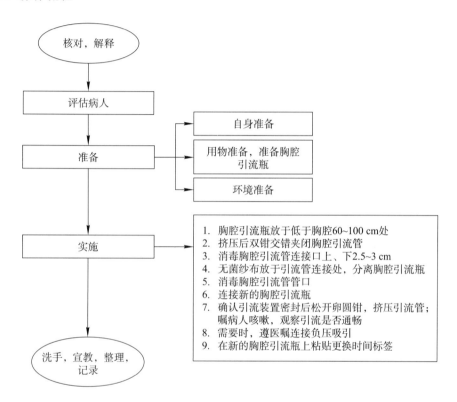

**【知识链接】**

**一、相关知识点**

传统的胸腔引流装置有单瓶、双瓶、三瓶 3 种类型。

1. 单瓶胸腔引流装置 是最简单的胸腔引流装置。该引流装置只有一个瓶体，该瓶体既作为水封瓶又作为集液瓶。由于水封瓶与集液瓶共用一个瓶体，从胸腔引流出来的液体将增加水封的水位，导致胸腔内的液体及气体要克服更大的水封压力才能排出体外。为了避免引流出的液体对水封瓶水位的影响，单瓶胸腔引流装置仅用于气胸。

2. 双瓶胸腔引流装置 由水封瓶和集液瓶两个瓶体组成，因水封瓶与集液瓶分开，从胸腔引流出来的液体不会影响水封瓶的水封水位。

3. 三瓶胸腔引流装置 在双瓶引流装置的基础上增加了负压控制瓶，有水封瓶、集液瓶及负压控制瓶三个瓶体。负压控制瓶连接负压吸引器后产生负压，负压的压力等于负压控制瓶与水封瓶的水位差。可通过改变负压控制瓶与水封瓶的水位差来调整三瓶胸腔引流装置的负压压力。没有连接负压吸引器时，三瓶胸腔引流装置的负压控制瓶不发挥作用，此时该引流装置的功能相当于双瓶胸腔引流装置。

### 二、临床新进展

为了克服传统胸腔引流装置易倾覆、瓶体重、携带不便、不能精准调节负压、不能实时反映胸腔内压力等缺点，研究者开发了新的胸腔引流装置，如四瓶胸腔引流装置、无水胸腔负压引流装置及数字化胸腔引流装置。

1. 四瓶胸腔引流装置　在传统三瓶胸腔引流装置的基础上增加了一个瓶体，该瓶体是一个负压监视窗，可实时了解病人胸腔负压变化情况。

2. 无水胸腔负压引流装置　取消了水封瓶，无需加水。为了将胸腔与大气隔离，该系统有一个防止大气进入胸腔的单向阀组，并预设了一定的负压，一般为 -20 cmH$_2$O。该引流装置只适用于引流液体，不适用于单纯性气胸。

3. 数字化胸腔引流装置　由微电子机械系统传感器、操作面板、引流管及引流瓶组成。该装置可以实时监测引流量及胸腔压力，能提供持续、稳定、可调节的负压吸引，可持续引流胸腔内的气体和液体。该装置配有数字显示屏，能实时提供客观、精确的引流量和漏气速率，并且可以将这些数据导入计算机制成直观图表进行分析，为拔管时机提供客观的参考依据。该引流装置具有负压、引流、漏气监测、数据分析的功能，有助于准确评估病人肺功能恢复情况。

## 【拓展反思】

1. 请比较胸腔引流瓶更换与 T 管引流袋更换操作的异同点。

2. 术后早期下床活动有助于胸部手术病人术后康复，然而有些病人因担心活动过程中胸腔引流管牵拉引起疼痛、担心引流管脱出等原因不愿意下床活动。如果你是该病人的责任护士，将采取哪些办法促进病人早期下床活动？

（符丽燕）

## 📜 项目三　胃肠减压术病人的护理

## 【模拟情境练习】

### 一、案例导入

病史概要：王某，男，48 岁，因"反复上腹部烧灼痛 5 年，再发加重 6 h"入院。病人于 5 年前出现空腹或夜间上腹部烧灼痛，进食后疼痛减轻，近段时间自觉症状加重。6 h 前于晚餐后突发上腹部剧痛，迅速波及全腹，伴有恶心、呕吐。

身体评估：T 37.5℃，P 78 次/分，R 20 次/分，BP 110/86 mmHg。神志清楚，痛苦面容，腹式呼吸消失，全腹肌紧张，有压痛和反跳痛，以上腹明显。叩诊肝浊音界消失，移动性浊音（+），听诊肠鸣音消失。

辅助检查：血常规示 WBC $16.5 \times 10^9$/L，中性粒细胞比值 85%，淋巴细胞比值 15%。急诊 CT 提示：腹膜后区、肠系膜局限性渗出伴积气，十二指肠水平部局部肠壁轻度水肿，肠壁模糊，提示十二指肠水平段穿孔可能。

入院后医嘱予以禁食、胃肠减压、补液、抗感染、护胃等治疗。

**问题：**

1. 该病人胃肠减压的目的是什么？

2. 如何做好胃肠减压病人的护理？

## 二、操作目的

1. 防止胃肠道穿孔者胃内容物经破裂口继续漏入腹腔。

2. 解除或缓解肠梗阻所致的症状。

3. 胃肠手术的术前准备，以减少胃肠胀气。

4. 术后吸出胃肠内气体和胃内容物，减轻腹胀，减轻缝线张力和伤口疼痛，促进伤口愈合，改善胃肠壁血液循环，促进消化功能恢复。

5. 通过对胃肠减压吸出物的判断，观察病情变化及协助诊断。

## 三、操作步骤及评分标准

胃肠减压术病人的护理操作步骤及评分标准详见表 2-3-3。

表 2-3-3 胃肠减压术病人的护理操作步骤及评分标准

| 项目 | | 内容 | 分值 | 自评 | 互评 |
|---|---|---|---|---|---|
| 操作前准备（10 分） | 核对，解释 | 1. 核对、确认医嘱无误<br>2. 核对病人姓名、床号、腕带等信息<br>3. 解释胃肠减压的目的，操作过程中的配合要点，取得病人合作 | 2 | | |
| | 评估病人 | 病情，腹胀情况，鼻腔情况（有无鼻部疾病史，鼻腔有无红肿、炎症，有无鼻中隔偏曲等），有无活动义齿 | 2 | | |
| | 自身准备 | 仪表大方，态度和蔼，服装、鞋、帽整洁；洗手，戴口罩 | 2 | | |
| | 用物准备 | 治疗盘，治疗碗 2 个（1 个碗内放纱布、压舌板、镊子，另一个碗内放温开水），液状石蜡，弯盘，治疗巾，胃管，20 ml 注射器，棉签，胶布，别针，听诊器，胃肠减压器，手套，手电筒，胃管标签，医用垃圾桶，生活垃圾箱，洗手液 | 3 | | |
| | 环境准备 | 清洁，光线充足，拉床帘 | 1 | | |
| 操作过程（75 分） | 病人准备 | 病人取下眼镜、义齿，根据病情协助病人取合适卧位 | 3 | | |
| | 床单位保护 | 下颌下垫治疗巾，放弯盘 | 3 | | |
| | 检查、湿润鼻腔 | 用手电筒观察鼻腔有无疾患，确定插入侧鼻孔；湿棉签清洁鼻腔，备胶布 | 5 | | |
| | 检查胃管通畅性 | 用注射器空推检查胃管是否通畅 | 3 | | |
| | 测量 | 测量插管的长度（前额发际到剑突或鼻尖至耳垂，再到剑突的距离，成人 45~55 cm，婴幼儿 14~18 cm），并做好标记 | 6 | | |
| | 润滑 | 润滑胃管前端 | 5 | | |

| 项目 | | 内容 | 分值 | 自评 | 互评 |
|---|---|---|---|---|---|
| | 插管 | 1. 一手持纱布托住胃管，另一手持镊子夹住胃管前端，自一侧鼻腔将胃管轻轻插入<br>2. 清醒病人：插至咽喉部（10～15 cm）时，嘱其做吞咽动作，顺势将胃管向前推进<br>3. 昏迷病人：插管前撤除枕头，将病人头后仰，以免胃管误入气管；当胃管插至咽喉部时，以左手将病人头部托起，使下颌靠近胸骨柄，以增大咽喉部通道的弧度，便于胃管顺利通过 | 20 | | |
| | 验证 | 插入所需长度后，用胶布将胃管初步固定于鼻翼，再确定胃管是否在胃内：<br>1. 胃管末端接注射器抽吸，有胃液抽出<br>2. 置听诊器于胃部，用注射器从胃管注入 10 ml 空气，听到气过水声<br>3. 将胃管末端置于治疗碗内液体中，当病人呼气时无气泡逸出<br>必要时，X 线拍片确定胃管位置 | 15 | | |
| | 固定 | 证实胃管在胃内后，用胶布将胃管固定于面颊 | 5 | | |
| | 连接胃肠减压器 | 连接胃肠减压器，打开开关，保证引流通畅 | 5 | | |
| | 贴胃管标签 | 在胃管标识上标注置管日期、时间、置管人、留置深度，并贴于胃管末端上一手掌处 | 5 | | |
| 操作后处理（10 分） | | 洗手，再次核对病人信息 | 1 | | |
| | 宣教 | 1. 胃管无扭曲、反折<br>2. 观察引流液的颜色、量及性状，如有异常，及时通知护士 | 2 | | |
| | 安置病人 | 协助病人取合适体位，整理床单位 | 2 | | |
| | | 清理用物，分类处理污物 | 3 | | |
| | | 观察胃肠减压器内引流液的颜色、量及性状，洗手，记录 | 2 | | |
| 综合评价（5 分） | | 1. 动作准确、熟练，流程清晰<br>2. 关心、爱护病人，与病人沟通良好 | 5 | | |

### 四、精细解析

1. 插胃管前 评估病人对留置胃管的认知情况，向病人解释胃肠减压的目的及插胃管时的配合方法，指导病人进行有节律的吞咽动作，缓解病人紧张情绪。

2. 减轻胃管置入的不适 插胃管前充分润滑胃管，润滑后及时插入，减少胃管与黏膜摩擦；插胃管动作轻柔；插至咽喉部（10～15 cm）时嘱病人做有节律的吞咽动作，插管速度尽量与病人的吞咽速度相吻合，避免强行插管。

3. 插管过程中各种情况的处理 胃管插入不畅时，应检查病人口腔，了解胃管是否盘曲在口腔，或将胃管抽出少许，再小心插入。插胃管时，如病人出现剧烈恶心、呕吐，可指导其张口呼吸，暂停插管，让病人休息片刻，待恶心、呕吐缓解后再缓慢将胃管送入。插胃管过程中观察病人的病情变化，如病人出现呛咳、呼吸困难、发绀等情况，提示胃管误入气管，应立即停止插管，拔出胃管，休息片刻后再重新插管。

4. 胃管位置的判断　传统判断胃管是否在胃内的方法，如抽取胃液、在胃部听气过水声、观察胃管末端有无气泡逸出等方法可信度较低。X 线是判断鼻胃管位置的金标准，但该方法操作复杂，且会产生辐射。其他判断胃管是否在胃内的方法包括胃管抽出液 pH检测、胃管呼气末二氧化碳检测、超声检查等。

5. 胃管固定方法　固定胃管时宜选择具有延展性的黏性胶布，鼻翼固定处可选择"工"字形固定，面颊处采用高举平台法固定，减少皮肤损伤。对黏性胶布过敏的病人，可使用棉绳双套结系法固定鼻胃管或使用液体敷料保护皮肤后粘贴固定胶布。

**五、操作流程**

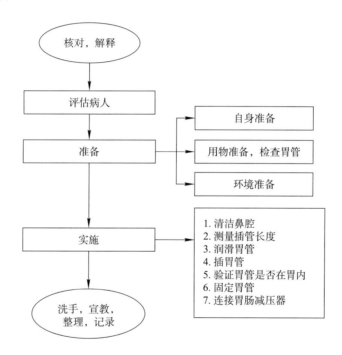

**【知识链接】**

**一、相关知识点**
置管期间的护理要点

1. 妥善固定胃管，确保胃管固定牢固；避免胃管扭曲、打折、受压及脱出。每天检查胃管置管刻度。

2. 维持有效负压，胃肠减压的负压以 20 ~ 30 $cmH_2O$ 为宜。保持负压引流器呈负压状态，以确保有效减压。引流液达负压引流装置体积的 2/3 时应及时倾倒，以免影响引流效果。倾倒时，应闭合胃管接口端，以免空气进入胃内导致腹胀。

3. 观察胃肠减压液的颜色、量及性状，并记录 24 h 引流总量。如胃肠减压液的颜色、量及性状发生变化，应及时通知医生处理。

4. 胃肠减压期间，注意观察病人水电解质及胃肠功能恢复情况。

5. 留置胃管期间加强病人的口腔护理,保持口腔清洁。

6. 病人咽喉部有分泌物聚积时,鼓励病人咳嗽、排痰,咳嗽前固定好胃管及负压引流装置。不能自行咳痰的病人,加强翻身、拍背,促进排痰。

7. 如从胃管内注入药物,应用温开水冲洗胃管后夹管 30 ~ 60 min,以免将药物吸出影响疗效。

## 二、临床新进展

胃肠减压是肠梗阻的重要治疗方法。传统的胃肠减压常采用鼻胃管减压,但胃管仅能对胃内容物减压,对低位肠梗阻减压效果欠佳。肠梗阻导管比胃管长,能到达肠梗阻部位近端(图 2-3-2),达到有效减压的目的。肠梗阻导管分为经鼻和经肛两种类型。

经鼻肠梗阻导管的置入分两个阶段:第一阶段是在胃镜或其他方法的引导下将肠梗阻导管的前端通过幽门进入十二指肠,导管末端连接胃肠减压器进行引流。第二个阶段是置入十二指肠的肠梗阻导管在导管前端注水球囊的重力作用和肠道自身蠕动作用下,不断向肠道远端推进,到达梗阻部位近端。经鼻肠梗阻导管置入十二指肠后,只在病人面颊部对导管进行固定,固定时在鼻腔外预留 10 ~ 15 cm 的松缓弯曲长度(图 2-3-3),利于导管随着肠蠕动向深处前行。当面颊部的松缓弯曲消失后,再次做 10 ~ 15 cm 的松缓弯曲,将导管重新固定。经 X 线检查确认导管到达肠梗阻部位(图 2-3-4),在鼻翼处及面颊部双重固定肠梗阻导管,防止其再深入。

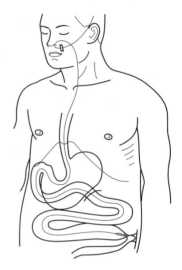

图 2-3-2 肠梗阻导管示意图

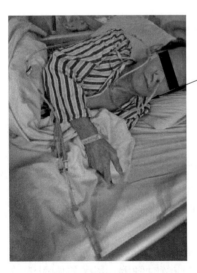

预留10~15 cm

图 2-3-3 鼻腔外预留 10 ~ 15 cm 的长度

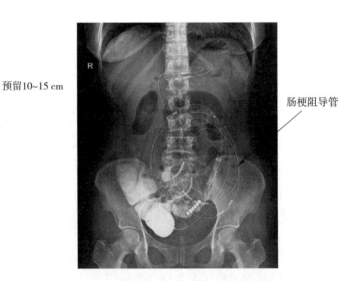

肠梗阻导管

图 2-3-4 X 线确认肠梗阻导管位置

## 【拓展反思】

1. 总结胃肠减压管和鼻饲管置管流程及护理的异同点。

2. 胃管减压期间，病人感觉口干、咽喉部干痛等不适，要求拔除胃管，作为责任护士，你将怎样处理？

（符丽燕）

# 单元四　乳腺外科常用护理技术

## 【教学目标】

### 一、认知目标

1. 能陈述乳腺癌术后各期功能锻炼技术及乳房自检方法。

2. 能理解乳腺癌术后肢体功能锻炼目的并归纳相关注意事项，能陈述乳房自检时机。

3. 能简单阐述乳腺癌术后淋巴水肿和腋网综合征治疗进展及乳腺癌主要诊断技术。

### 二、能力目标

1. 能根据病人不同手术方式正确指导病人进行患肢功能锻炼。

2. 能示范上肢功能锻炼及乳房自检操作技术。

3. 能判断病人患肢功能锻炼的效果及对乳房自检方法进行评价。

### 三、情感态度价值观目标

1. 增强病人疾病自我管理能力，尽快恢复其社会适应能力。

2. 加强与病人的沟通，鼓励其说出内心感受，及时回应病人的诉求并给予必要的心理疏导。

3. 关爱自我及周围人乳房健康。

## 项目一　乳腺癌术后肢体功能锻炼

### 【模拟情境练习】

#### 一、案例导入

病史概要：李某，女，42 岁，因体检发现"左侧乳房无痛肿物 1 个月，穿刺提示左侧乳腺浸润性癌"入院。现为全身麻醉下行左侧乳腺癌根治术＋左侧腋窝淋巴结清扫术后第 1 天。

身体评估：T 37℃，P 86 次 / 分，R 18 次 / 分，BP 125/66 mmHg。神志清楚，一般情况可，伤口疼痛评分：3 分，伤口敷料清洁、干燥，负压引流正常。目前病人诉患肢不敢活动，担心活动影响伤口愈合，并害怕肿瘤复发。

问题：

1. 请问该如何规划病人术后的患肢功能锻炼进程？

2. 如何判断患肢功能锻炼的有效性？

3. 如何提高病人功能锻炼的依从性？

#### 二、操作目的

促进乳腺癌根治术术后病人患侧上肢的功能恢复，重建病人的自理能力。

### 三、操作步骤及评分标准

乳腺癌术后肢体功能锻炼的操作步骤及评分标准详见表 2-4-1。

表 2-4-1　乳腺癌术后肢体功能锻炼的操作步骤及评分标准

| 项目 | | 内容 | 分值 | 自评 | 互评 |
|---|---|---|---|---|---|
| 操作前准备（15分） | 核对，解释 | 1. 核对病人床号、姓名、住院号等基本信息<br>2. 解释术后功能锻炼的目的及重要性 | 5 | | |
| | 评估病人 | 评估病人的基本资料（年龄、受教育程度、理解能力、性格等）、手术时间及方式、生命体征、生活自理能力、心理状况及配合程度，伤口有无积液、感染，皮瓣是否愈合及当前功能锻炼是否达标 | 5 | | |
| | 自身准备 | 衣帽整洁，洗手，戴口罩 | 1 | | |
| | 用物准备 | 1. 以握力球、手指阶梯、毛巾、拉绳为例<br>2. 功能锻炼宣教单和个性化功能锻炼计划书 | 2 | | |
| | 环境准备 | 清洁，安全，舒适，光线充足 | 2 | | |
| 操作过程（根据分期进行评分）（70分） | 早期功能锻炼 | 1. 术后6 h内，三角枕抬高患肢45°，活动腕关节、肘关节<br>动作：伸指、握拳、握握力球［图 2-4-1（1）～（3）］，以及腕关节、肘关节屈伸［图 2-4-1（4）］和旋转运动<br>2. 术后第一天协助病人尽早下床活动，进行指、腕、肘、肩、颈关节的活动<br>动作：手臂旋转活动，屈伸肘关节，颈部运动（图 2-4-2），耸肩运动（图 2-4-3），梳头练习运动（图 2-4-4） | 60 | | |
| | 中期功能锻炼 | 术后2～4周以肩关节的活动为主，防止瘢痕粘连<br>动作：<br>（1）爬墙［以手指阶梯为例，（图 2-4-5（1）～（2）］，推墙［图 2-4-5（3）］<br>（2）手肘开合（图 2-4-6）<br>（3）手肘画圈（图 2-4-7）<br>（4）手肘上推（图 2-4-8）<br>（5）扩胸运动（图 2-4-9） | 60 | | |
| | 后期功能锻炼 | 此阶段以上肢大范围活动为主，以防止关节内粘连，具体时间应结合手术方式及伤口愈合情况<br>动作：<br>（1）摸耳法（图 2-4-10）<br>（2）毛巾法（图 2-4-11）<br>（3）绳索转动法（图 2-4-12）<br>（4）双手背后对扣法（图 2-4-13） | 60 | | |
| | 评价 | 1. 病人理解及配合程度<br>2. 病人在不同阶段功能锻炼的达标情况（表 2-4-2，表 2-4-3） | 10 | | |

| 项目 | 内容 | | 分值 | 自评 | 互评 |
|---|---|---|---|---|---|
| 操作后处理（10分） | 洗手，再次核对病人信息 | | 2 | | |
| | 宣教（注意事项、原则） | 1. 循序渐进原则，早期以自我感觉不疼痛、不劳累为度<br>2. 针对存在问题，修改功能锻炼计划<br>3. 观察功能锻炼后有无不良反应 | 5 | | |
| | 用物整理，洗手，记录 | | 3 | | |
| 综合评价（5分） | 1. 操作简单易行，病人易于理解并能独立完成功能锻炼<br>2. 动作轻柔，注意对病人的人文关怀 | | 5 | | |

视频 2-4-1　乳腺癌术后肢体功能锻炼

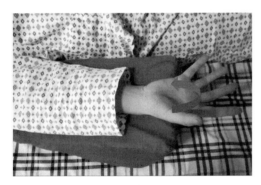

（1）伸指

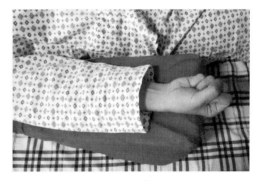

（2）握拳

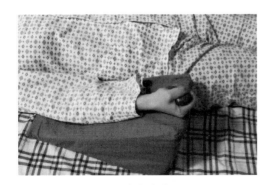

（3）握握力球

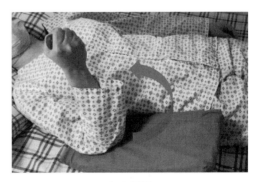

（4）屈肘

图 2-4-1　活动腕关节、肘关节

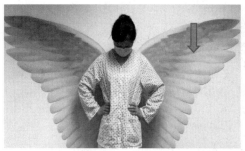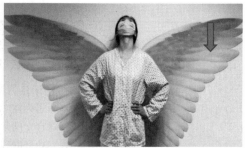

（1）两手叉腰，头颈做前屈后伸动作

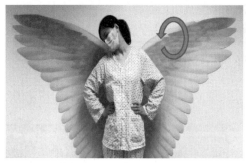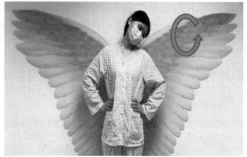

（2）两手叉腰，头颈做左右双向旋转动作

图 2-4-2 颈部运动

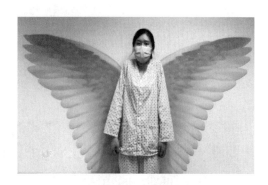

图 2-4-3 耸肩运动

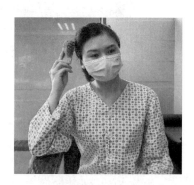

图 2-4-4 梳头练习运动

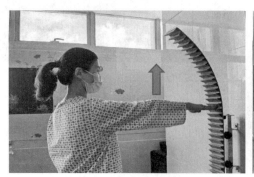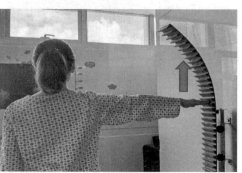

（1）正面爬手指阶梯　　　　　　　　　　（2）侧面爬手指阶梯

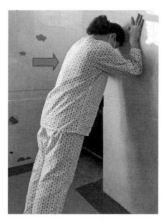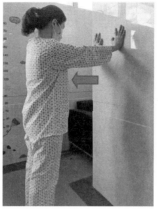

（3）推墙运动

图 2-4-5 爬手指阶梯及推墙运动

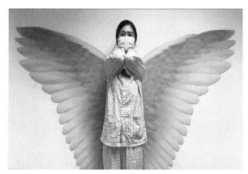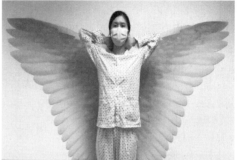

图 2-4-6 手肘开合

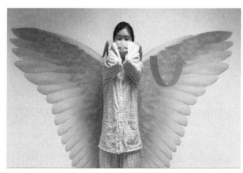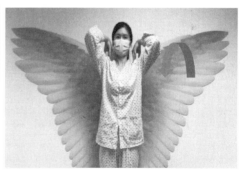

图 2-4-7 手肘画圈

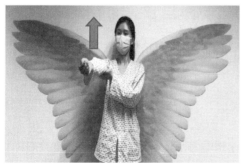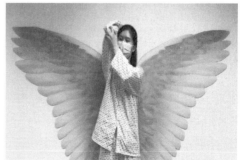

图 2-4-8 手肘上推

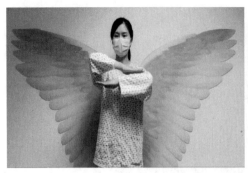
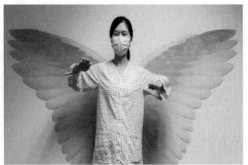

图 2-4-9 扩胸运动

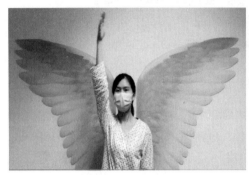
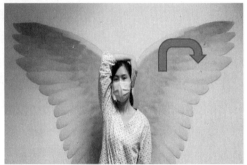

图 2-4-10 摸耳法

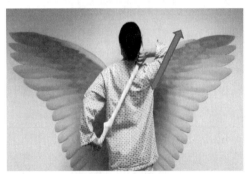
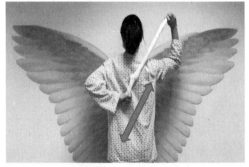

（1）右

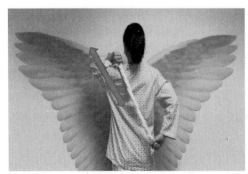
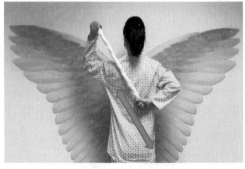

（2）左

图 2-4-11 毛巾法

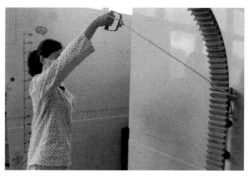
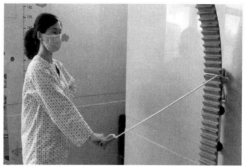

图 2-4-12　绳索转动法

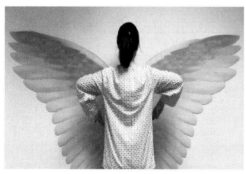
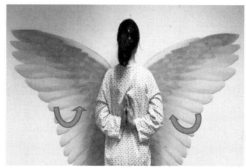

图 2-4-13　双手背后对扣法

表 2-4-2　不同手术方式乳腺癌病人功能锻炼康复分期

| 手术方式 | 早期 | 中期 | 后期 |
|---|---|---|---|
| 改良根治 + 腋窝淋巴结清扫术、乳房重建术 | 7 天 | 4 周 | >1 个月 |
| 改良根治 + 前哨淋巴结活检术 | 3 ~ 5 天 | 3 周 | >3 周 |
| 保乳术 | 1 ~ 3 天 | 1 周 | >1 周 |

注：根据不同分期，按照以上锻炼方法，要求每次 20 ~ 30 min，每日 3 次实施功能锻炼。

表 2-4-3　不同手术方式乳腺癌病人不同时期功能锻炼达标要求

| 评价时间 | 术后 1 周 | 术后 3 周 | 术后 1 个月 |
|---|---|---|---|
| 改良根治 + 腋窝淋巴结清扫术、乳房重建术 | 患肢抬高 90° | 90° ~ 180° | 180° |
| 改良根治 + 前哨淋巴结活检术 | 患肢抬高 90° ~ 180° | 180° | 180° |
| 保乳术 | 患肢抬高 180° | 180° | 180° |

### 四、精细解析

1. 握拳及握力球方法　握拳或握力球可以锻炼大、小鱼际肌，旋前方肌，拇长屈肌、拇长展肌及肱二头肌，肱三头肌，有利于促进患肢血液及淋巴液回流，减少术后患肢肿胀。握紧时自我感觉手臂紧绷，持续时间需 5 s，放松时间仍需 5 s，再重复。

2. 爬墙运动方法　如有手指阶梯锻炼，效果更佳。

（1）正面爬墙：面向墙壁，身体直立，伸展患肢，指尖触及墙壁，沿墙向上行走。

（2）侧面爬墙：侧身站立于墙壁旁，伸展患肢，手指在墙壁上行走，身体不要向墙壁倾斜。

3. 推墙　离墙一臂距离站立，手臂平额头触及墙壁，头部、躯干和腿保持在一条直线上，慢慢伸直手臂直至与身体垂直。

**五、操作流程**

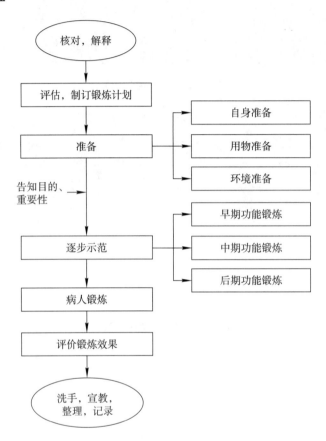

## 【知识链接】

**一、相关知识点**

（一）乳腺癌手术对病人上肢功能的影响

乳腺癌手术后患肢易出现疼痛、麻木、肌力减退、瘢痕挛缩及精细运动功能障碍，部分病人可出现淋巴水肿、腋网综合征等。

1. 乳腺癌术后淋巴水肿（breast cancer-related lymphedema，BCRL）　是由于手术、放疗等原因破坏正常淋巴结构，导致淋巴管内高蛋白淋巴液回流受阻，在软组织中不正常聚集引起上肢和腋窝肿胀，是乳腺癌术后常见并发症。BCRL一旦发生，难以逆转，因此，早期预防和治疗十分重要。

2. 腋网综合征（axillary wed syndrome，AWS）　是以腋窝为中心向四周扩散的皮下结节为特征，伴随患肢疼痛和肩关节活动受限，尤其是患肢外展受限。AWS是乳腺癌术后常见而易被忽略的并发症，其发生率为36%～86%，常发生于术后2～8周，但也可能发生于术后数月、数年。AWS的长期发展会引起肌筋膜综合征、患肢肌肉萎缩及肩关节周围炎，影响其日常活动及生活质量。

（二）乳腺癌术后功能锻炼的意义

1. 早期功能锻炼可增加全身及局部的血液循环，促进病理产物的吸收和清除，从而减轻疼痛，有助于上肢功能的恢复；可防止失用性肌肉萎缩、关节强直，减少因手术切口瘢痕挛缩而致上肢活动受限；还可促进病人自理能力的重建，增强其自信心。

2. 早期功能锻炼利于上肢淋巴液回流及上肢水肿的消退，可明显降低积液、积血、皮瓣坏死及上肢严重水肿等并发症的发生。

3. 术后 6 个月内为功能锻炼的最佳时期，早期开展规律及有效的锻炼，能减少组织粘连的发生，增加上肢及肩关节活动度，促进病人康复。

（三）乳腺癌术后功能锻炼的注意事项

1. 锻炼要循序渐进，量力而行。以自我可耐受的疼痛及疲劳为宜，过度的锻炼会影响切口的愈合。腋窝淋巴结清扫术后约一周内应限制肩关节外展，以免影响皮瓣愈合。有伤口感染、皮瓣愈合不佳、积血积液、假体植入等情况应延迟锻炼时机，具体可医护共同讨论，制订个性化的锻炼计划。

2. 乳腺癌根治性手术后 6 个月为患肢功能恢复的有效时间，而术后 3 个月是最重要的时期。如果乳腺癌病人在术后不进行患肢功能锻炼，其瘢痕组织收缩时将影响肩关节的活动；而在瘢痕组织达到较稳定的状态后，即使进行锻炼，其效果也不理想。锻炼的过程中还需及时评估锻炼效果。

3. 当病人厌倦常规锻炼时，可指导生活事务代替锻炼，如扫地、洗碗、擦洗、家务整理、广场舞等，使其在完成锻炼目标的同时，增加锻炼的趣味性。

（四）乳腺癌术后预防患肢淋巴水肿的健康教育

1. 避免任何原因的皮肤受损及感染。

（1）注意卫生，保持患肢皮肤清洁。

（2）日常保湿，防止皮肤干裂。

（3）指甲护理，保持手和指甲四周的皮肤柔软、润滑，防止指甲刮伤皮肤。

（4）防蚊虫叮咬，使用驱蚊剂保护外露的皮肤。

（5）避免被宠物抓伤或咬伤。

（6）做可能导致皮肤损伤的活动时需要戴手套，如洗餐具、种花草，长时间使用化学制剂、洗涤剂。

（7）尽量不在患肢穿刺，如注射、采血、输液，以及持续性血压监测。如果皮肤出现擦伤、刺破，需及时消毒处理伤口以防感染。

（8）若出现皮疹、瘙痒、发红、疼痛、皮温增高、发热或流感样症状，应立即就医治疗。

2. 避免患肢长时间下垂及受压。

3. 避免患肢接触过冷过热环境，如不可湿蒸、干蒸，夏天注意防晒等。

4. 长途飞行佩戴压力袖套。

**二、临床新进展**

淋巴水肿综合消肿治疗（complete decongestive therapy，CDT）是目前世界上应用最广泛、效果最为肯定的淋巴水肿治疗方法，可以缓解乳腺癌术后轻中度淋巴水肿，对于有完整淋巴回流的水肿病人效果尤为明显。CDT 主要包括：徒手淋巴引流（manual lymphatic drainage，MLD）、压力绷带治疗、皮肤护理、功能锻炼、患者教育等。MLD 是一种轻度按摩疗法，基于淋巴系统解剖学，根据淋巴通路的解剖走向，将淋巴液引流到对应解剖区域的手法按摩，包括开通淋巴通路、按摩淋巴结、患肢淋巴引流 3 个步骤，从而达到减轻肿胀的治疗手法。压力绷带治疗一般采用棉质绷带、泡沫绷带及低弹力绷带对患侧肢体进行多层 "8" 字样或者螺旋式加压包扎，24 h 除去清洗时间均持续包扎。2~3 周为一个治疗周期，每周进行效果评价一次，一般通过比较治疗前后患肢不同部位周长变化及病人的主观感受来进行效果评价。

此外，护理延伸服务对提高乳腺癌病人术后患肢功能锻炼依从性也可起到良好的临床干预效果，降低术后相关并发症的发生。护理延伸服务内容形式较多，主要包括心理护理干预、认知干预、行为干预、术后延续护理。乳腺癌个案管理师全程参与病人诊断、入院、治疗、出院、返回社区的过程，通过沟通、协调、教育及提供资源，使病人在复杂的治疗中得到连续性及整体性的护理服务。目前各大医院中，乳腺癌个案管理师在护理延伸服务中承担主要工作。

### 【拓展反思】

1. 如何实施赋能教育指导，以提高乳腺癌根治术后病人自我管理能力，改善患肢功能？

2. 病人担心功能锻炼影响伤口愈合，不按计划实施锻炼，该如何处理？

3. 制订切实可行的术后功能锻炼计划，需要考虑的因素有哪些？

（王　玲　宋竹清　李九群）

## 📄 项目二　乳房自检宣教

### 【模拟情境练习】

#### 一、案例导入

病史概要：张某，女，38 岁，备孕三胎，体检发现 "左侧乳房外上象限 1.0 cm×0.8 cm 无痛肿物，超声报告：乳腺纤维腺瘤，BI-RADS 分级 3 类，医嘱每半年复查乳腺彩超。

身体评估：T 36.5℃，P 86 次 / 分，R 18 次 / 分，BP 125/66 mmHg，左侧乳房外上象限可触及约 1 cm 无痛肿物。神志清楚，身体状况好，为本次月经结束后第 10 天。门诊就诊时担心乳腺肿物进展或恶变，影响妊娠。

**问题：**

1. 请问该如何指导病人进行乳房自检？自检发现的哪种问题需要立即就诊？

2. 请问该如何指导病人采取健康的生活方式？

#### 二、操作目的

通过自检，早期发现乳腺疾病，尤其是预防乳腺恶性病变的发生。适用于所有成年女性。

#### 三、操作步骤及评分标准

乳房自检宣教操作步骤及评分标准详见表 2-4-4。

表 2-4-4　乳房自检宣教操作步骤及评分标准

| 项目 | | 内容 | 分值 | 自评 | 互评 |
|---|---|---|---|---|---|
| 操作前准备（10分） | 时机 | 月经结束后 7~14 天，如已绝经可每月固定一天 | 3 | | |
| | 环境准备 | 光线良好，环境舒适，保护隐私 | 3 | | |
| | 用物准备 | 镜子，床，枕头 | 2 | | |
| | 自身准备 | 体位：对镜站立 | 2 | | |
| 操作过程（80分） | 视 | 1. 脱内衣，观察内衣乳头处有无异常分泌物痕迹<br>2. 双手自然下垂，观察乳房外观，包括轮廓、曲线、大小及对称性；注意乳房皮肤色泽是否正常，有无水肿、皮疹、破溃、浅静脉扩张、皱褶及橘皮样改变等；评估乳头、乳晕有无破损、局部红肿、剥脱屑，乳头有无凹陷或者方向异常，是否溢液<br>3. 双手叉腰或者置于臀部，用力使胸壁肌肉紧张，继续检视乳房侧面部分<br>4. 上身前倾，转动肩部和肘部，保持胸壁肌肉紧张，乳房自然下垂，观察形状和轮廓变化<br>5. 双手上举抱头，左右转动观察乳房侧面 | 30 | | |
| | 触 | 1. 触摸乳房：左手上提至头部后侧，右手示指、中指、环指并拢，检查左乳，用指腹触摸感受乳房肿块或者增厚，由乳房 12 点方向开始做环状顺时针方向的检查，逐渐向内（约三四圈）直到检查完毕；以同样的方法检查右侧乳房，重点注意乳房外上象限区域，检查中关注乳房肿块的位置、形态、大小、数目、质地、表面光滑度、活动度及有无触痛等<br>2. 触摸锁骨下区域是否有肿物<br>3. 保持手臂上举姿势，触摸腋窝是否有肿物 | 35 | | |
| | 挤 | 示指与拇指置于乳晕周围组织，向外牵拉、挤捏乳头根部，看有无异常分泌物，如挤压后有溢液，需判断其颜色、性状 | 15 | | |
| 操作后处理（5分） | 洗手 | | 5 | | |
| 综合评价（5分） | 1. 触诊手法准确：使用指腹触诊，触诊范围无遗漏，触摸的顺序正确<br>2. 宣教简明易懂，易于病人掌握<br>3. 动作轻柔，注意对病人的人文关怀 | | 5 | | |

## 四、精细解析

乳房自检注意事项：

1. 想象乳房为一个钟表盘，从 12 点方向开始，触摸一周，最后回到 12 点，即从乳房外上象限开始，依次为外上、外下、内下、内上象限，然后检查锁骨下、腋窝、乳头乳晕（图2-4-14）。

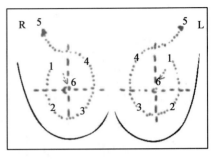

2. 触诊时手指不离开乳房，保持一定的压力，旋转一圈后向乳头方向移动指腹，再次触摸一圈，直到整个乳房触诊完成。

3. 注意用指腹触诊，不使用指尖挤捏乳房。

图 2-4-14 乳房自查顺序

五、操作流程

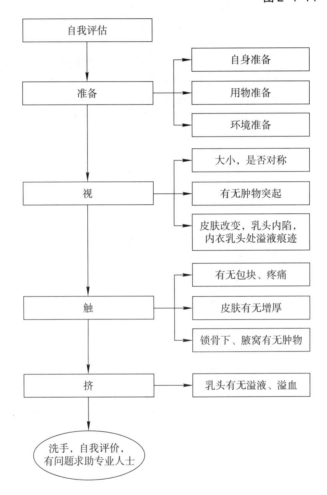

## 【知识链接】

**相关知识点**

乳腺疾病是女性的常见疾病之一，尤其是乳腺癌对女性的健康产生极大的威胁。因此，女性在体检中一定要重视乳腺检查。乳腺检查是对乳腺进行体格检查和乳腺疾病筛选，是一种有效、简便、经济的检查手段。

无症状妇女，特别是乳腺癌高危人群（存在下列三种情况之一者：有明显的乳腺癌遗传倾向者，既往有乳腺导管或小叶不典型增生或小叶原位癌的病人，既往 30 岁前接受过胸部放疗者），均应常规开展乳腺检查，有助于疾病的早期发现、早期诊断及早期治疗，并起到降低人群乳腺癌发病率和死亡率的最终目的。

乳房自检的时间一般建议绝经前妇女选择月经来潮后 7~14 天进行，绝经后妇女选择每月固定一天。乳房自检出现以下情况应立即就医：①乳房的大小、形状发生改变，左右不对称。②乳头的形状、位置发生变化（如乳头内陷）。③乳头有血性或淡黄色液体溢出。④乳房皮肤有凹陷、糜烂，或者皮肤类似橘皮样改变。⑤乳房内有肿块，腋窝、锁骨下有硬的结节。⑥乳房有任何疼痛或不适。

乳房自检只是一种乳腺疾病最初步的筛查手段，如需确诊最终还是需要进行相关的辅助检查。乳腺彩超是乳腺检查最常用、最经济的方法，准确率达 80%~85%。乳腺钼靶用于普查，早期乳腺癌诊断价值大。乳腺磁共振成像对乳腺癌的诊断准确率较高。乳腺导管镜通常用于乳头溢液、溢血的检查。乳腺病理检查是确诊乳腺癌的金标准。

对于任何疾病而言，预防为先，乳腺疾病也不例外。护士应对病人开展相应的健康教育，例如告知病人下列信息：①避免过多进食雌激素丰富食物，如燕窝、雪蛤、蜂王浆、羊胎素、避孕药等。②减少高热量、高脂肪食物的摄入，避免肥胖。③保持愉快心情，避免过度紧张。④正常生育哺乳。⑤按要求体检，早发现，早诊断，早治疗。

## 【拓展反思】

29 岁职场女性，未婚未育，其母亲为乳腺癌术后 5 年，外婆为卵巢癌去世，担心自己患癌风险高，应如何向其宣教乳房自检方法？还应指导其如何通过生活方式预防乳腺癌？应如何进行心理疏导？

（王　玲　宋竹清　李九群）

# 单元五　泌尿外科常用护理技术

## 【教学目标】

### 一、认知目标
1. 能陈述留置导尿管及持续膀胱冲洗的护理要点。
2. 能列举留置导尿常见的并发症。
3. 能说出常见的尿流改道方式。

### 二、能力目标
1. 能进行持续膀胱冲洗操作。
2. 能采取措施预防留置导尿管常见的并发症。
3. 能处理持续膀胱冲洗过程中的不适。

### 三、情感态度价值观目标
能关注留置导尿管对病人生理、心理的影响，重视病人的心理诉求并给予及时的心理疏导。

## 📋 项目一 留置导尿

### 【模拟情境练习】

#### 一、案例导入

病史概要：吴某，男，72 岁，因"进行性排尿困难 4 年，停止排尿 8 h"入院。病人自诉于 4 年前无明显诱因下出现排尿困难，尿线变细，滴沥，尿程变短，伴腰部酸胀不适，夜尿明显增多达 4～5 次。口服药物治疗（具体不详）效果欠佳。后排尿困难反复发作，未予重视。昨晚饮酒后排尿困难加重，尿意急迫，但不能自行排尿，感下腹部胀痛不适。门诊拟"前列腺增生，急性尿潴留"收住入院。

身体评估：T 36.8℃，P 75 次 / 分，R 20 次 / 分，BP 130/80 mmHg。下腹部膨隆，腹软，无肌紧张，肝脾肋下未触及，耻骨联合上区可触及球形包块，上极距耻骨上缘 8 cm，叩诊呈浊音，双肾区无叩痛。直肠指检：前列腺Ⅱ°大小，表面光滑，质地中等，未扪及结节，中央沟变浅。

辅助检查：B 超示前列腺增生。血常规示：Hb 125 g/L，RBC $3.82 \times 10^{12}$/L，WBC $6.8 \times 10^9$/L，中性粒细胞比值 70%。

**问题：**

1. 该病人尿潴留首选的处理方法是什么？
2. 前列腺增生病人怎样预防急性尿潴留？

#### 二、操作目的

为尿潴留病人持续性引流膀胱内的尿液。

#### 三、操作步骤及评分标准

留置导尿的操作步骤及评分标准详见表 2-5-1。

表 2-5-1 留置导尿的操作步骤及评分标准

| 项目 | | 内容 | 得分 | 自评 | 他评 |
|---|---|---|---|---|---|
| 操作前准备（10分） | 核对，解释 | 1. 核对、确认医嘱无误<br>2. 核对病人姓名、床号、腕带等信息<br>3. 解释留置导尿的目的、过程及配合方法 | 2 | | |
| | 评估病人 | 病人身体状况、膀胱充盈情况，了解病人既往有无插导尿管经历，有无尿道损伤 | 2 | | |
| | 用物准备 | 治疗盘，一次性导尿包，一次垫臀巾，无菌卵圆钳，便盆，导尿管标识，医用垃圾桶，生活垃圾桶，手消毒剂 | 3 | | |
| | 自身准备 | 仪表大方，态度和蔼，服装、鞋、帽整洁；洗手，戴口罩 | 2 | | |
| | 环境准备 | 环境清洁，光线充足，调节室温，关闭门窗，拉床帘 | 1 | | |
| 操作过程（75分） | 病人准备 | 1. 自理病人嘱其清洗外阴，不能起床者，护士协助洗净<br>2. 病人取仰卧位，屈膝屈髋，双腿略向外展；脱去对侧裤腿，盖在近侧腿上，对侧大腿用盖被遮盖，露出会阴 | 10 | | |

续表

| 项目 | | 内容 | 得分 | 自评 | 他评 |
|---|---|---|---|---|---|
| | 初次消毒 | 1. 一次性垫臀巾垫于病人臀下<br>2. 打开导尿包，左手戴手套，右手取出初步消毒物品，原包布盖回<br>3. 右手夹取聚维酮碘棉球消毒外阴<br>4. 撤去用物，脱手套 | 15 | | |
| | 准备用物 | 1. 将一次性导尿包置于病人两腿之间，打开导尿包<br>2. 戴无菌手套，铺洞巾，使洞巾与导尿包包布形成一个无菌区<br>3. 检查气囊完整性，润滑导尿管前端，将导尿管与引流袋连接 | 15 | | |
| | 再次消毒 | 无菌镊夹取聚维酮碘棉球消毒尿道口（消毒范围：女性包括尿道口及小阴唇，男性包括尿道口、龟头至冠状沟），擦洗完毕将止血钳弃于污染弯盘内 | 10 | | |
| | 插管 | 1. 用另一无菌镊夹取导尿管轻柔插入尿道（男性插入 20～22 cm、女性插入 4～6 cm），见尿液流出后，再插入 7～10 cm<br>2. 导尿管气囊内注入适量生理盐水，轻拉导尿管以证实导尿管固定稳妥<br>3. 若需做尿培养，用无菌标本瓶接取，盖好瓶盖<br>4. 撤去洞巾，脱手套 | 15 | | |
| | 贴标签 | 在导尿管上贴尿管标签 | 2 | | |
| | 固定 | 1. 将导尿管固定于大腿内侧<br>2. 引流袋挂在合适位置 | 8 | | |
| 操作后处理（10 分） | 宣教 | 1. 引流袋低于膀胱平面，防止尿液逆流<br>2. 引流袋妥善固定，引流管无扭曲、反折，保持引流通畅<br>3. 观察尿液的颜色、量及性状，如有异常及时反馈 | 3 | | |
| | 安置病人 | 1. 协助病人取舒适体位<br>2. 整理床单位 | 2 | | |
| | 清理用物，分类处理污物 | | 3 | | |
| | 洗手，记录 | | 2 | | |
| 综合评价（5 分） | 1. 动作准确、熟练，流程清晰<br>2. 关心、爱护病人，与病人沟通良好 | | 5 | | |

## 四、精细解析

1. 外阴初次消毒原则为由上而下、自外向内，每个棉球限用一次。男性和女性外阴消毒方法如下：

女性：右手持无菌镊夹取聚维酮碘棉球消毒阴阜、两侧大阴唇，再以左手拇指、示指分开大阴唇，消毒小阴唇及尿道口，尿道口消毒两次，第二次的棉球向下擦洗至肛门。

男性：右手持镊夹取聚维酮碘棉球消毒阴阜、阴茎、阴囊，左手持无菌纱布提起阴茎后推包皮暴露尿道口，螺旋消毒尿道口、龟头、冠状沟。

2. 尿道口再次消毒方法

女性：左手分开大阴唇，暴露尿道口，右手持镊夹取聚维酮碘棉球消毒。顺序：尿道口—对侧小阴唇—近侧小阴唇—尿道口。

男性：左手持无菌纱布提起阴茎，暴露尿道口，右手持镊夹取聚维酮碘棉球螺旋消毒尿道口、龟头至冠状沟。

3. 男性病人包皮和冠状沟容易藏有污垢，导尿前应彻底清洗。男性插入导尿管前，应上提阴茎，使之与腹壁成60°，使尿道的耻骨前弯消失。男性导尿管插入前建议使用润滑止痛胶。插导尿管时，如遇有阻力，特别是导尿管经尿道外口、膜部、尿道内口等狭窄部，耻骨联合下方和前下方的弯曲部时，嘱病人缓慢深呼吸，慢慢插入导尿管。必要时，请专科医师插导尿管。

4. 插入导尿管动作要轻柔，以免损伤尿道黏膜。

5. 严格无菌操作，预防尿路感染。

6. 对膀胱高度膨胀或极度虚弱的病人，第一次放尿速度不宜过快，量不宜超过 1 000 ml，以防大量放尿导致腹腔内压力突然降低，大量血液滞留于腹腔血管内造成血压下降引起虚脱。此外，膀胱突然减压导致膀胱黏膜急剧充血，可引起血尿。

### 五、操作流程

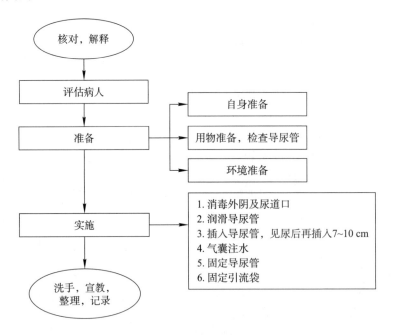

### 【知识链接】

#### 一、相关知识点

（一）前列腺增生病人引流尿液的方法

1. 导尿　解除尿潴留最直接和最有效的办法。

2. 耻骨上膀胱穿刺或膀胱造瘘术　适用于各种原因引起的急性尿潴留导尿失败者，前列腺手术后暂时性尿液转流。不能进行手术治疗的前列腺增生病人可做永久性膀胱造瘘。

（二）留置导尿管的护理

1. 妥善固定　妥善固定导尿管及引流袋。保持引流管长度适宜，病人翻身、活动、搬动时妥善固定导尿管，防止导尿管脱出；告知病人留置导尿管的重要性，切勿自行拔除；对于躁动的病人，可以适当约束。

经尿道前列腺切除术（transurethral resection of prostate，TURP）后导尿管牵拉固定时间一般为12～24 h，常用的导尿管牵引固定方式有：①腹股沟区牵引法：将气囊导尿管牵拉至一定张力后将导尿管固定于髂前上棘与同侧耻骨联合中点下缘。②下腹正中牵拉固定法：将气囊导尿管牵拉至一定张力后将导尿管固定于下腹正中间。③大腿内侧牵引法：将气囊导尿管牵拉至一定张力后将导尿管固定于大腿内侧，牵拉侧下肢伸直不能弯曲。④橡皮筋牵引法：将8～10根橡皮筋双股环套连接，近端圈套在三腔导尿管的注水端，牵拉后远端圈套在一侧足弓部，牵拉侧肢体每1～2 h更换，同时保持牵拉侧下肢伸直不能弯曲。

2. 保持引流通畅　防止导尿管及引流袋的引流管受压、扭曲、成角、反折。定时挤压导尿管，保持引流通畅。

3. 观察并记录尿液的颜色、量及性状的变化　前列腺及膀胱术后1～2日尿液可呈血性，以后逐渐变浅，直至清亮。若尿液中有大量鲜血或颜色逐渐加深，提示有出血；若尿液混浊或有絮状物，提示尿路感染。当尿液的颜色、量或性状异常时，应及时通知医生处理。

4. 预防感染　保持引流系统的密闭性；定期更换无菌引流袋，更换引流袋时严格遵守无菌原则。为防止尿液逆流，应保持引流袋低于膀胱平面，搬运病人或更换引流袋时应夹闭导尿管，及时倾倒引流袋内的尿液。肾功能正常的病人，嘱其每日饮水3 000 ml以上，以增加尿量达到冲洗膀胱的作用。留置导尿管后尿道的分泌物增加，需及时清除尿道口的渗血、渗液，保持尿道口和导尿管表面的清洁。

5. 拔管　选择病人膀胱充盈时拔管，减少尿潴留的发生率，拔管后观察病人排尿情况。拔除导尿管的方法：将气囊内液体抽尽后，再向气囊内注入少量气体或液体（0.4～0.5 ml），使气囊外部的褶皱消失后再拔除导尿管，以减轻尿道的损伤。

（三）留置导尿管常见并发症及原因

1. 尿路感染常见原因　①病人本身的因素：如老年、生活无法自理、长期住院、久卧病床，未能保持外阴的清洁等原因均可引起尿路感染，尤其是女性病人容易发生。②细菌直接种植于膀胱：导尿过程中未彻底消毒或者消毒后再次污染的带菌导尿管插入膀胱，可使细菌直接种植于膀胱造成感染。③腔内感染：病原菌通过导尿管、引流袋、膀胱冲洗液等腔内途径逆行感染。频繁开放尿液引流系统，使尿液引流系统密闭性遭到破坏，细菌可经管腔进入膀胱引起菌尿；开放式引流袋若不注意无菌操作，也可将细菌带入腔内发生菌尿。④腔外感染：是留置导尿病人尿路感染的主要途径，主要环节是细菌在尿道口的污染和定植。大便及污染物均可污染尿道口及导尿管。

2. 漏尿常见原因　①尿道括约肌松弛：老年男性尿道括约肌纤维出现萎缩，收缩力差；老年女性尿道口萎缩，盆底肌和尿道括约肌松弛而引起漏尿。②神志清楚的病人因排尿意识存在，膀胱括约肌等肌肉的主动收缩和舒张运动使气囊处封闭不严。③膀胱痉挛：由于气囊与膀胱壁直接接触刺激膀胱肌肉引起强烈收缩，使膀胱颈移动度增加，膀胱颈开放而引起漏尿。④气囊原因：气囊未均匀张开或气囊注水过少，气囊不能充分与尿道内口相嵌，即出现漏尿；气囊注水过多引起膀胱颈及尿道内口压力过大，当膀胱内压力大于尿道，亦可出现漏尿。⑤导尿管堵塞：导尿管堵塞后，当膀胱容量达到一定量时，尿液从导尿管周围溢出并伴有尿潴留。⑥尿路感染：会引发膀胱刺激征，且导尿管亦会刺激膀胱，膀胱在多重刺激下极易出现不自主收缩，引发导尿管周围漏尿。⑦膀胱冲洗速度过快、冲洗压力过大，也可引起漏尿。

3. 血尿　各种原因造成尿道黏膜损伤均可引起血尿。常见原因：反复拔插导尿管引起尿道黏膜损伤；气囊充盈状态下强行拔除导尿管导致尿道损伤；病人翻身时导尿管牵拉过紧致气囊变形进入尿道，气囊压迫尿道黏膜引起损伤。

4. 导尿管脱出　主要由于气囊充盈不足而引起。常见原因：气囊注水不足、气囊活塞松动而出现慢性漏液、气囊本身漏液、气囊内注入了空气、气囊破裂及病人强行将导尿管拔出。

5. 导尿管引流不畅常见原因　急性细菌性感染时，尿液混浊、尿沉淀物堵塞导尿管；膀胱出血时血凝块堵塞导尿管；长期留置导尿管，钙盐沉积堵塞导尿管；导尿管老化、硬化，引起引流不畅；气囊畸形堵塞了导尿管侧孔等。

## 二、临床新进展

导尿管相关膀胱不适（catheter-related-bladder discomfort，CRBD）是指手术中留置导尿管的病人在术毕麻醉苏醒后，主诉耻骨上烧灼感或排尿感等症状，类似于膀胱刺激征的症状。CRBD往往伴随行为反应如四肢挥动、嘶喊及拔除导尿管的举动。这些不适和行为反应常常引起苏醒期躁动，导致术后并发症的增加，如手术切口的裂开、出血、循环系统不稳定、心律失常、住院时间延长和住院期间病死率增加，影响病人预后。全身麻醉后导尿管引起的不适往往在术后即刻发生，据报道发生率高达47%～90%。

CRBD根据其严重程度分为4级：无任何尿道、膀胱等不适症状；轻度不适感，即仅在被询问时，病人会主诉尿道不适症状；中度不适感，即病人主动表述下腹憋胀感、尿道烧灼感或异物感等，尚可忍受，无情绪上烦躁及行为反应；重度不适感，即病人主动表述强烈的尿急、尿痛、下腹憋胀感，不能忍受，并且有身体行为反应如四肢乱动、试图拔掉导尿管、语言反应激烈、欲起身解小便等。

CRBD的发生可能与导尿管和气囊的机械刺激、膀胱痉挛、心理因素等有关。目前对CRBD多采用综合的防治措施，包括术前病人教育，高危病人可选择小一号的导尿管，置入导尿管时动作轻柔规范，避免暴力及反复操作，使用利多卡因乳膏进行尿道黏膜表面麻醉，适当应用右美托咪定等镇静药，完善病人术后镇痛等。

## 【拓展反思】

1. 一位前列腺增生急性尿潴留病人，因插导尿管失败留置了膀胱造瘘管。请问怎样做好膀胱造瘘管的护理？

2. 一位行TURP术刚回病房的病人，诉膀胱区不适，想排大小便，要求上厕所。病人术后留置三腔气囊导尿管一根，导尿管气囊注水40 ml，导尿管牵拉固定于大腿内侧，持续膀胱冲洗引流通畅，引流出淡红色液体。病人昨晚已清洁灌肠。作为责任护士，你将如何处理？

（符丽燕）

## 📋 项目二　持续膀胱冲洗术

【模拟情境练习】

### 一、案例导入

病史概要：陈某，男，68 岁，因"反复排尿困难 4 年，加重 20 余天"，门诊拟"前列腺增生，膀胱结石"收住入院。入院后遵医嘱予以留置导尿、抗感染、完善术前检查等治疗。入院第三天，病人于 9：30am 在全身麻醉下行经尿道前列腺切除术（transurethral resection of prostate，TURP），11：10am 病人术毕后返回病房。

身体评估：T 36.5℃，HR 84 次 / 分，R 20 次 / 分，BP 120/80 mmHg。留置三腔气囊导尿管一根，导尿管牵引固定于大腿内侧，引流通畅，生理盐水持续膀胱冲洗，冲洗速度 90 滴 / 分，冲出液为淡红色。术后医嘱予以心电监护、吸氧、补液、止血、抗感染、持续膀胱冲洗等对症处理。

**问题：**

1. 该病人为什么要进行持续膀胱冲洗？
2. 膀胱冲洗过程中需要观察哪些内容？

### 二、操作目的

1. 保持留置导尿管病人的尿液引流通畅。
2. 清除膀胱内的血凝块、黏液、细菌等异物。

### 三、操作步骤及评分标准

持续膀胱冲洗操作步骤及评分标准详见表 2-5-2。

表 2-5-2　持续膀胱冲洗操作步骤及评分标准

| 项目 | | 内容 | 分值 | 自评 | 互评 |
|---|---|---|---|---|---|
| 操作前准备<br>（10分） | 核对，解释 | 1. 核对、确认医嘱无误<br>2. 核对病人姓名、床号、腕带等信息<br>3. 解释膀胱冲洗的目的及注意事项，取得配合 | 2 | | |
| | 评估病人 | 导尿管类型，导尿管是否在位、通畅，尿液的颜色、量及性状 | 2 | | |
| | 用物准备 | 治疗盘，弯盘，聚维酮碘棉签，膀胱冲洗液，冲洗管，手套，治疗巾，输液架，医用垃圾桶，生活垃圾桶，手消毒剂 | 3 | | |
| | 自身准备 | 仪表大方，态度和蔼，服装、鞋、帽整洁；洗手，戴口罩 | 2 | | |
| | 环境准备 | 环境清洁，光线充足，关闭门窗，拉床帘 | 1 | | |

| 项目 | | 内容 | 分值 | 自评 | 互评 |
|---|---|---|---|---|---|
| 操作过程<br>（75分） | 病人准备 | 协助病人取合适体位，治疗巾垫于导尿管尾端的下方 | 5 | | |
| | 准备冲洗液 | 1. 核对、检查冲洗液，打开冲洗液瓶盖，消毒瓶盖后，将冲洗管插入冲洗液瓶塞<br>2. 将膀胱冲洗液悬挂在输液架上，瓶内液面距床面 60~100 cm<br>3. 排气后夹闭冲洗管 | 10 | | |
| | 排空膀胱 | 排空膀胱内尿液 | 5 | | |
| | 消毒 | 夹闭导尿管，取掉注药腔护帽，聚维酮碘棉签消毒注药腔尾端 | 10 | | |
| | 连接冲洗管 | 再次核对冲洗液，冲洗管与导尿管的注药腔连接 | 10 | | |
| | 冲洗 | 开放导尿管，冲洗管和引流管同时开放，根据引流液颜色或引流液比色卡调整冲洗速度。打开引流袋出口开关，观察膀胱冲洗是否通畅 | 15 | | |
| | 观察 | 冲洗过程中，观察病人的反应及引流液的颜色、量、引流速度，评估冲洗液的入量和出量，膀胱有无憋胀感 | 5 | | |
| | 再次核对 | 再次核对，悬挂膀胱冲洗卡并签字 | 5 | | |
| | 撤除冲洗管 | 1. 冲洗完毕，夹闭冲洗管和导尿管<br>2. 将冲洗管与导尿管分离<br>3. 消毒导尿管尾端后，给注药腔戴上护帽<br>4. 开放导尿管，保持引流通畅<br>5. 取下膀胱冲洗卡并签字 | 10 | | |
| 操作后处理<br>（10分） | 宣教 | 1. 不要随意调整冲洗速度<br>2. 如冲洗过程中出现腹痛、引流液颜色变深、冲洗液或引流液引流不通畅等问题，请呼叫护士 | 3 | | |
| | 安置病人 | 1. 协助病人取舒适体位<br>2. 整理床单位 | 2 | | |
| | 清理用物，分类处理污物 | | 3 | | |
| | 洗手，记录 | | 2 | | |
| 综合评价<br>（5分） | 1. 动作准确、熟练，流程清晰<br>2. 关心、爱护病人，与病人沟通良好 | | 5 | | |

### 四、操作流程

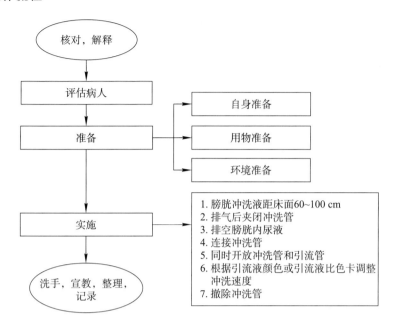

## 【知识链接】

### 一、相关知识点

持续膀胱冲洗的护理

1. 严格执行无菌操作，防止尿路逆行感染。

2. 冲洗液温度适宜，冬季冲洗液应加温至 38 ~ 40℃，夏季冲洗液温度可在 20 ~ 25℃，防止膀胱受刺激痉挛。

3. 保持引流通畅。引流不畅可能与血凝块堵塞导尿管有关，可采取挤捏导尿管、加快冲洗速度、加压冲洗等方法，如无效可用注射器抽吸无菌生理盐水进行反复冲洗，直至引流通畅。

4. 观察引流液颜色，并根据引流液的颜色或引流液比色卡调节冲洗速度。如果引流液颜色鲜红或有血块，应加快冲洗速度，膀胱冲洗液甚至呈直线滴入；如果引流液为浅红色，可以调慢滴速至 80 ~ 100 滴 / 分。

5. 冲洗时观察病人的反应，若病人感觉不适，应当减缓冲洗速度及量，必要时停止冲洗；若病人感到剧烈腹痛，应当停止冲洗，报告医生。

6. 鼓励病人多饮水，以增加尿量达到内冲洗的目的。

### 二、临床新进展

经尿道前列腺切除术后病人常规进行持续膀胱冲洗，避免血液在膀胱内沉积形成血块，堵塞导尿管。膀胱冲洗液的冲洗速度需根据引流液的颜色进行调整：引流液的颜色较深需加快冲洗速度，引流液颜色变浅则减慢冲洗速度。目前对于引流液颜色的界定常来自护士的主观判断。国外已发明持续膀胱冲洗速度自动调节装置，该装置利用计算机系统监测引流液颜色，并根据引流液颜色自动调节膀胱冲洗液的冲洗速度。国内已有学者研制膀胱引流液比色卡指导经尿道前列腺切除术后病人膀胱冲洗速度的调整，但比色卡的颜色分类尚缺乏统一的标准。

## 【拓展反思】

李大爷 TURP 术后第一天，持续膀胱冲洗时突然出现膀胱区阵发性疼痛，导尿管周围尿液外溢，膀胱引流液颜色变深呈鲜红色，膀胱冲洗液停止滴入，血性液体逆流进入膀胱冲洗管中。请问李大爷发生了什么情况？应该怎样护理？

（符丽燕）

# 单元六　骨科常用护理技术

## 【教学目标】

### 一、认知目标
1. 能陈述牵引术、石膏绷带固定的护理要点。
2. 能陈述骨科常用护理技术的适应证、禁忌证。
3. 能列举骨科常用护理技术的种类。

### 二、能力目标
1. 能学会牵引术前及石膏固定前的准备工作。
2. 能简单配合骨牵引术及石膏绷带固定术。

### 三、情感态度价值观目标
在学习骨科护理技术的过程中能深刻理解康复护理在骨科治疗中的重要作用，培养高度的职业认同感和责任感。

## 项目一　牵引术病人的护理

### 【模拟情境练习】

#### 一、案例导入
病史概要：李某，男，56 岁，因"左大腿及右髋部疼痛 1 h"入院。病人诉于 1 h 前过马路时被汽车撞倒，当即感到左大腿及右髋部剧烈疼痛，无法移动肢体，急诊拟"左股骨下段骨折，右股骨颈骨折"收住入院。

身体评估：T 37.2℃，P 80 次/分，R 18 次/分，BP 118/72 mmHg。神志清楚，左大腿疼痛、畸形，右下肢内收、外旋、短缩畸形，其余未见异常。

辅助检查：X 线检查显示左股骨下段骨折，右股骨颈骨折。

问题：

1. 医嘱予手术复位后行左胫骨结节牵引 + 右下肢皮牵引，作为该病人的责任护士，你需要做哪些牵引前准备及配合工作？

2. 牵引术后，应做好哪些术后观察？如何做好护理工作？

#### 二、操作目的
借助胶布、海绵带或钢针等牵引工具，将牵引力与反牵引力作用原理运用于骨折部，以达到骨折部复位或维持骨折部复位固定。

**三、操作步骤及评分标准**

（一）骨牵引

骨牵引的操作步骤及评分标准详见表 2-6-1。

表 2-6-1 骨牵引的操作步骤及评分标准

| 项目 | | 内容 | 分值 | 自评 | 互评 |
|---|---|---|---|---|---|
| 术前准备（29分） | 自身准备 | 衣帽整洁，洗手，戴口罩，戴手套 | 3 | | |
| | 核对，解释 | 核对医嘱及病人信息，解释牵引的目的、意义、步骤及注意事项，取得信任和配合 | 5 | | |
| | 环境准备 | 环境清洁，禁止无关人员走动，减少污染 | 2 | | |
| | 病人准备 | 评估病人全身情况 | 2 | | |
| | | 暴露牵引部位；清洁牵引部位皮肤，用肥皂和清水擦洗干净，必要时剃毛。颅骨牵引者需将全部头发剃除 | 5 | | |
| | | 摆好牵引体位 | 2 | | |
| | 用物准备 | 常规牵引物品：牵引架、牵引绳、滑轮、牵引锤等 | 4 | | |
| | | 特殊牵引物品：手摇钻，骨锤，进针器具，骨圆针或克氏针，牵引弓，无菌手套，10 ml 注射器，局麻药，无菌纱布，胶布，消毒用酒精和聚维酮碘，医用棉签，牵引针保护用物（如两个小密封瓶） | 6 | | |
| 术中配合（61分） | 核对，解释 | 再次核对，解释 | 5 | | |
| | 牵引配合 | 协助选择进针部位，常规消毒，铺无菌巾 | 10 | | |
| | | 协助麻醉：手术者在牵引针进出口处，局部浸润麻醉，由皮肤直至骨膜下 | 10 | | |
| | | 协助放置牵引针：手术者用骨钻，将牵引针直接穿入皮肤，按进出口位置，垂直于骨干钻入，并穿过骨质从对侧皮肤穿出 | 10 | | |
| | | 协助保护进出口：用酒精纱布块保护牵引针孔处皮肤 | 10 | | |
| | | 协助安装牵引弓：按所需重量进行牵引（股骨骨折一般是体重的 1/10 ~ 1/7）。下肢牵引者抬高床尾 15 ~ 30 cm，头部牵引者抬高床头 15 ~ 30 cm | 10 | | |
| | | 两边牵引针头套上小密封瓶 | 6 | | |
| 综合评价（10分） | | 1. 动作轻巧、稳当、准确<br>2. 关心、爱护病人，与病人沟通良好 | 10 | | |

（二）皮肤牵引

皮肤牵引的操作步骤及评分标准详见表 2-6-2。

表 2-6-2 皮肤牵引的操作步骤及评分标准

| 项目 | | 内容 | 分值 | 自评 | 互评 |
|---|---|---|---|---|---|
| 术前准备<br>（30分） | 自身准备 | 衣帽整洁，洗手，戴口罩，戴手套 | 3 | | |
| | 核对，解释 | 核对医嘱及病人信息，解释牵引的目的、意义、步骤及注意事项，取得信任和配合 | 5 | | |
| | 环境准备 | 环境清洁，禁止无关人员走动，以减少污染 | 2 | | |
| | 病人准备 | 评估病人全身情况 | 2 | | |
| | | 暴露牵引部位；清洁牵引部位皮肤，用肥皂和清水擦洗干净 | 5 | | |
| | | 摆好牵引体位 | 3 | | |
| | 用物准备 | 常规牵引物品：牵引架、牵引绳、滑轮、牵引锤等 | 4 | | |
| | | 特殊牵引物品：海绵牵引带（胶布牵引者需备胶布、纱布绷带、扩张板） | 6 | | |
| 术中配合<br>（60分） | 核对，解释 | 再次核对、解释 | 5 | | |
| | 牵引配合 | 将海绵牵引带平铺于患肢下方，骨隆突处垫棉垫或纱布 | 15 | | |
| | | 用海绵牵引带包裹好患肢，扣上尼龙搭扣，松紧合适，小腿海绵牵引带包裹范围从胫骨结节至踝关节，长腿海绵牵引带包裹范围从腹股沟下方至踝关节 | 20 | | |
| | | 安装牵引架：按所需重量进行牵引（通常不超过5 kg）。床尾抬高 15～30 cm | 20 | | |
| 综合评价<br>（10分） | | 1. 动作轻巧、稳当、准确<br>2. 关心、爱护病人，与病人沟通良好 | 10 | | |

## 四、操作流程

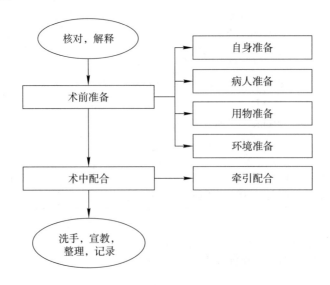

# 【知识链接】

**相关知识点**

牵引既有复位又有固定的作用，在骨科应用非常广泛，是一种简便、有效的治疗方法。尤其是对于不宜手术的病人，亦可通过牵引达到治疗目的。

（一）牵引术的适应证

1. 骨折、关节脱位的复位及维持复位后的稳定。

2. 挛缩畸形的矫正治疗及预防。

3. 炎症肢体的制动及抬高。

4. 骨、关节疾病治疗前准备：解除肌痉挛，促进静脉回流，消除肢体肿胀。

5. 防止因骨骼病变而致的病理性骨折。

（二）牵引术的禁忌证

局部皮肤破损或有炎症、对胶布或泡沫塑料过敏者，禁用皮肤牵引；穿针处有炎症且无法避开者，禁用骨牵引。

（三）牵引术的种类

根据牵引时间可分为短时牵引和持续牵引。

1. 短时牵引　主要是手法牵引，即通过短时间的牵引，使新鲜骨折及关节脱位复位。

2. 持续牵引　分皮肤牵引、骨牵引、特殊牵引。

（1）皮肤牵引：又叫间接牵引，利用紧贴于皮肤的胶布条或海绵带对肢体施加牵引力，牵引重量通常不超过 5 kg，牵引时间一般为 2 ~ 3 周。

（2）骨牵引：又叫直接牵引。即将牵引钢针穿入骨内，使牵引力量直接通过骨骼达到损伤部位，从而使骨折、脱位部位得到有效复位和固定。牵引时间一般不超过 8 周。

1）颅骨牵引：常用于成年人颈椎骨折或脱位。牵引重量一般为 6 ~ 8 kg。

2）尺骨鹰嘴牵引：适用于肱骨干骨折、肱骨髁上骨折、肱骨髁间粉碎性骨折和肘关节明显肿胀不能立即复位固定者，以及陈旧性肩关节脱位欲行手法复位者。牵引重量一般为 2 ~ 4 kg。

3）尺桡骨茎突牵引：适用于开放性尺、桡骨骨折或陈旧性肘关节后脱位。牵引重量一般为体重的 1/20。

4）股骨髁上牵引：常用于股骨骨折、骨盆环骨折及骶髂关节脱位等，牵引重量一般为体重的 1/10 ~ 1/7。

5）胫骨结节牵引：常用于股骨骨折、有移位的骨盆环骨折、膝关节内骨折及髋关节脱位等，牵引重量一般为体重的 1/7。

6）跟骨牵引：常用于某些跟骨骨折、胫腓骨不稳定性骨折及髋关节或膝关节挛缩畸形的早期治疗等。牵引重量一般为 4 ~ 6 kg。

7）第 1 ~ 4 跖骨近端牵引：适用于楔骨和定舟骨的压缩性骨折等。

（3）特殊牵引

1）枕颌带牵引：常用于轻度颈椎骨折或脱位、颈椎结核、颈椎间盘突出症、神经根型颈椎病等，可行坐位间断牵引或卧床持续牵引。

2）骨盆带牵引：常用于腰椎间盘突出症和腰神经根刺激症状者。一般一侧的牵引重量不应超过 10 kg，以病人感觉舒适为宜，两侧重量相等。

3）骨盆悬带牵引：常用于骨盆骨折明显分离移位及骨盆环骨折分离移位者。一般每侧重量 5~7.5 kg。

4）胸腰部悬带牵引：常用于胸腰椎椎体压缩性骨折的整复。

（四）牵引术后的护理

1. 保持有效牵引

（1）保持牵引重锤的有效性：牵引重锤呈悬空状态，不可随意增减重量或移除牵引重锤。

（2）保持牵引绳的有效性：牵引绳方向与患肢肢体长轴呈一直线，牵引绳上勿放置其他物品。

（3）保持对抗牵引力的有效性：按照牵引部位适当抬高床头或床尾，以保持反牵引力。

（4）加强宣教有效牵引的重要性：向病人及家属解释牵引的注意事项，取得配合。

（5）避免过度牵引：每日测量患肢长度，并与健侧对比；亦可通过 X 线检查了解情况，以指导牵引重量的调节。

（6）保持牵引装置固定、在位：颅骨牵引时需检查牵引弓有无松脱，并拧紧螺母，防止其脱落；皮牵引者检查海绵牵引带（或胶布绷带）有无松脱、扩张板位置是否正确并及时调整。

2. 维持良好的血液循环

（1）观察患肢肢端血液循环（皮温、皮色）和感觉、运动情况。

（2）检查局部包扎有无过紧，牵引重物是否过重。

（3）如局部出现青紫、肿胀、发冷、麻木等异常情况及时处理。

3. 皮肤护理

（1）骨牵引者：保持穿针处皮肤清洁，牵引术后 2~3 天针眼处用无菌敷料覆盖；用 75% 乙醇消毒针眼处，每日 1~2 次。

（2）皮肤牵引者：加强观察胶布边缘有无炎症或水疱；及时处理水疱，严重者可停止牵引。

4. 生活护理　牵引期间协助做好生活护理，满足病人正常生理需要。

（五）牵引术后常见的并发症及防治

1. 因卧床所致

（1）坠积性肺炎

1）表现：发热、咳嗽和咳痰为主，尤以咳痰不利、痰液黏稠而致呛咳发生。

2）预防：加强翻身拍背，指导病人练习深呼吸、有效咳嗽，利用病床拉环练习起坐等。

3）处理：使用抗生素抗感染及对症治疗，如雾化吸入、体位引流、拍背等促进痰液的清除，病情严重者给予吸氧、吸痰。

（2）压疮

1）表现：局部组织红斑、水疱、溃疡。

2）预防：采用 Braden 评分法评估压疮的危险程度；间歇性解除压迫，包括定时翻身、骨隆突处放置气垫等减少摩擦力和剪切力；保持皮肤清洁完整；按摩受压部分，如已发红则不宜按摩；加强营养。

3）处理：红斑期予以解除压迫，并用红外线照射、冷光紫外线照射，避免局部摩擦而致皮肤破溃。水疱期则在无菌条件下，用注射器抽出疱内渗液后，涂以 0.5% 聚维酮碘，破溃处可用红外线或烤灯配合理疗。溃疡期必须进行创面换药，范围大者需采用外科手术（如肌瓣移植术）进行治疗。

（3）便秘

1）表现：排便次数减少、粪便干硬，伴排便费力，可触及左下腹部包块。

2）预防：定时排便，创造适宜的排便环境；鼓励病人多饮水，多吃富含粗纤维食物，避免刺激性食物；指导病人每日顺时针环状按摩腹部；保持身体清洁与舒适。

3）处理：已发生便秘者，可给予轻泻药口服，亦可用开塞露肛塞或肥皂水灌肠等。

（4）下肢深静脉血栓形成（deep venous thrombosis，DVT）

1）表现：患肢肿胀、疼痛、浅静脉曲张，发热。当血栓位于小腿肌肉静脉丛时，患肢出现 Homans 征和 Neuhof 征阳性。严重者可出现股青肿。

2）预防：包括基本预防、物理预防和药物预防三种方法。基本预防包括预防知识的宣教、早期活动、避免下肢静脉穿刺、下肢抬高、避免在膝下垫硬枕和过度屈髋。物理预防主要包括使用弹力袜、间歇充气加压装置和静脉足底泵。药物预防指预防性使用抗凝血药。根据 DVT 风险评估结果选择预防措施，建议低危病人采取基本预防，中危病人采取基本预防和物理预防，并根据病情需要遵医嘱预防性使用抗凝血药；高危和极高危病人在病情允许的情况下，三种预防方法联合使用。

3）处理：绝对卧床，抬高患肢 20° ~ 30°，膝关节屈曲 15°，并注意保暖；禁止按摩患肢，避免用力排便，以免血栓脱落；观察患肢肿胀程度及末梢循环等变化；遵医嘱使用抗凝、溶栓药物；配合手术治疗；警惕肺栓塞。

2. 因制动所致 肌肉萎缩、关节僵硬。

（1）表现：肌肉体积缩小，关节活动受限。

（2）预防：牵引期间应鼓励病人加强功能锻炼，如肌肉的等长收缩、关节的主动运动等，辅以肌肉按摩和关节的被动运动，从而促进血液循环，保持肌力及关节的正常活动度，减少并发症的发生。

（3）处理：手法治疗配以理疗。

3. 因神经受压所致 足下垂。

（1）表现：如病人出现足背伸无力、垂足畸形，此为腓总神经损伤的表现。

（2）预防：下肢牵引时应在膝外侧垫棉垫，以防压迫腓总神经。行胫骨结节牵引时，定位要准确，防止误伤腓总神经。如病情许可，应每天主动伸屈踝关节，如为神经损伤或截瘫而致踝关节不能自主活动者，则应作被动足背伸活动，以防关节僵硬和跟腱挛缩。平时应用足底托板或沙袋将足底垫起，保持踝关节于功能位。

（3）处理：应及时检查去除病因。

4. 因治疗所致

（1）皮肤水疱、溃疡

1）表现：多见于行胶布皮牵引时。如病人对胶布过敏引起局部刺痒，病人搔抓而致皮肤破溃；或因胶布粘贴不当而出现水疱。

2）预防：定时检查局部皮肤情况，保持局部皮肤清洁干燥，指导病人勿搔抓皮肤。

3）处理：胶布过敏者改用海绵带牵引，以防皮肤炎症发生；出现水疱者，水疱少时可用75%乙醇擦拭。

（2）牵引针眼感染

1）表现：针眼处出现脓性分泌物或痂下积脓。

2）预防：保持牵引针眼清洁、干燥。针眼处不需覆盖敷料，75%乙醇滴针眼，每日2次。注意观察牵引针有无左右偏移，如有偏移者，不可随手将牵引针推回，应充分消毒后再调至对称。如果牵引针反复发生偏移，则可用宽胶布粘贴患肢于牵引架上，以防止移动。

3）处理：如针眼处有分泌物，应用棉签将其擦去，以防痂下积脓；如局部渗出、结痂，可不必去除。感染部位局部予以换药处理；感染难以控制时则去除骨牵引、局部换药引流。

（3）牵引针、弓滑脱

1）表现：牵引针、弓偏离正确位置或脱落。

2）预防：行颅骨牵引术者，应每天将颅骨牵引弓的靠拢压紧螺母拧紧0.5～1圈，以防颅骨牵引弓松脱。

3）处理：如出现滑脱，应予病人平卧，两侧沙袋制动，立即通知医生，并配合医生充分消毒颅针后重新装入；如牵引针出现偏移，告知医生，并配合医生消毒后调整。

（4）过牵综合征

1）表现：多发生于颅骨牵引时，因牵引过度导致的血管、神经损伤。易伤及的神经、血管主要有脊髓、舌下神经、臂丛神经、肠系膜上动脉等，从而表现出相应的受损症状及体征。如舌下神经过牵时表现为吞咽困难，伸舌时舌尖偏向患侧；而臂丛神经过牵时则表现为一侧上肢麻木。

2）预防：根据病情及病人自身情况合理选择牵引重量，并做好病情观察。

3）处理：报告医生予以减轻重量或去除牵引，并观察症状消失情况。对于肠系膜上动脉综合征者应禁食、胃肠减压及支持治疗。

（5）窒息

1）表现：多见于枕颌带牵引时牵引带下滑压迫气管导致窒息。

2）预防：枕颌带牵引时颈部两侧放置沙袋制动，避免头颈部无意识摆动，以防牵引带下滑压迫气管导致窒息。进食时不宜太快，食物质地较硬时应防止食物呛入气管。床边应放置吸引器、气管切开包以备用。

3）处理：若出现异物吸入性窒息，而吸引器无法奏效，应立即配合医生行气管切开，取出异物，并保持呼吸道通畅。

（六）功能锻炼

对于任何牵引病人，尤其是长期牵引的病人，只要无禁忌证，均应嘱其每日定期功能锻炼，开始时应在医护人员指导下进行。功能锻炼的方式和注意事项主要有以下内容：

1. 全身活动 主要是引体向上，可使头颈、胸及四肢等同时得到比较充分的活动。每次20～50下，每天至少3～4次。此活动有利于防止关节僵硬，预防各种并发症，并且可增进食欲、培养乐观情绪和改善全身的代谢状态。

2. 局部活动 系指被牵引肢体本身的功能锻炼，尤其是手、足等肢体远端部分的关节活动，每次20～30下，每1～2 h活动一次，以促进患肢的血液循环及功能恢复。

3. 被动运动　年老体弱或神经支配障碍者，应专人负责对其全身诸关节进行生理范围内的功能锻炼。一般每个部位 20 下，每天 3～4 次。

4. 注意事项　有下列情况之一者，功能锻炼应慎重或酌情减少活动量。

（1）心肺功能欠佳者：对代偿能力差者尤应避免。

（2）下肢深静脉血栓形成者：应减少下肢活动量，以免血栓脱落引起意外。

（3）脊柱，尤其是颈椎不稳定性骨折脱位者：不宜行引体向上锻炼，以免引起或加重脊髓损伤。但四肢功能锻炼仍应进行。

（4）合并颅脑与内脏器官损伤者：根据伤情而定，原则上应鼓励病人适当活动。

## 【拓展反思】

1. 总结骨牵引、皮肤牵引的优缺点。

2. 在牵引治疗期间，病人由于害怕疼痛及担心影响骨折愈合而不肯配合功能锻炼，你作为护士将如何应对该情况？

（章飞飞）

## 项目二　石膏绷带固定术病人的护理

### 【模拟情境练习】

#### 一、案例导入

病史概要：张某，男，21 岁，因"左上肢疼痛 2 h"入院。病人诉于 2 h 前不慎跌倒，左手掌撑地后腕部剧痛、肿胀，活动障碍，急诊拟"左 Colles 骨折"收住入院。

身体评估：T 37.2℃，P 84 次 / 分，R 18 次 / 分，BP 110/68 mmHg。神志清楚，左侧腕部肿胀，有瘀斑，局部压痛，并有"枪刺刀样"畸形，其余未见异常。

辅助检查：X 线检查显示左桡骨远端向背侧和桡侧移位。

问题：

1. 医嘱予手法复位后行石膏绷带固定术，作为该病人的责任护士，你需要做哪些石膏绷带固定术前的准备？

2. 石膏绷带固定术后，应做好哪些术后观察？如何做好护理工作？

#### 二、操作目的

利用石膏特性，将石膏绷带包绕在需要固定的肢体上，以维持肢体固定。

#### 三、操作步骤及评分标准

石膏绷带固定术病人的护理操作步骤及评分标准详见表 2-6-3。

表 2-6-3　石膏绷带固定术病人的护理操作步骤及评分标准

| 项目 | | 内容 | 分值 | 自评 | 互评 |
|---|---|---|---|---|---|
| 术前准备<br>（24 分） | 自身准备 | 衣帽整洁，洗手，戴口罩，戴手套 | 3 | | |
| | 核对，解释 | 核对医嘱及病人信息，解释石膏固定的目的和意义，取得信任和配合 | 2 | | |
| | 环境准备 | 环境清洁，禁止无关人员走动，减少污染 | 2 | | |

| 项目 | | 内容 | 分值 | 自评 | 互评 |
|---|---|---|---|---|---|
| | 病人准备 | 评估病人全身情况 | 2 | | |
| | | 暴露患肢，用肥皂及清水清洁患肢皮肤并擦干，有伤口者更换敷料，发现皮肤异常应记录并报告医生 | 5 | | |
| | 用物准备 | 石膏绷带、普通绷带、泡石膏绷带的水桶或水盆、石膏刀、石膏剪、石膏操作台、纱布、棉纸衬垫（棉垫）、卷尺和有色铅笔等 | 10 | | |
| 术中配合（66分） | 核对，解释 | 再次核对、解释 | 1 | | |
| | 石膏绷带制作 | 1. 石膏条制作<br>（1）将石膏绷带来回折叠成厚度适宜的石膏条（上肢 10~12 层、下肢 12~15 层），宽度以包围肢体周径 2/3 为宜<br>（2）将石膏条平放入水中充分浸泡后，挤去多余水分。浸泡时间适宜（一般 4 min 左右）。浸泡温度合适（以 25~30℃最佳），温度越高，硬化时间越短 | 10 | | |
| | | 2. 石膏管型制作：将石膏绷带卷完全放入水中浸泡后，挤去多余水分 | 10 | | |
| | 石膏绷带包扎 | 协助患肢处于关节功能位或所需的特殊体位 | 10 | | |
| | | 用棉纸或棉织筒套覆盖石膏固定处的皮肤表面，关节或骨隆突处垫棉垫，以保护皮肤 | 15 | | |
| | | 包扎石膏绷带   1. 石膏托：将石膏条置于患肢背侧或后侧，用手抹贴在肢体上，并用普通绷带缠绕附有石膏条的肢体 | 10 | | |
| | | 包扎石膏绷带   2. 石膏管型：将石膏卷从患肢近侧向远侧缠绕肢体，每一圈石膏绷带应盖住前一圈石膏绷带的下 1/3，用手掌均匀抚摸绷带，使其各层紧密贴合、平整无褶，并根据肢体外形捏塑成型 | 10 | | |
| | 观察 | 石膏远近端有无卡压，石膏的松紧度是否适宜，手指或足趾是否露出，血液循环是否良好 | 10 | | |
| | 宣教 | 告知病人维持石膏固定的位置直至石膏完全凝固，避免石膏的折断、变形，加强功能锻炼的重要性，定期复查的必要性 | 10 | | |
| 综合评价（10分） | | 1. 动作轻巧、稳当、准确<br>2. 关心、爱护病人，与病人沟通良好 | 10 | | |

### 四、操作流程

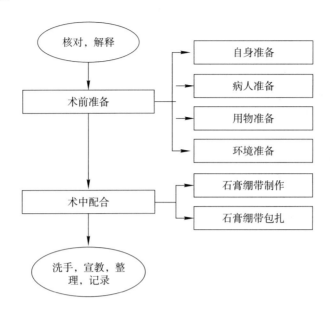

## 【知识链接】

### 一、相关知识点

石膏绷带是常用的外固定材料之一，其利用熟石膏遇到水分时可重新结晶而硬化这一特性将熟石膏制成石膏绷带，以达到固定骨折部位、制动肢体的目的。

（一）石膏绷带固定术的适应证

1. 骨折、关节损伤及脱位复位后的固定。

2. 各种畸形矫正及术后位置的维持和固定。

3. 肌腱、神经、血管及韧带断裂或损伤修复术后的固定制动。

4. 急慢性骨、关节炎症的局部制动。

5. 小夹板难以固定的骨折，如脊柱骨折。

（二）石膏绷带固定术的禁忌证

1. 全身情况差，如心肺功能不全或进行性腹水等，不可于胸腹部行石膏绷带固定。

2. 伤口发生或疑有厌氧菌感染。

3. 孕妇忌做躯干部大型石膏。

4. 年龄过大、新生儿、婴幼儿及身体衰弱者不宜作大型石膏。

（三）常见石膏绷带固定术的种类

1. 石膏托　用 10～12 层石膏绷带制成石膏条置于患肢的背侧或后侧，并用普通绷带卷包缠固定肢体。石膏托的宽度以包绕肢体周径的 2/3 为宜。常用于四肢骨折或关节脱位整复后及软组织损伤的暂时固定。

2. 石膏夹板　将制作好的两条石膏条带分别置贴于患肢的伸侧和屈侧（或前侧和后侧），再用普通绷带包缠固定肢体。常用于已有肿胀或可能发生肿胀的肢体，防止肿胀而严重影响肢体血液循环。

3. 石膏管型　用石膏绷带和石膏条带相结合包绕固定肢体的方法。常用于上、下肢骨折整复后或手术后的固定。

4. 躯干石膏 用石膏条带和石膏绷带相结合包绕来固定躯干，形成一个石膏整体。主要有头胸石膏、石膏围领、石膏背心、石膏围腰、肩"人"字石膏、髋"人"字石膏、颈胸石膏等。

5. 特殊类型石膏 根据病情或伤情需要而制成的各种类型的石膏。如蛙式石膏，用于先天性髋关节脱位的治疗；U 形石膏夹板，用于无移位的胫腓骨或肱骨骨折固定；架桥式管型石膏，用于肢体环形创面敷料更换的固定；以及各种用于功能锻炼的石膏固定等。

（四）石膏固定期间的护理

1. 石膏干固前的护理

（1）搬运：用手掌平托石膏固定的肢体，勿用手指抓捏。

（2）体位：卧硬板床，垫软枕于石膏肢体下以抬高患肢。

（3）加快干固：一般自然风干，亦可用电风扇、烤灯等加快干固，注意安全。

（4）保暖：未干固时使用支被架再覆盖毛毯。

2. 石膏干固后的护理

（1）保持石膏清洁、干燥。

（2）保持石膏的有效固定。

（3）加强患肢观察。肢端血液循环、感觉及运动情况，出血与渗血、渗液情况，有无感染征象。

（4）并发症护理。密切观察病情变化，及时发现并处理。

（5）指导病人患肢功能锻炼及未固定肢体的功能锻炼。

3. 石膏拆除后的护理

（1）解释石膏拆除时可能的不适感，以取得配合。

（2）皮肤护理。温水清洗，涂抹润肤霜以保护皮肤。

（3）继续加强患肢功能锻炼。

（五）石膏绷带固定术后常见的并发症及防治

1. 压疮

（1）表现：早期表现为局部持续性疼痛，溃疡形成或组织坏死后有臭味和分泌物。

（2）预防：石膏固定时衬垫要适宜，尤其是骨隆突处和关节处。石膏固定后应用手掌平托患肢，忌用手指抓捏，以免造成石膏凹陷压迫局部组织。石膏边缘修整光滑，石膏边缘以衬垫包裹，以免造成局部卡压和摩擦。耐心听取病人主诉，及时发现早期压疮症状并及时处理。

（3）处理：报告医生给予相应处理，如在石膏上开窗进行局部换药。

2. 缺血性肌挛缩或肢体坏死

（1）表现：多发生于前臂和小腿。由于动脉血流受阻时间过长，致肌肉缺血性坏死，早期症状为患肢远端疼痛、苍白、脉搏减弱或消失、麻痹等。

（2）预防：密切观察患肢远端血液循环、肢体感觉及运动等情况。

（3）处理：立即拆除石膏，暴露患肢，循环多可恢复；如拆除石膏后仍无改善，则应及时行手术探查。

3. 骨筋膜室综合征

（1）表现：多发生于前臂和小腿，早期肢体持续性疼痛，并呈进行性加剧，缺血

30 min 即出现感觉异常，晚期感觉消失、无疼痛感，指（趾）端呈屈曲状态，皮肤略红、温度升高、肿胀、有压痛，随病情发展肢体远侧脉搏逐渐消失，即出现"5P"征（疼痛 pain、苍白 pallor、感觉异常 parethesia、麻痹 paralysis、脉搏消失 pulseless）。

（2）预防：密切观察患肢远端血液循环、肢体感觉及运动等情况。

（3）处理：一旦确诊就要及时切开深筋膜，彻底减压。手术要保持无菌，防止感染。如有肌肉坏死应及时消除干净。切忌患肢抬高，以免加重肢体缺血。

4. 石膏综合征

（1）表现：反复出现呕吐、腹痛甚至呼吸窘迫、发绀等现象。主要见于躯干石膏固定者。

（2）预防：石膏固定时勿过紧，上腹部应留有空隙；脊柱勿过度伸展；指导病人勿进食过饱，应少量多餐，进食易消化的食物。

（3）处理：如有异常情况应及时处理。适当更换体位，给予胃肠减压、禁食、补液，记录出入量，纠正水、电解质紊乱。若经上述处理仍未见明显好转，则应拆除躯干石膏。

（六）功能锻炼

功能锻炼同牵引术。

**二、临床新进展**

传统的石膏材料从硬固到完全干固一般需要 24～72 h，且容易掉粉屑。在石膏未干固前，搬运时需用手掌平托肢体，且需要卧硬板床，覆盖毛毯时要用支架托起，以免石膏受压、变形或折断。其一旦成形后无法修正，易潮湿断裂，并且传统石膏绷带硬化的速度与水温有关。由于传统的石膏绷带在使用过程中有诸多不便，越来越多的医生开始使用医用高分子绷带和医用高分子夹板来代替石膏绷带和石膏托。

"高分子绷带"即新型石膏绷带，分为玻璃纤维高分子绷带和聚酯纤维高分子绷带，由多层经聚氨酯、聚酯浸透的高分子纤维构成，具有较好的生物兼容性。与传统石膏相比，其重量是传统石膏的 1/5，厚度的 1/3，具有固化时间短、强度高、不怕水、坚固、轻便、透气、透 X 线、环保、可塑性强、操作方便等优点，无刺激和过敏反应，可有效改善病人的舒适度。且因其重量轻，使病人有相对轻松的感觉，有利于促进病人的主动和被动功能锻炼，促进骨折后的功能恢复，为促进骨折的早期愈合及功能康复提供了方便。

但是它只适用于管型固定，由于热塑时间短，不利于制作成为石膏托塑型。同时由于价格昂贵，使得在一般的医院中很难得到推广。

**【拓展反思】**

1. 总结石膏托、石膏管型固定的优缺点。

2. 如果在石膏绷带固定期间，病人出现石膏绷带固定的肢体皮肤出现瘙痒、破溃等问题，你作为护士将如何应对该情况？

（章飞飞）

# 第三章 急危重症常用护理技术

## 单元一 院外救护技术

### 【教学目标】

#### 一、认知目标

1. 能陈述各类绷带、三角巾包扎、骨折固定的操作方法和注意事项。
2. 能理解海姆利希腹部冲击手法的原理、目的和注意事项。
3. 能陈述橡胶止血带止血的方法及注意事项。
4. 能列举呼吸道异物梗阻的原因。
5. 能陈述指压止血法、各类搬运的方法及注意事项。

#### 二、能力目标

1. 能根据不同伤情选择适宜的止血、包扎、固定和搬运方式。
2. 能正确实施各类止血、包扎、固定、搬运方法。
3. 能结合周边可用资源及时有效地处理伤情。
4. 操作中能与伤员沟通相关的注意事项。
5. 能正确实施海姆利希急救法。
6. 能根据病人的年龄和情况采取正确的急救方法。

#### 三、情感态度价值观目标

1. 沉着应对处理院外创伤伤情，兼具同理心。
2. 操作过程中关爱伤员，积极发挥团队协作精神，秉持"以人为本""生命至上"的理念。
3. 在学习海姆利希腹部冲击手法的原理、目的和注意事项的过程中，树立积极探索、求实创新的科学精神。
4. 在练习海姆利希急救法的过程中树立"时间就是生命"的急救理念，强化学生救死扶伤的信念。

### 📜 项目一 止血，包扎，固定，搬运

### 【模拟情境练习】

#### 一、案例导入

伤者男性，32岁，野外徒步时不慎滑下山坡。伤者神志清楚，左上肢疼痛难忍，左前臂可见擦伤出血，右小腿可见开放性骨折创面，大小约 6 cm×4 cm，可见渗血。

问题：

1. 作为救护员，你该如何施救？

2. 施救过程中有哪些注意事项？

**二、操作目的**

对各类院外创伤伤员进行紧急救护。

**三、用物准备**

无菌敷料、绷带、三角巾、止血带、夹板、无菌手套、衬垫、担架、担架绑带等。紧急情况下就地取材，如毛巾、围巾、衣物、木棍等。

**四、操作步骤**

（一）止血法

1. 直接压迫止血法　直接压迫止血可以控制绝大多数的急性出血。因此，建议优先采用伤口直接压迫止血的方法。

2. 指压止血法　指压法是用手指、手掌或拳头压迫伤口近心端动脉，起到阻断血流、压迫止血的目的。多用于颜面、四肢等浅表位置出血的止血，压迫的同时应抬高患肢。因动脉血供多有侧支循环，因此压迫止血方法效果有限，多用于临时止血。在进行指压止血的同时可用敷料覆盖伤口，直接压迫止血。

（1）颞浅动脉指压点：压迫点为耳屏前方 1 cm 处，用拇指压迫到颧弓根上（图 3-1-1）。用于眼以上部位、头顶部和额部出血。

（2）面动脉指压点：压迫点为下颌角前方 1～2 cm 动脉搏动处（有时需两侧同时压迫才能止血）（图 3-1-2）。用于眼以下、下颌骨以上部位出血。

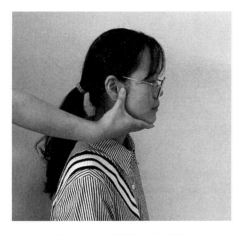

图 3-1-1　颞浅动脉指压点

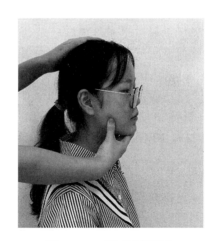

图 3-1-2　面动脉指压点

（3）颈总动脉指压点：位于气管与胸锁乳突肌之间，平环状软骨处，用中间的三个手指放在搏动的动脉上，拇指放在颈后，将动脉压向第 6 颈椎横突上（图 3-1-3）。用于头面部、颈部出血。但需注意：压迫时要避开气管，不能双侧同时压迫，以免阻断脑部血液供应，压迫位置不能高于环状软骨，以免压迫到颈动脉窦，引起血压下降。疑有脊髓损伤时，要保持颈部制动。

（4）锁骨下动脉指压点：拇指放在锁骨中内 1/3 上方的凹陷处（锁骨上窝），向内下

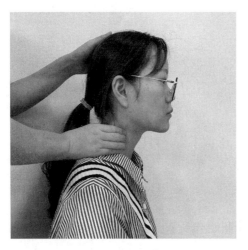

图 3-1-3 颈总动脉指压点

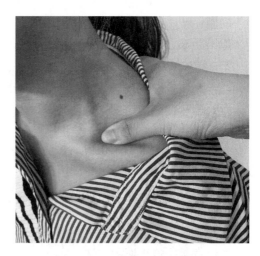

图 3-1-4 锁骨下动脉指压点

方用力压迫至第一肋骨上（图 3-1-4）。用于肩部、腋部、上臂出血。

（5）肱动脉指压点：把伤肢高举超过心脏，抢救者拇指或四指压迫上臂中部、肱二头肌内侧沟肱动脉搏动处，向外压迫至肱骨上（图 3-1-5）。用于前臂出血。

（6）桡、尺动脉指压点：用双手拇指分别按压在桡动脉（手腕腕横线近心端的大拇指侧）和尺动脉（手腕腕横线近心端小手指侧）动脉搏动处，用力压迫到桡骨及尺骨上（图 3-1-6）。用于手部出血。

（7）指动脉指压点：位于指部两侧，用拇指、示指同时压迫伤指桡尺两侧的指动脉（图 3-1-7）。用于手指出血。

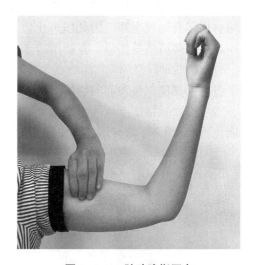

图 3-1-5 肱动脉指压点

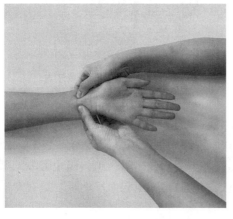

图 3-1-6 桡、尺动脉指压点

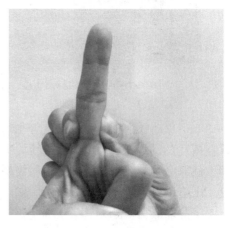

图 3-1-7 指动脉指压点

（8）股动脉指压点：双手拇指或两手掌根重叠，在腹股沟（大腿根部）中间稍下方，斜向股骨头方向用力压迫（图 3-1-8）。因股动脉较粗而且位置较深，所以压迫时要用力。适用于一侧下肢的大出血。

（9）胫前、胫后动脉指压点：胫前动脉位于足背的内外踝连线的中点，用于足部出血。胫后动脉位于内踝与跟腱之间，用于足底出血（图 3-1-9）。

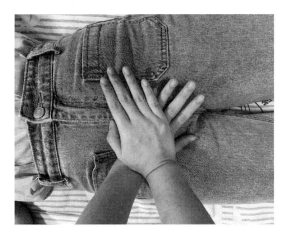
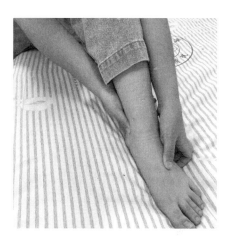

图 3-1-8  股动脉指压点　　　　　　　　　　图 3-1-9  胫前、胫后动脉指压点

3. 橡胶止血带止血法　适用于四肢大动脉出血，或采用加压包扎后不能有效控制的大出血。

操作方法：①抬高患肢。②将衬垫置于恰当部位。③展开一只手手掌，用拇指、示指持止血带一端 15～20 cm 处，头端（短端）朝向小指，手背放在衬垫上。④将长的尾端绕肢体一圈，压住头端段，再绕一圈，并用示指、中指夹住止血带下拉引出小圈，系成活结。⑤在伤员上止血带部位挂上显眼的标志，表明是大出血的伤员，同时在标志上注明上止血带的时间（图 3-1-10）。

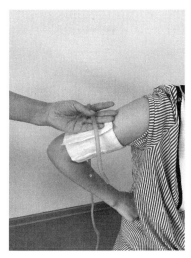
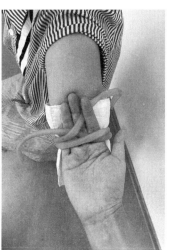
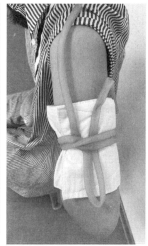

图 3-1-10  橡胶止血带止血法

4. 绞紧止血法

操作方法：①加垫：将布条先缠绕在上止血带的部位 2～3 圈，保护皮肤，防止损伤；②上布带，将布带在垫上围绕一圈后打活结；③穿棒绞紧，把细棍棒从止血带的外圈下穿过，提起后绞紧；④固定，布带绞紧后，将棍棒一头穿入活结，活结抽紧后固定；⑤标明，在伤员上止血带部位挂上显眼的标志，表明是大出血的伤员，同时在标志上注明上止血带的时间（图 3-1-11）。

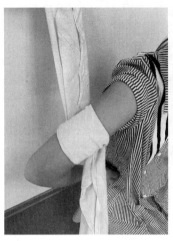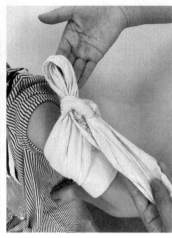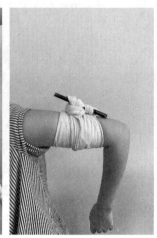

图 3-1-11　绞紧止血法

（二）包扎法

1. 绷带包扎法

（1）环行包扎法：适于颈部、头部、腕部及胸、腹等处。将绷带作环行重叠缠绕即成（图 3-1-12）。

（2）螺旋形包扎法：用于包扎直径基本相同部位的长伤口，如上臂、手指、躯干、大腿等。操作步骤：先按环行法缠绕数圈固定，然后呈螺旋形上缠，每圈盖住前圈 1/3～1/2（图 3-1-13）。

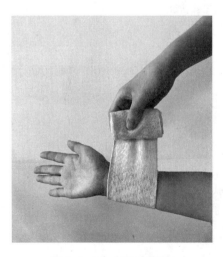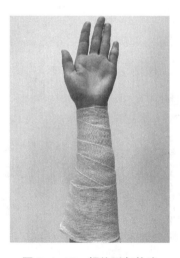

图 3-1-12　环行包扎法　　　　　图 3-1-13　螺旋形包扎法

（3）螺旋反折包扎法：用于直径大小不等的部位，如前臂、小腿等。操作步骤：先作螺旋状的缠绕，待到粗部位，把绷带反折一下，盖住前圈的 1/3～1/2，这样由下而上即可（图 3-1-14）。

（4）"8"字形包扎法：用于直径不一的部位或屈曲的关节，如肘、肩、髋、膝等。操作步骤：在关节弯曲的上、下两方，将绷带由下而上，再由上而下，呈 8 字形来回缠绕即可（图 3-1-15）。

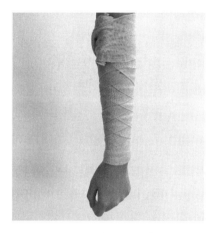
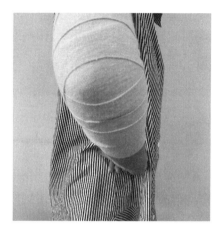

图 3-1-14　螺旋反折包扎法　　　　图 3-1-15　"8"字形包扎法

（5）回返包扎法：用于包扎没有顶端的部位，如指端、头部、截肢残端。操作步骤：环行包扎 2 周；右手将绷带向上反折与环行包扎垂直，先覆盖残端中央，再交替覆盖左、右两边，左手固定住反折部分，每周覆盖上周的 1/3～1/2；再将绷带反折环行包扎 2 周固定（图 3-1-16）。

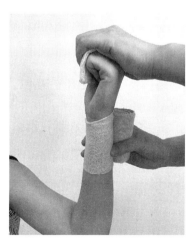
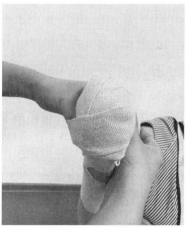
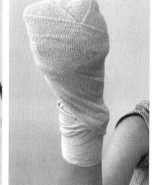

图 3-1-16　回返包扎法

2. 三角巾包扎法

（1）头顶部包扎法：先把三角巾基底折叠处放于前额，拉到脑后与基底先做一半结，然后绕至前额做结，固定即可（图3-1-17）。

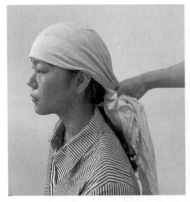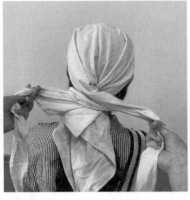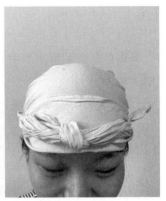

图3-1-17　头顶部包扎法

（2）燕尾巾包扎单肩：由三角巾顶角和底边近中点处折叠成燕尾形。将燕尾三角巾的夹角朝上，放在伤侧肩上，向后的一角压住并稍大于向前的一角，燕尾底部包绕上臂上部打结，然后两燕尾角分别经胸、背拉到对侧腋下打结（图3-1-18）。

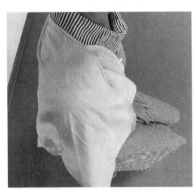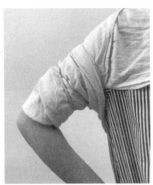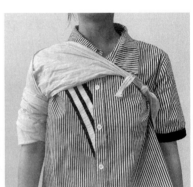

图3-1-18　燕尾巾包扎单肩

（3）三角巾包扎胸部：如左胸受伤，先把三角巾顶角放在左肩上，将底边扯到背后在左面打结，然后再把左角拉到肩部与顶角打结（图3-1-19）。

（4）三角巾包扎腹部：三角巾顶角朝下，底边横放于脐部；拉紧底角至腰部打结；顶角经会阴拉至臀上方，同底角余头打结（图3-1-20）。

（三）固定

1. 锁骨骨折固定　①先用一条三角巾包手，三角巾一侧底角打结，搭在伤侧手臂上，包住伤侧手臂在背部打结，悬吊衬托伤侧肢体。②另一条三角巾折成约四指宽的条带在伤肢肘上方将其固定于躯干，这样就能限制伤侧的锁骨活动（图3-1-21）。

2. 前臂骨折夹板固定　①协助病人屈肘呈功能位，拇指向上。②取两块合适的夹板，其长度超过肘关节至腕关节。③将夹板分别置于前臂的内、外侧。④用布条或三角巾将骨折上、下端固定牢。⑤再用一根三角巾将其顶角打结对准肘部做大悬臂带悬吊于胸前，注意露出肢端以便观察血运（图3-1-22）。

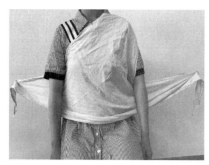
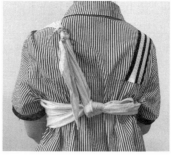
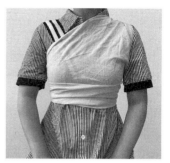

图 3-1-19 三角巾包扎胸部

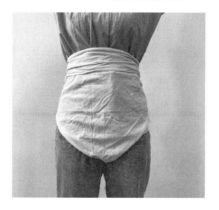

图 3-1-20 三角巾包扎腹部

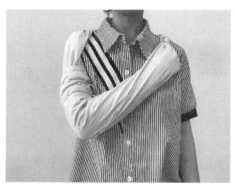
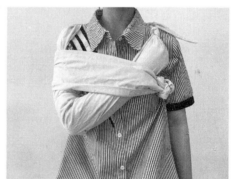

图 3-1-21 锁骨骨折固定

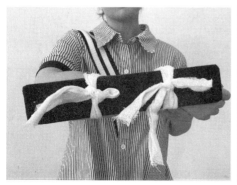
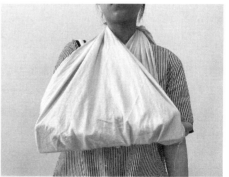

图 3-1-22 前臂骨折夹板固定

3. 大腿骨折固定：取两个夹板，长夹板置于足跟至腋窝，短夹板置于大腿根部至足跟，在关节、骨隆突等部位放棉垫保护，用绷带或三角巾固定 7 个部位，先固定骨折上、下两端，再固定腋下、腰部、髋部、小腿，足部用绷带"8"字固定，使脚掌与小腿呈功能位（图 3-1-23）。

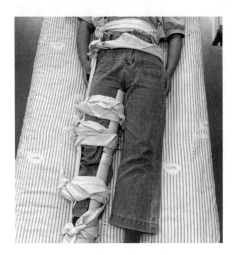

图 3-1-23 大腿骨折固定

（四）搬运

1. 单人搬运 一般采用扛、背、抱等搬运法（图 3-1-24）。也可将伤员放在硬板或担架上，固定好后拖拉。

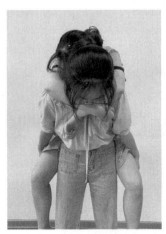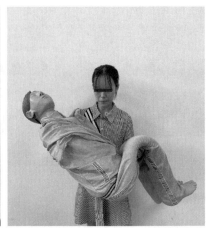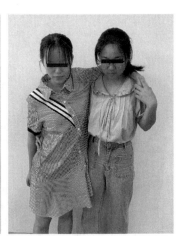

图 3-1-24 单人搬运

2. 双人搬运 徒手搬运可用拉车式或椅式运送法（图 3-1-25）。如有担架或简易担架，可进行双人抬担架搬运。

3. 特殊伤员的搬运方法

（1）脊柱、脊髓损伤伤员的搬运：尽量在有辅助器材固定脊柱后再搬运，搬运时应保持脊柱伸直。对于颈椎损伤伤员，一般由 4 人一起搬运，1 人固定头部，3 人在同一侧平

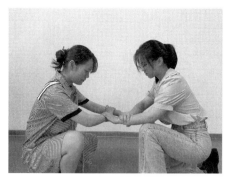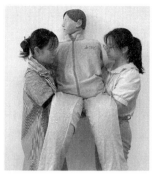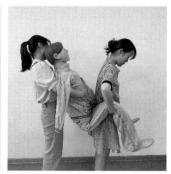

图 3-1-25  双人搬运

抬起伤员。对于胸、腰椎损伤的伤员，可由 3 人在伤员同侧搬运，方法同颈椎损伤。

（2）骨盆骨折的伤员搬运：取伤员仰卧位，在双膝下放软垫，膝关节屈曲，以减轻疼痛，用宽布带或三角巾从臀后向前绕骨盆，捆扎紧，打结固定；双膝放衬垫，用绷带捆扎固定。3 名救护员在伤员同侧，双手平伸，抬起伤员置于硬板担架上，骨盆两侧用沙袋或衣物固定。

（3）身体带有刺入物的伤员搬运：应先包扎好伤口，妥善固定好刺入物才可搬运。途中避免震动、挤压、碰撞。

（4）腹部内脏脱出的伤员搬运：①伤员双腿屈曲，腹肌放松，防止内脏继续脱出。②脱出的内脏严禁送回腹腔，以防止感染加重。可用大小适当的碗扣住内脏或取伤员的腰带做成略大于脱出内脏的环，围住脱出的器官，然后用三角巾包扎固定。③包扎后取仰卧位，屈曲下肢，并注意腹部保暖，再行搬运。

## 【知识链接】

**相关知识点**

（一）止血带止血的注意事项

1. 止血带应扎在伤口的近心端，尽量靠近伤口。

2. 止血带松紧度要适当，以出血停止、远端摸不到动脉搏动、止血带最松状态为宜。

3. 使用止血带的病人应有标记，注明使用时间，方便医护人员了解院前救护情况。

4. 使用止血带时应尽量缩短时间，越短越好，最长不超过 5 h，一般每隔 30~60 min 放松一次，每次 2~3 min。放松时需要其他方法临时止血，放松后在稍高的平面捆扎止血带。

5. 要严密观察伤情及患肢情况，注意止血带有无脱落或绑扎过紧等现象，并及时予以调整，还应注意肢体保暖。

（二）包扎的注意事项

1. 包扎伤口时，先简单清创再包扎。

2. 包扎时要牢靠，松紧要适宜。

3. 包扎时要做好防护，伤员取舒适体位。包扎肢体要注意保持功能位，皮肤皱褶骨隆突处应用棉垫或纱布等作衬垫。

4. 从远心端向近心端方向包扎，要将指（趾）端外露，以便观察血运情况。绷带固定时，结应放在肢体的外侧面，忌在伤口上、骨隆突处或易于受压的部位打结。

5. 解除绷带时，先解开固定结或取下胶布，然后以两手互相传递松解。紧急时或绷带已被伤口分泌物浸透干涸时，可用剪刀剪开。

（三）固定的注意事项

1. 伤口有出血时，应先止血、包扎，再固定。若为开放性骨折，刺出的断端未经清创不可回纳。

2. 选择夹板宽度适宜，下肢骨折夹板长度必须超过骨折部位的上、下两个关节。先固定骨折部位的上、下端，再固定上、下两关节处。

3. 夹板与皮肤之间应放衬垫，骨隆突处要加厚垫，以免皮肤摩擦破损或固定不稳。

4. 下肢骨折如遇紧急情况无夹板时，可借助伤员健肢，将其与伤肢分段包扎固定。注意在关节和两小腿之间的空隙处垫以纱布或其他软织物，以防包扎后骨折部位弯曲。

5. 固定松紧适宜，要将指（趾）端外露，以便观察血运情况。

6. 固定后避免不必要的搬动和患肢活动。

（四）搬运的注意事项

1. 根据不同伤情和条件采取合理的搬运方法。

2. 搬运过程中，动作要轻巧、敏捷、步调一致，避免震动，避免搬运不当造成再损伤和意外的伤害。

3. 搬运过程中，应注意伤病员的伤势变化。

## 【拓展反思】

1. 在野外环境恶劣的情况下，如何利用周边可用资源尽快施救？

2. 有大批伤员医疗资源不足的情况下，如何让尽可能多的伤员获得最佳救治效果？

3. 在院外创伤救护过程中，伤员主动告知你，自己为乙肝"大三阳"病人，你将如何做好防护措施？

（谢小鸽）

## 📖 项目二　呼吸道异物梗阻救护法

### 【模拟情境练习】

#### 一、案例导入

病史概要：王某，男，3岁。在家中与小朋友边打闹边吃果冻时，突然不能说话，呼吸困难，咳嗽不停，面色发青，双手掐住自己的喉咙，随即倒地，家属立即拨打120急救电话。

身体评估：T 37℃，P 125 次 / 分，R 25 次 / 分，BP 108/75 mmHg，意识模糊，急性痛苦面容，体型偏胖。

医生随即采用 Heimlich 手法对该病人进行了异物梗阻的抢救。

📹 视频 3-1-1　呼吸道异物梗阻救治法

**问题：**

1. 该病人发生了什么？

2. 如何对该病人进行急救？

3. 急救成功后如何对其进行健康指导？

## 二、操作目的

为病人解除呼吸道异物梗阻。

## 三、操作步骤及评分标准

呼吸道异物梗阻救护法的操作步骤及评分标准详见表 3-1-1。

表 3-1-1　呼吸道异物梗阻救护法的操作步骤及评分标准

| 项目 | | 内容 | 分值 | 自评 | 互评 |
|---|---|---|---|---|---|
| 操作前准备<br>（10 分） | 核对，解释 | 1. 核对，确认病人无误<br>2. 解释呼吸道异物梗阻的紧急救护目的、过程 | 2 | | |
| | 评估病人 | 1. 轻度气道梗阻：会咳嗽及发声，鼓励病人缓吸气，用力向外咳嗽<br>2. 严重梗阻：咳嗽微弱无力，呼吸困难，不能说话，不能呼吸 | 4 | | |
| | 自身准备 | 衣帽整洁，洗手，戴口罩 | 2 | | |
| | 环境准备 | 清洁，安全，光线充足 | 2 | | |
| 操作过程<br>（75 分） | 急救方法选择 | 根据病人情况选择正确的急救方法 | 5 | | |
| | 自救腹部冲击法（图 3-1-26） | 1. 一只手握拳，拳头的拇指侧置于腹部正中线脐和剑突之间<br>2. 另一只手握住此拳，两手同时快速向内向上冲击 5 次<br>3. 当病人无力冲击时，可将上腹部抵在椅背、桌边、栏杆等坚硬物上，快速向内向上压 | 10 | | |
| | 互救立位腹部冲击法<br>（图 3-1-27） | 1. 救护者站在病人背后，双臂环绕病人，救护者一只手握拳，拳头的拇指侧置于腹部正中线脐和剑突之间<br>2. 另一只手握住此拳，两手同时快速向内向上冲击病人腹部 5 次 | 10 | | |
| | 互救立位胸部冲击法<br>（图 3-1-28） | 1. 救护者站在病人背后，双臂环绕病人腋下，令病人低头张口<br>2. 救护者一只手握拳，拳头的拇指侧置于胸骨中部，另一只手握住此拳，两手同时快速向后冲击 | 10 | | |
| | 婴儿救护法<br>（图 3-1-29，图 3-1-30） | 1. 先用手弹婴儿的足底看有无反应，对有反应婴儿叩击背部（两肩胛骨连线中点）5 次，如异物未排出，就转为冲击胸部（婴儿胸骨上两乳头连线下一横指处）5 次，重复以上步骤直至异物排出<br>2. 采用舌 - 下颌抬举法，手钩异物小心取出<br>3. 对于没有反应的婴儿，应立即实施 CPR 救治 | 20 | | |

续表

| 项目 | | 内容 | 分值 | 自评 | 互评 |
|---|---|---|---|---|---|
| | 意识不清病人救护法（图 3-1-31、图 3-1-32） | 1. 放置病人于仰卧位<br>2. 检查病人口腔，如有异物采用舌-下颌抬举法和手指掏除法清除异物<br>3. 救护者骑跨于病人两大腿外侧，一手掌根部置于剑突与脐的腹中线上，另一只手直接放在第一只手背上，两掌根重叠，快速向内向上冲击，连续冲击 5 次<br>4. 重复 2~3 步骤，直到异物排出，胸廓随通气起伏<br>5. 注意评估脉搏、呼吸情况，脉搏、呼吸停止应实施心肺复苏术 | 20 | | |
| 操作后处理（10 分） | | 洗手，再次核对病人信息 | 2 | | |
| | 宣教 | 指导病人学会发生呼吸道异物梗阻时的自救方法 | 5 | | |
| | | 用物整理，洗手，记录 | 3 | | |
| 综合评价（5 分） | | 1. 操作安全，符合病情需要<br>2. 动作轻柔，注意对病人的人文关怀<br>3. 能正确应对急救过程中可能出现的并发症 | 5 | | |

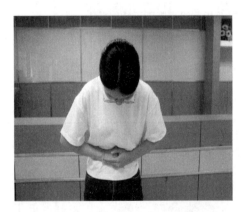

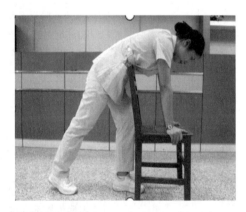

图 3-1-26 自救腹部冲击法

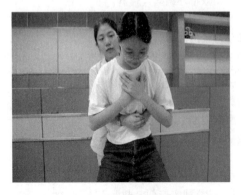

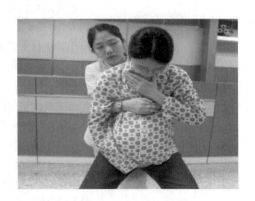

图 3-1-27 互救立位腹部冲击法　　　　　图 3-1-28 互救立位胸部冲击法

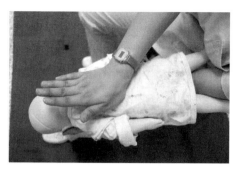

图 3-1-29　婴儿背部叩击法

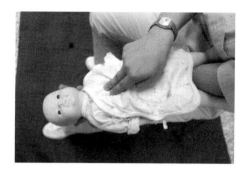

图 3-1-30　婴儿胸部冲击法

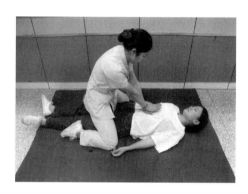

图 3-1-31　仰卧位腹部冲击法

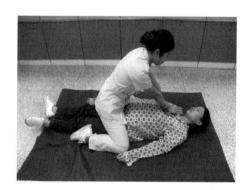

图 3-1-32　仰卧位胸部冲击法

#### 四、精细解析

1. 使用站立位 Heimlich 手法时，操作细节包括：救护者站在病人背后，应取前腿弓、后腿蹬的姿势站稳，让病人坐在自己弓起的大腿上，并让其身体略前倾，然后将双臂分别从病人两腋下前伸并环抱病人。左手握拳，右手从前方握住左手拳头，使左拳虎口贴在病人胸部剑突下方，肚脐上方的上腹部中央，形成"合围"之势，然后突然用力收紧双臂，用左拳虎口向病人上腹部内上方猛烈施压，迫使其上腹部下陷引起腹腔内容上移、膈肌上升而挤压肺及支气管。这样每次冲击可以为气道提供一定的气量，从而将异物从气管内冲出。施压完毕后立即放松手臂，然后再重复操作，直到异物被排出。

2. Heimlich 冲击手法应用时应注意以下要点：用力的方向和位置一定要正确，否则有可能造成肝、脾损伤和剑突骨折；饱食后的病人可能出现胃内容物反流，应及时清除口腔内容物，保持口腔清洁；施行手法时突然用力才有效。

3. 妊娠后期或显著肥胖且意识清醒的病人可采用立位胸部冲击法，意识不清醒的病人则采用仰卧位胸部冲击法；婴儿采用叩击背部 5 次和冲击胸部 5 次法。

4. 婴儿呼吸道异物梗阻使用背部叩击法时体位非常重要，应注意保持婴儿头部朝下，否则有可能使异物滑入更深的气管。

## 五、操作流程

### （一）意识清楚异物梗阻病人救护法

#### 1. 自救法

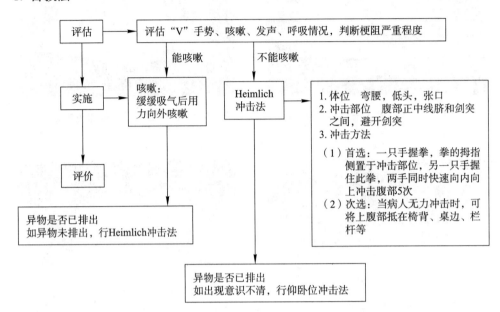

#### 2. 互救法

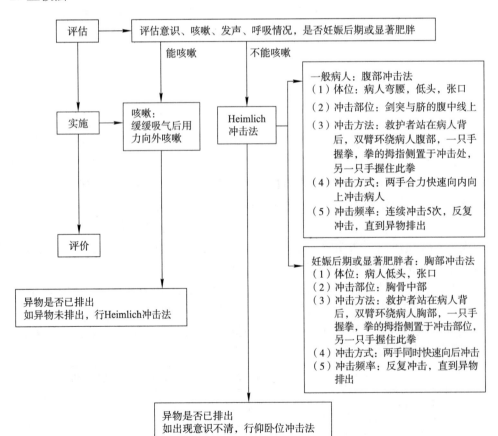

## （二）意识不清异物梗阻病人救护法——仰卧位冲击法

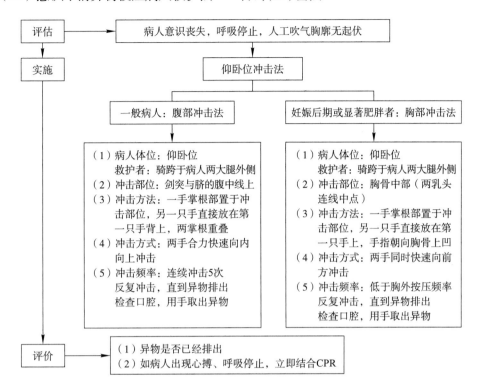

评估 → 病人意识丧失，呼吸停止，人工吹气胸廓无起伏

实施 → 仰卧位冲击法

一般病人：腹部冲击法

（1）病人体位：仰卧位
　　救护者：骑跨于病人两大腿外侧
（2）冲击部位：剑突与脐的腹中线上
（3）冲击方法：一手掌根部置于冲击部位，另一只手直接放在第一只手背上，两掌根重叠
（4）冲击方式：两手合力快速向内向上冲击
（5）冲击频率：连续冲击5次
反复冲击，直到异物排出
检查口腔，用手取出异物

妊娠后期或显著肥胖者：胸部冲击法

（1）病人体位：仰卧位
　　救护者：骑跨于病人两大腿外侧
（2）冲击部位：胸骨中部（两乳头连线中点）
（3）冲击方法：一手掌根部置于冲击部位，另一只手直接放在第一只手上，手指朝向胸骨上凹
（4）冲击方式：两手同时快速向前方冲击
（5）冲击频率：低于胸外按压频率
反复冲击，直到异物排出
检查口腔，用手取出异物

评价 →
（1）异物是否已经排出
（2）如病人出现心搏、呼吸停止，立即结合CPR

## （三）婴儿呼吸道异物梗阻救护法

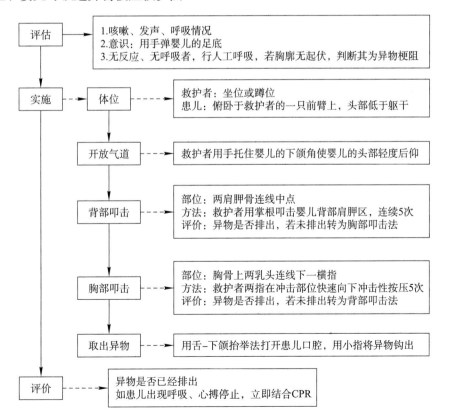

评估 →
1.咳嗽、发声、呼吸情况
2.意识：用手弹婴儿的足底
3.无反应、无呼吸者，行人工呼吸，若胸廓无起伏，判断其为异物梗阻

实施 → 体位 --→
救护者：坐位或蹲位
患儿：俯卧于救护者的一只前臂上，头部低于躯干

开放气道 → 救护者用手托住婴儿的下颌角使婴儿的头部轻度后仰

背部叩击 --→
部位：两肩胛骨连线中点
方法：救护者用掌根叩击婴儿背部肩胛区，连续5次
评价：异物是否排出，若未排出转为胸部叩击法

胸部叩击 --→
部位：胸骨上两乳头连线下一横指
方法：救护者两指在冲击部位快速向下冲击性按压5次
评价：异物是否排出，若未排出转为背部叩击法

取出异物 --→ 用舌-下颌抬举法打开患儿口腔，用小指将异物钩出

评价 --→
异物是否已经排出
如患儿出现呼吸、心搏停止，立即结合CPR

# 【知识链接】

**相关知识点**

（一）相关概念

1. 呼吸道异物  指较小的外部物质进入气管内，或坠入单侧二级以下的支气管内，可造成局部损伤、感染及肺不张等，但并没有造成能够影响通气的严重狭窄，因此不属于呼吸道阻塞，多发生于 4 岁以下的儿童。由于右支气管较粗（是左支气管的 1.4 ~ 1.5 倍），且与气管纵轴的夹角 < 30°，而左支气管与气管纵轴的夹角为 45°，故进入支气管的异物多数情况下嵌顿在右主支气管。总体上有 4% ~ 27% 的异物坠入气管，其中 40% ~ 57% 坠入右支气管，23% ~ 32% 坠入左支气管。

由于气管不允许空气以外的任何外来物质存在，因此一旦异物进入，病人将发生剧烈反应，典型表现为突发的剧烈呛咳。多数情况下呼吸道异物在一定的时间内不会给病人带来生命危险。但有时异物长时间停留在呼吸道则可以引起损伤及炎症等，还可能造成阻塞，如异物会刺激呼吸道使其肿胀并产生大量分泌物，从而可能造成阻塞，严重时仍可致命。

气道异物好发于 3 岁以内的婴幼儿和老年人。引起婴幼儿气道梗阻的异物常见原因有果冻、牛筋丸、西瓜、硬币、小型玩具等，多为非黏性食品，这与婴幼儿会厌软骨发育不成熟、喉保护机制及吞咽功能不健全、进食时嬉笑打闹容易将口含物吸入气管内引起气管阻塞等有关。

2. 海姆立克急救法（Heimlich maneuver）  又名"海氏急救法"，是美国医师亨利·海姆立克（Henry J. Heimlich）在 1974 年发明的一套利用肺部残留气体，形成气流冲出异物的急救方法。海姆立克急救法是全世界抢救气管异物病人的标准方法。1974 年他首先应用该法成功抢救了一名因食物堵塞了呼吸道而发生窒息的病人，从此该法在全世界被广泛应用，拯救了无数病人，其中包括美国前总统里根、纽约前任市长埃德、著名女演员伊丽莎白·泰勒等。因此该法被人们称为"生命的拥抱"。

（二）海姆立克急救法原理及应用条件

海姆立克急救法整个过程可以将人的肺部设想成一个气球，呼吸道就是气球的气嘴儿，假如气嘴儿被异物阻塞，可以用手挤捏气球，从而将阻塞在气嘴儿的异物冲出，这就是海姆立克急救法的物理学原理。

利用冲击法迫使病人上腹部下陷，造成膈肌突然上升，这样就会使病人的胸腔压力骤然增加。由于胸腔是密闭的，只有气管一个开口，故胸腔（气管和肺）内的气体就会在压力的作用下自然地涌向气管，对异物产生冲击力，从而有可能将异物冲出，恢复气道的通畅，达到自救互救的目的。

这种救护措施适用于成人、婴幼儿等各类人群。根据人的不同年龄、不同身高，救助方法略有差异。在施救前，需判断病人有无以下情况：病人异物卡喉不能说话，不能呼吸，可能会用一只手或双手抓住自己的喉咙。此时可以询问病人："你被东西卡住了吗？"如病人点头表示"是"，即立刻施行海姆立克急救法抢救。如果无这些特征，则应观察是否有其他征象，如病人不能说话或呼吸，面、唇青紫，失去知觉等。

（三）海姆立克急救法的局限性

海姆立克急救法虽然有一定的效果，但也可能带来一定的危害，尤其对老年人，因其胸腹部组织的弹性及顺应性差，故容易导致损伤的发生，如肋骨骨折、腹部或胸腔器官的破裂或撕裂，故除非必要时，一般不随便采用此法。

如果病人呼吸道部分梗阻，气体交换良好，就应鼓励病人用力咳嗽，并自主呼吸；如果病人呼吸微弱，咳嗽乏力或呼吸道完全梗阻，则立刻使用此手法。在使用本法成功抢救病人后应检查病人有无并发症的发生。在日常生活中要注意咽喉气管异物窒息的预防，做到将食物切成细块，充分咀嚼；口中含有食物时，应避免大笑、讲话、行走或跑步；不允许儿童将小的玩具放在口中；有假牙者，饮酒后进食时更应格外注意。

### 【拓展反思】

1. 总结成人、儿童、婴儿发生呼吸道异物梗阻时的急救要点。

2. 如果婴儿 / 儿童发生呼吸道异物梗阻，病人已经发生呼吸困难，脸色发绀，而家属情绪紧张焦虑不配合，你作为现场急救人员应该怎么做？

3. 假设一个情境：一位身材瘦弱的老年人进食时发生呼吸道异物梗阻，你作为现场急救人员首先需要评估哪些情况？

（罗翱翔）

## 单元二　常用急救技术

### 【教学目标】

#### 一、认知目标

1. 能归纳心肺复苏的操作流程和高质量心肺复苏的要点。

2. 能陈述除颤的操作流程和注意事项。

3. 能陈述气管插管的配合、人工气道管理相关知识。

4. 能陈述意识的评估与判断，复苏体位的摆放。

5. 能理解除颤的适应证和目的。

6. 能陈述球囊面罩通气的目的和注意事项。

7. 能陈述气管插管的常见并发症、注意事项。

8. 能陈述洗胃的注意事项、并发症、操作方法。

9. 能理解心肺复苏的概念、目的，除颤器的构造和除颤原理，球囊面罩通气的原理及特点。

10. 能陈述气管插管的适应证、操作方法。

11. 能陈述洗胃的适应证、禁忌证。

#### 二、能力目标

1. 能在模拟人上进行正确的心肺复苏。

2. 能正确评估与判断病人意识，能正确摆放病人体位。

3. 能为病人正确实施除颤。

4. 能对除颤器进行正确的保养和自检。

5. 能学会球囊面罩通气的正确操作方法。

6. 能学会球囊面罩装置的检查方法。

7. 能协助医生完成气管插管的操作。

8. 能做好气管插管留置期间的护理。

9. 能独立进行气管插管的用物准备。

10. 能独立进行洗胃操作。

11. 能选择正确的洗胃液。

12. 能处理洗胃过程中的异常情况。

### 三、情感态度价值观目标

1. 在学习常用急救技术相关知识点的过程中，强化生命至上、"时间就是生命"的急救理念。

2. 在学习球囊面罩通气原理的过程中激发学生的学习热情，强化学生探索、求实的科学精神。

3. 在练习球囊面罩通气的过程中强化学生精益求精、注重细节的工匠精神。

4. 在处理急症时能积极发挥团队协作精神，秉持"以人为本""生命至上"的理念。

## 📃 项目一 心肺复苏术

### 【模拟情境练习】

#### 一、案例导入

病史概要：陈某，女，58岁，因冠心病收入院治疗，今早护士查房时发现病人呼之不应，评估病人确认心搏呼吸停止，立即开始心肺复苏并报告医生配合抢救。

📹 视频 3-2-1 心肺复苏术

身体评估：T 35.6℃，胸廓无起伏，颈动脉无搏动，血压测不到，面色苍白，嘴唇和指甲发绀，四肢湿冷，意识模糊。

辅助检查：WBC $15.6 \times 10^9$/L，pH 7.39，$PaO_2$ 64 mmHg，$K^+$ 3.3 mmol/L，心电图表现为 QRS 波群消失，呈大小不等、形态各异的颤动波。

问题：

1. 如何对该病人进行急救？

2. 如何判断对该病人的心肺复苏是否有效？

#### 二、操作目的

通过心脏按压和人工呼吸维持有效的血液循环，保证血液供应和供氧，满足人体重要器官的供氧和供血。

#### 三、操作步骤及评分标准

心肺复苏术的操作步骤及评分标准详见表 3-2-1。

表 3-2-1 心肺复苏术的操作步骤及评分标准

| 项目 | | 内容 | 分值 | 自评 | 互评 |
|---|---|---|---|---|---|
| 操作前准备（10分） | 核对，解释 | 1. 核对，确认病人无误<br>2. 向家属简单解释心搏骤停的紧急救护目的、过程 | 2 | | |
| | 评估环境 | 评估现场环境是否安全适合操作 | 1 | | |

续表

| 项目 | | 内容 | 分值 | 自评 | 互评 |
|---|---|---|---|---|---|
| | 评估病人意识 | 评估病人有无意识：采用轻拍高喊，轻拍病人肩部，大声询问"喂！你怎么了？"判断有无反应（图3-2-1），禁忌剧烈摇晃病人 | 3 | | |
| | 自身准备 | 衣帽整洁，洗手，戴口罩 | 2 | | |
| | 环境准备 | 安全，请同病房其他病人及家属离开病房 | 2 | | |
| 操作过程（75分） | 启动应急反应系统 | 病人无反应立即启动应急反应系统（记录抢救开始时间并呼救） | 2 | | |
| | 安置病人 | 病人仰卧，躺在坚硬、平坦的平面上（软垫上放一木板），松衣领及裤带 | 1 | | |
| | 评估颈动脉搏动、呼吸 | 触摸颈动脉有无搏动：急救者一手示指和中指并拢，触及病人环状软骨向近侧滑行至胸锁乳突肌凹陷处，检查有无动脉搏动，判断时间不超过10 s（图3-2-2）。同时观察胸腹部起伏判断呼吸 | 2 | | |
| | 胸外心脏按压 | 操作者位于病人一侧，一手掌根放在两乳头连线中点处，另一手重叠其上，以掌根部按压，手指不接触胸壁，双臂伸直，双肘关节内收，利用上身重量垂直下压，深度5~6 cm，频率为100~120次/分，按压与放松比为1:1，放松时保证足够的胸廓回弹，按压与通气比30:2，进行人工呼吸时按压暂停（每30次标准按压计10分）（图3-2-3） | 50 | | |
| | 开放气道 | 清除口腔中可见的污物、呕吐物及活动义齿（清除时若病人颈椎无外伤，将病人头部偏向对侧清除异物；在院外病人颈部损伤未明时，清除异物时，头不能偏向一侧；成人清除异物时用示、中指放进病人嘴巴抠出异物，婴幼儿用小指）<br>1. 压额抬颌法（无颈椎损伤）：术者一手掌根部压低前额，另一手托起下颌骨，不能抬颈（图3-2-4）<br>2. 双手托颌法（颈椎损伤）：病人平卧，术者用双手从两侧抓紧病人的双下颌并托起，使头后仰，下颌骨前移，即可打开气道 | 5 | | |
| | 人工呼吸 | 1. 口对口人工呼吸：术者在病人一侧，用压前额手的拇、示指捏紧病人鼻孔，平静呼吸下，双唇包住病人口部，缓慢吹气（吹气时间>1 s），勿过深过长（图3-2-5）。吹气毕，松开鼻孔并抬头使其被动呼气，看到胸廓起伏，连续2次；或口对随身面罩人工呼吸（院外急救口对口人工呼吸对于非医务人员并非必需）<br>2. 呼吸球囊面罩辅助呼吸：EC手法（图3-2-6）（详见第三章单元二项目三 球囊面罩通气法） | 10 | | |

续表

| 项目 | | 内容 | 分值 | 自评 | 互评 |
|---|---|---|---|---|---|
| | 评估效果 | 5组循环后（约2 min）评估脉搏、呼吸、意识、甲床、口唇和面色 | 5 | | |
| 操作后处理（10分） | | 洗手，再次核对病人信息 | 2 | | |
| | 注意事项 | 1. 整个心肺复苏的过程，由胸外心脏按压与人工呼吸交替进行，一共做5个周期；每个周期胸外心脏按压30次，口对口人工呼吸2次，即按照30∶2的比例进行<br>2. 做胸外心脏按压时，两手掌根部重叠于胸骨中、下1/3交界处；按压时手指必须向上抬起，不能触及病人的胸壁；按压过程中，双侧肘关节必须伸直，利用身体重力垂直向下按压 | 6 | | |
| | | 用物整理，将病人头偏一侧，摆复苏体位 | 2 | | |
| 综合评价（5分） | | 1. 操作安全，符合病情需要<br>2. 动作轻柔，注意对病人的人文关怀<br>3. 能正确应对急救过程中可能出现的并发症 | 5 | | |

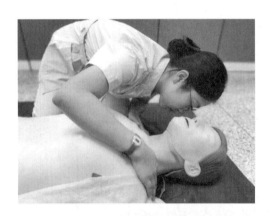

图 3-2-1 判断病人意识

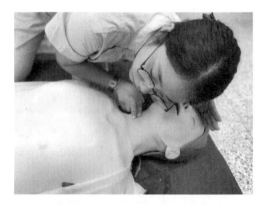

图 3-2-2 判断脉搏和呼吸

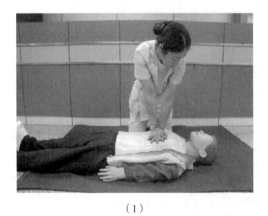

（1）

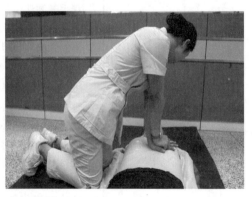

（2）

图 3-2-3 心脏按压姿势

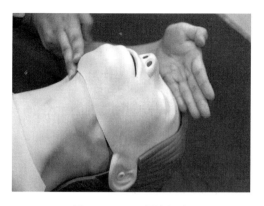

图 3-2-4　压额抬颌法

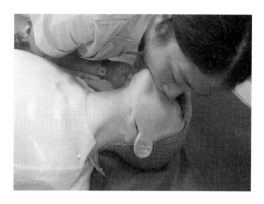

图 3-2-5　口对口人工通气

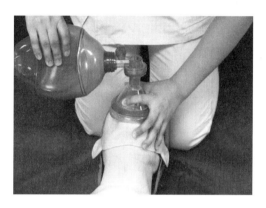

图 3-2-6　球囊面罩通气技术

**四、精细解析**

1. 对颈椎损伤的病人，开放气道时应使用托颌法，不能抬颈，以免加重颈椎损伤。

2. 如在方法正确的前提下，连续两次通气看不到胸廓起伏，要考虑气道异物梗阻并作相应处理。

3. 在建立气管内插管等人工气道给予呼吸时，无需停止胸外心脏按压，呼吸频率成人为 10 次 / 分、婴儿和儿童为 12 ~ 20 次 / 分。

4. 救护者相互替换，可在完成 5 个循环按压、通气后的间隙中进行，每次更换尽量在 5 s 内完成。

5. 对于溺水、窒息等与呼吸有关的原因所引起的心搏骤停应按 ABC 顺序进行，即先清理呼吸道，再给予 2 次人工呼吸，最后进行胸外心脏按压。

6. 高质量心肺复苏要点

（1）保证按压频率（100 ~ 120 次 / 分）和按压深度（5 ~ 6 cm）。

（2）放松时保证胸廓完全回弹。

（3）按压过程尽量减少中断，中断时间控制在 10 s 内。

（4）避免过度通气，每次通气量 500 ~ 600 ml（可见胸廓起伏即可）。

7. 心肺复苏有效的表现　在基础生命支持中，每 5 个循环后需评估复苏效果，主要从病人的脉搏、呼吸、皮肤颜色、瞳孔、神志等五个方面的表现来判断。

（1）触摸到颈动脉搏动。

（2）自主呼吸逐渐恢复。

（3）面色（口唇）发绀转为红润。

（4）瞳孔由大变小。

（5）眼球活动，手脚抽动，呻吟。

8. 终止心肺脑复苏应由医生决定，如出现以下指征，可考虑终止。

（1）病人已恢复自主呼吸和循环。

（2）病人有有效的"不复苏遗嘱"（do not attempt resuscitation，DNAR）。

（3）病人有不可逆死亡征象，如断头、腐尸或有明确的尸斑。

（4）对新生儿，经规范、正确复苏 10 min 后，仍无生命征象时。

（5）成年病人经规范、正确连续心肺复苏超过 30 min，仍未出现任何复苏有效征象，可停止复苏。但是，如果病人基础身体状况良好，或溺水、药物中毒、低体温者可延长复苏时间。

### 五、操作流程

（一）成人心肺复苏专业救护流程

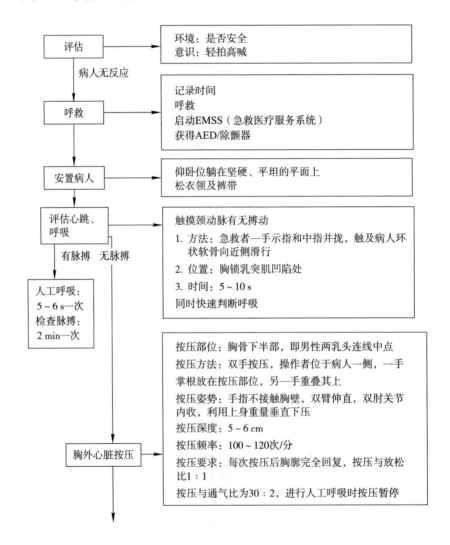

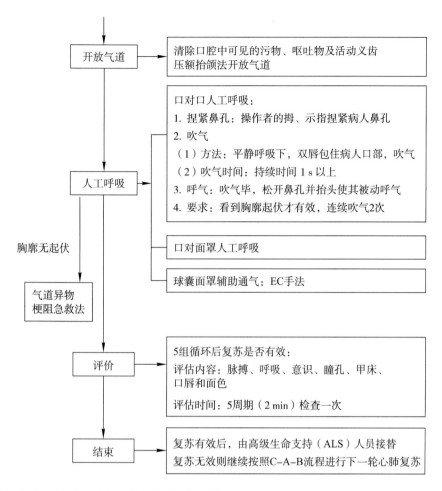

（二）儿童、婴儿心肺复苏专业救护流程

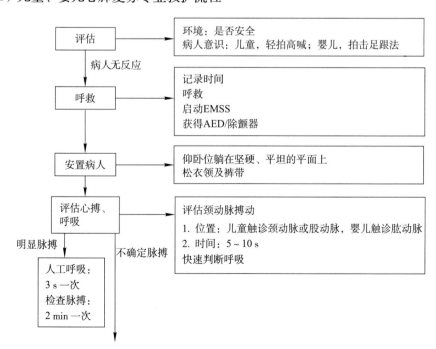

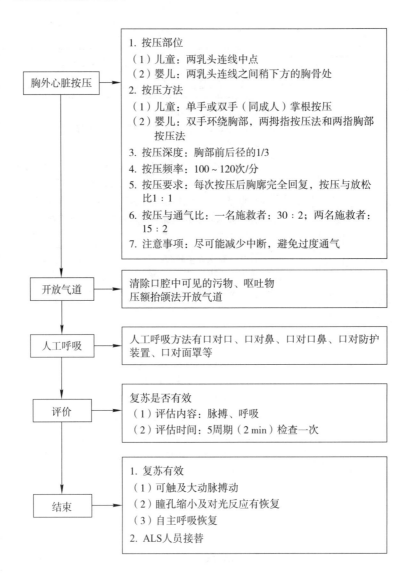

胸外心脏按压 →
1. 按压部位
（1）儿童：两乳头连线中点
（2）婴儿：两乳头连线之间稍下方的胸骨处
2. 按压方法
（1）儿童：单手或双手（同成人）掌根按压
（2）婴儿：双手环绕胸部，两拇指按压法和两指胸部按压法
3. 按压深度：胸部前后径的1/3
4. 按压频率：100~120次/分
5. 按压要求：每次按压后胸廓完全回复，按压与放松比1：1
6. 按压与通气比：一名施救者：30：2；两名施救者：15：2
7. 注意事项：尽可能减少中断，避免过度通气

开放气道 →
清除口腔中可见的污物、呕吐物
压额抬颌法开放气道

人工呼吸 →
人工呼吸方法有口对口、口对鼻、口对口鼻、口对防护装置、口对面罩等

评价 →
复苏是否有效
（1）评估内容：脉搏、呼吸
（2）评估时间：5周期（2 min）检查一次

结束 →
1. 复苏有效
（1）可触及大动脉搏动
（2）瞳孔缩小及对光反应有恢复
（3）自主呼吸恢复
2. ALS人员接替

## 【知识链接】

### 一、相关知识点

（一）相关概念

1. 心搏骤停　是指心脏机械活动突然停止，病人对刺激无反应，无脉搏，无自主呼吸或濒死叹息样呼吸。心搏骤停一旦发生，4~6 min 后会造成病人大脑和其他人体重要器官组织的不可逆损害，如果没有及时给予心肺复苏，会导致病人死亡。

判断心搏呼吸停止的标准：意识突然丧失或有短暂抽搐；面色苍白或转为发绀；喘息样呼吸或呼吸停止；瞳孔散大，反射消失；大动脉（如颈动脉、股动脉）搏动消失。

2. 心肺复苏（cardio-pulmonary resuscitation，CPR）　是指对心搏骤停的病人给予循环和呼吸支持，可分为基础生命支持和高级生命支持。

（1）基础生命支持：是指专业或非专业人员对心搏骤停病人进行的徒手抢救，包括开放气道、人工通气、胸外心脏按压和电除颤。2010 年心肺复苏指南已将成人和儿童（儿童和婴儿，不包括新生儿）从开放气道、人工呼吸和胸外心脏按压（airway-breathingcirculation，A–B–C）变更为胸外心脏按压、开放气道和人工呼吸（circulation-airway-breathing，C–A–B）。溺水者先清理呼吸道，人工呼吸2次和胸外心脏按压30次（A–B–C），完成一个周期后再呼救。

（2）高级生命支持：是指由专业人员应用器械和药物对心搏呼吸骤停病人进行抢救，包括建立静脉通道、呼吸机机械通气、纠正心律失常及药物治疗。

3. 成人生存链　2020年美国心肺复苏指南已把生存链分为院外心搏骤停生存链与院内心搏骤停生存链。心肺复苏成功的关键生存链包括6个环节。

（1）院外心搏骤停生存链：①早期识别和启动应急反应系统。②即时高质量心肺复苏：强调有效胸外心脏按压。③快速除颤：AED（体外自动除颤器）。④基础及高级急救医疗服务：入院前分诊和转诊。⑤早期开始有效的高级生命支持和心搏骤停的后续综合治疗。⑥多学科合作，直到出院和康复。

（2）院内心搏骤停生存链：①心电监测和心搏骤停的预防。②早期识别和启动应急反应系统。③即时高质量心肺复苏：强调有效胸外心脏按压。④快速除颤：AED（体外自动除颤器）。⑤早期开始有效的高级生命支持和心搏骤停的后续综合治疗。⑥多学科合作，直到出院和康复。

（二）心搏骤停病因

目前，临床上心搏骤停因其突发性，全世界都耗费了大量人力物力以预防和救治心搏骤停病人，常见病因主要包括：

1. 心源性心搏骤停　即由心脏自身病变所致，其中冠心病及其并发症是最常见的原因，特别是在急性冠脉综合征早期，常发生心室颤动或心室停顿而致心搏骤停或猝死。其他心血管疾病包括心肌炎、各种原因所致的心脏瓣膜严重损害、先天性心脏冠状动脉异常、原发性电生理紊乱等。

2. 非心源性心搏骤停　常见的有严重电解质紊乱与酸碱平衡失调，尤其是严重的钾代谢紊乱，高钾血症可抑制心脏的正常收缩性与节律性引起心室内传导异常，易诱发室性自主心律或心室颤动。低钠血症、低钙血症及高镁血症也可引起心搏骤停，且均可加重高钾血症的影响；当病人发生酸中毒时细胞内钾外移，血清钾离子浓度增高，也可发生心搏骤停。其他还包括：各种药物过量中毒或过敏（术中麻醉药物应用不当、硬膜外麻醉药物误入蛛网膜下腔，或洋地黄类、奎尼丁等药物的毒性反应可致严重心律失常而引起心搏骤停），各种突发意外（严重创伤、失血性休克、溺水、电击、烧伤、气管异物阻塞、严重中枢神经系统感染等）。

3. 2015版《美国心脏学会CPR和ECC指南》指出心搏骤停的可逆性病因分为10大类（5H5T），分别为低血容量（hypovolelia）、低氧（hypoxia）、酸中毒（hydrogenion acidosis）、低钾/高钾（hypo-/hyperkalemia）、低温（hypothermia）、张力性气胸（tension pneumothorax）、心脏压塞（tamponade cardiac）、中毒（toxins）、肺栓塞（thrombosis，pulmonary）、心肌梗死（thrombosis coronary）。

二、临床新进展

（一）CPR中的超声应用

超声可用于确定CPR中心搏骤停的可逆原因。经胸超声心动图（transthoracic echocardiography，TTE）对于识别阻塞性病变至关重要，包括张力性气胸、心脏压塞、深静脉血栓形成、肺栓塞等潜在的停搏原因。但由于完善TTE的过程中需要中断胸外心脏按压，且不能可靠地预测不良结果，尚无改善预后的证据，因此部分研究不推荐超声心动图的应用。一项 meta 分析表明，与 TTE 相比，经食管超声心动图（transesophageal echocardiography，TEE）可以提供连续、高质量的心脏图像，最大限度地减少胸部心脏按压中断时间，提供关于胸部心脏按压位置和质量的实时反馈，以及促进体外生命支持（extracorporeal life support，ECLS）的启动。这些特质使 TEE 非常适合于复苏，并有可能改善心搏骤停的预后。因此，未来的研究应该包括评估 TEE 引导复苏的诊断价值、血流动力学和临床影响的更大规模的研究。

（二）体外心肺复苏（external cardiopulmonary resuscitation，ECPR）

心肺复苏可缩短心搏骤停病人"无血流灌注"时间（即从心搏骤停到第一次胸外心脏按压的时间），但即使采用最优的技术，传统心肺复苏（conventional cardiopulmonary resuscitation，CCPR）也只能提供正常心排血量的15%~25%，这种低血流灌注（即持续 CCPR 的时间）使重要器官缺血性损伤迅速进展，而 ECPR 可以提供接近正常水平的脑和终末器官灌注，从而减少损伤，提高预后，使病人获益。美国每年约有 350 000 人发生院外心搏骤停（out-of-hospital cardiac arrest，OHCA），而欧洲每年约有 275 000 人发生 OHCA。Mark 等综述韩国一项回顾性匹配分析研究发现，在复苏 21 min 后 ECPR 的预后优于 CCPR，且与神经功能完好的生存率相关；Tetsuya 等在日本开展的一项前瞻性观察性研究发现，11.2% 的 ECPR 病人在 6 个月时保留良好的神经功能，而 CCPR 组仅有 2.6% 的病人保留良好的神经功能；Bartos 等回顾性对比 160 例难治性室性心动过速 / 心室颤动病人在 OHCA 的预后，尽管接受 ECPR 治疗的病人比 CCPR 时间更长（60 min vs 35 min），但当复苏时间 > 40 min 时，CCPR 组无一例存活，而 ECPR 组生存率为 25%。虽然目前的研究证据表明 ECPR 可以改善心搏骤停病人的预后，但仍需要大量临床前瞻性研究继续评估 ECPR 的可行性及有效性。

## 【拓展反思】

1. 总结成人、儿童、婴儿发生心搏骤停时的急救要点。
2. 在对病人进行心肺复苏过程中，可能会发生哪些并发症？如何处理？
3. 在院外对病人进行心肺复苏抢救过程中，如果发生肋骨骨折，要不要负法律责任？为什么？
4. 非医护人员在对病人进行心肺复苏的时候，是否一定要进行口对口人工呼吸？

（罗翱翔）

## 📜 项目二 除颤术

## 【模拟情境练习】

### 一、案例导入

病史概要：王某，男，62 岁，今日 6 时，晨起后突发胸骨后剧烈疼痛，自行舌下含服硝酸甘油后不能缓解，由家属陪送急诊，以"急性心肌梗死"收治入院。既往高血压病史 10 年，未规律服用降压药。

入院后，护士遵医嘱予心电监护，完善急诊术前准备。过程中，病人突然意识丧失，呼之不应，监护仪出现报警，可见如图 3-2-7 的心电图变化。

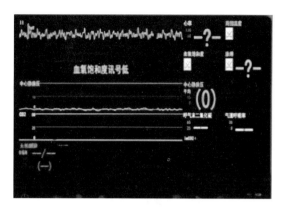

图 3-2-7 监护仪界面

问题：

1. 该病人发生了什么情况？

2. 现立即予病人除颤，请问该操作的主要目的是什么？

3. 如何判断病人复苏的有效性？

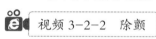 视频 3-2-2 除颤

## 二、操作目的

通过向病人体内瞬间释放高能量的脉冲电流，使心脏的全部或大部分心肌纤维同时去极化，中断一切折返通道，抑制异位兴奋性，使具有最高自律性的窦房结发放冲动，重建窦性心律。

## 三、操作步骤及评分标准

除颤的操作步骤及评分标准详见表 3-2-2。

表 3-2-2 除颤的操作步骤及评分标准

| 项目 | | 内容 | 分值 | 自评 | 互评 |
|---|---|---|---|---|---|
| 操作前准备<br>（15分） | 评估病人 | 1. 评估并确认病人的心电图类型：心室颤动或无脉性电活动<br>2. 判断病人意识<br>3. 呼救，记录抢救时间<br>4. 将病人置于仰卧位，暴露胸壁，触摸颈动脉搏动，观察呼吸 | 5 | | |
| | 环境准备 | 确认硬质床面 | 2 | | |
| | 胸外心脏按压 | 胸外心脏按压直至除颤器到位（非目击者，需完成5个循环 CPR） | 5 | | |
| | 病人准备 | 1. 检查并清除除颤部位的汗渍、敷料<br>2. 去除病人身上的金属物及导电物质<br>3. 检查病人是否安装有起搏器 | 3 | | |

| 项目 | | 内容 | 分值 | 自评 | 互评 |
|---|---|---|---|---|---|
| 操作过程（70分） | 除颤器准备 | 1. 接通电源，打开除颤器开关<br>2. 选择导联，连接监护导联或直接使用面板导联（Paddles） | 9 | | |
| | 选择除颤模式 | 1. 心室颤动、心室扑动和无脉性室性心动过速选择非同步除颤<br>2. 其他各类异位性快速心律失常选择同步电复律 | 5 | | |
| | 选择除颤能量 | 根据医嘱选择正确能量，一般情况下：<br>1. 成人：单相波除颤器为 360 J，双相波选择 200 J<br>2. 儿童：第一次剂量为 2 J/kg，第二次剂量可增加到 4 J/kg，后续可再增加，但不超过 10 J/kg 或成人剂量 | 5 | | |
| | 放置电极板 | 1. 准备电极板：在电极板上涂抹专用导电膏或用 4～6 层不滴水的生理盐水纱布包裹电极板<br>2. 放置电极板于正确位置："心底"电极板置于胸骨右缘第 2～3 肋间（锁骨下方），"心尖"电极板放在左腋前线第 5 肋间<br>3. 充分接触：抹匀导电膏，5 kg 力量下压使电极板指示灯显示绿色 | 15 | | |
| | 再次评估 | 确认心律类型、同步/非同步、能量及导联选择正确 | 6 | | |
| | 充电 | 按下充电按钮，将除颤器充电至选择的能量 | 6 | | |
| | 放电 | 1. 清场：操作者身体离开床沿，高喊"大家都离开"，环视查看周围人及自身已与床面或病人无直接或间接接触<br>2. 放电：双手同时按下两个面板上的放电按钮，直至放电完毕后电极板才可离开胸壁 | 12 | | |
| | 胸外心脏按压 | 立即给予 5 个循环高质量胸外心脏按压 | 5 | | |
| | 观察除颤效果 | 1. 观察心电活动，评估病人颈动脉、瞳孔、面色、唇色、胸廓起伏等<br>2. 如仍为心室颤动、心室扑动或无脉性室性心动过速，继续遵医嘱予除颤，转为窦性心律，则除颤成功 | 7 | | |
| 操作后处理（10分） | | 擦干病人胸壁的导电膏或生理盐水，整理床单位；安抚病人 | 4 | | |
| | | 关闭除颤器开关，清洁电极板，留存并标记除颤时自动打印的心电图纸，将仪器送回原处，充电备用 | 6 | | |
| 综合评价（5分） | | 1. 操作安全有效，符合实际需要<br>2. 动作流畅且有条不紊，注意对病人的人文关怀 | 5 | | |

#### 四、精细解析

1. 病人准备 除颤前，需做好充分的病人准备。首先，病人去枕平卧，双侧上肢自然放置于身体两侧；再从头到脚检查并去除病人身上的金属物品，确认是否安装有心脏起搏器；擦干病人胸壁汗渍以防止除颤放电时灼伤皮肤（图 3-2-8）。

2. 选择导联 可通过按"LEAD SELECT"键选择合适的导联（图 3-2-9），一般情况下，若病人身上已连接有心电监护仪，可直接选择"Paddles"导联进行除颤；此外，没有心电监护的病人，紧急抢救的情况下也可优先选择"Paddles"导联以快速判断病人心律失常的类型并进行除颤。如果选择了Ⅰ、Ⅱ或Ⅲ导联，则需将除颤器上的导联线与病人连接。

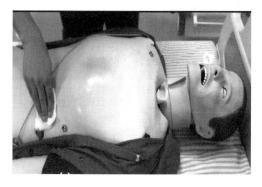

图 3-2-8 擦拭胸壁汗渍

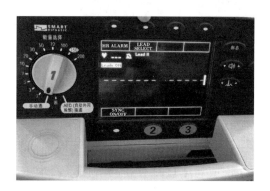

图 3-2-9 选择导联

3. 选择同步 / 非同步 通过"SYNC ON/OFF"键可选择同步或非同步（图 3-2-10）。一般机器默认状态为"非同步"，心室颤动、心室扑动和无脉性室性心动过速就应选择非同步除颤。

4. 准备电极板 为保护病人除颤部位的皮肤，同时增加导电性，提升除颤效果，除颤电极板上需涂抹导电膏（图 3-2-11），注意避免涂抹到手柄上。涂好的电极板切忌相互摩擦（图 3-2-12），应放在病人胸壁上抹匀。除导电膏外，也可以使用 4～6 层不滴水的生理盐水纱布包裹电极板。

5. 放置电极板 准备的电极板放置在病人身上时，需注意：①位置正确：紧急情况下，常用前侧位，即"心尖"的电极板放在左腋前线第 5 肋间，"心底"的电极板置于胸

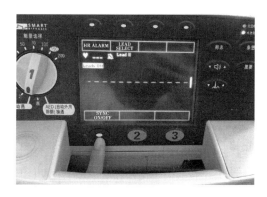

图 3-2-10 选择同步 / 非同步

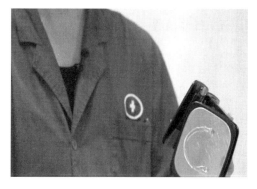

图 3-2-11 涂导电膏

骨右缘第 2 ~ 3 肋间（图 3-2-13）。②紧密接触：电极板需与病人皮肤直接接触，中间不可有任何衣物或导联线；以 5 kg 力量下压使电极板上的指示灯变绿色。③对于安装有心脏起搏器者除颤电极板应注意避开 10 cm 以上。

🎥 图 3-2-1　电极板指示灯

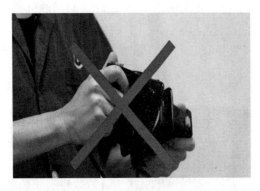 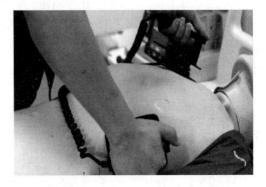

图 3-2-12　电极板禁止相互摩擦　　　　　图 3-2-13　前侧位电极板放置位置

6. 清场与放电　为保证自身及周围人的安全，放电前须清场，确认无人直接或间接与病人或病床接触后，同时按下两个手柄上的放电按钮进行放电（图 3-2-14）；放电过程中，注意电极板不可立即离开胸壁，应稍停片刻，直至提示音消失、能量大小降至 "0"。

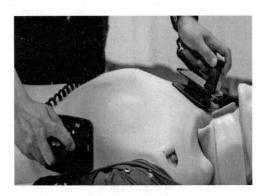

图 3-2-14　放电

**五、操作流程**

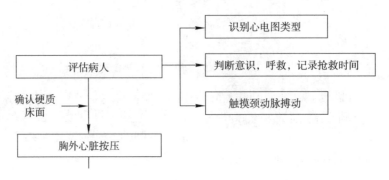

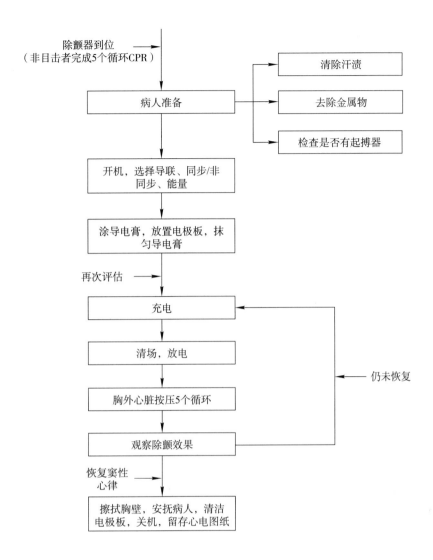

## 【知识链接】

心脏电复律是指利用电能治疗异位性快速心律失常，使病人恢复窦性心律的一种治疗方法。根据放电时是否需要与心电图中的 R 波同步，电复律可以分为同步电复律和非同步电复律，其中非同步电复律又被称为除颤。由于心室颤动、心室扑动和无脉性室性心动过速时，心电图中 R 波消失，应选择非同步电复律，即除颤；同步电复律主要用于有脉性心动过速，如心房颤动、心房扑动、室上性心动过速等，当心电图中出现 R 波时，除颤器会同步发放脉冲。

在有目击者的心搏骤停中，最常见的初始心律为心室颤动（ventricular fibrillation, VF），而心室颤动又是非创伤性心搏骤停病人最常见的心律失常，及时有效的胸外心脏按压和早期除颤则是其治疗的关键。因此，在除颤器到达之前，需及时予以胸外心脏按压，一旦除颤器到位马上进行心律分析并除颤。但对于心室静止和电机械分离的病人并不适合除颤。而对于非目击的心搏骤停病人，则需先予以 5 个循环 30∶2 的胸外心脏按压，使心脏得到充分血液灌注后，再进行除颤以提高除颤的有效性。

自动体外除颤器（automated external defibrillators, AED）是电脑化装置，可通过黏

性电极片连接到病人身上，自动分析病人心律，一旦病人需要电击治疗，AED 会发出提示进行电击。AED 的发明，使得院外除颤和非专业人员除颤成为可能，但应注意的是，病人的活动（如濒死喘息）、更换病人体位可影响 AED 的分析。此外，除颤的成功率会随着时间的流逝而迅速降低，因此，当任何救护者在院外目睹心搏骤停并且现场有 AED，应尽可能地使用 AED；在医院内进行抢救的医务人员，则应该立即使用除颤器或 AED。

## 【拓展反思】

1. 总结同步电复律和非同步电复律的区别和适用范围。

2. 如果一心室颤动病人曾经安装过心脏起搏器，请问在为该病人进行除颤时有何注意要点？

3. 假设一临床情境：急诊科有一病人突发意识丧失，呼之不应，监护仪显示心室颤动，病人家属焦急万分，围堵于病人床旁，影响抢救，作为护士，你该如何处理？

（陈颖颖）

## 项目三 球囊面罩通气法

### 【模拟情境练习】

**一、案例导入**

病史概要：李某，女性，70 岁，因心绞痛发作收入院治疗。早上护士交班过程中发现病人面色苍白、呼吸困难，继而失去意识，呼之不应，护士上前查看发现病人呼吸心搏停止，立即开始心肺复苏并报告医生配合抢救。

身体评估：T37℃，喘息样呼吸，无脉搏，颈动脉搏动未扪及，血压测不到，面色苍白，口唇及四肢肢端发绀，四肢湿冷，意识模糊。

辅助检查：WBC $15.6 \times 10^9$/L，ESR 40 mm/h，CRP 40 mg/L，LDH 280 IU/L，AST 105 IU/L，ALT 76 IU/L，CK 900 IU/L，CK-MB 196 IU/L，cTnI 2.1 μg/L，cTnT 1.6 μg/L，$K^+$ 3.3 mmol/L，心电图表现为 QRS 波群消失，呈大小不等、形态各异的颤动波。

问题：

1. 在对病人进行心肺复苏过程中，应该采用哪种通气方式？

2. 如果采用球囊面罩通气法，如何控制球囊面罩潮气量和节律？

视频 3-2-3 球囊面罩通气法

**二、操作目的**

为各种原因需要紧急手控通气的病人进行有效的人工通气。

**三、操作步骤及评分标准**

球囊面罩通气法的操作步骤及评分标准详见表 3-2-3。

表 3-2-3　球囊面罩通气法的操作步骤及评分标准

| 项目 | | 内容 | 分值 | 自评 | 互评 |
|---|---|---|---|---|---|
| 操作前准备<br>（10分） | 核对，解释 | 1. 核对，确认病人无误<br>2. 向病人及家属解释该操作目的、过程 | 2 | | |
| | 评估病人 | 无效或低效呼吸、呼吸暂停及心动过缓、发绀 | 2 | | |
| | 自身准备 | 衣帽整洁，洗手，戴口罩 | 2 | | |
| | 用物准备 | 检查面罩、球囊及各接头，确认无漏气、呼吸活瓣无异常，氧气装置供氧正常 | 2 | | |
| | 环境准备 | 清洁，安全，光线充足 | 2 | | |
| 操作过程<br>（75分） | | 连接面罩、球囊，有条件时可接氧气，并调节流量使储气袋充盈（氧流量 > 10 L/min）（图 3-2-15） | 20 | | |
| | | 检查并清除气道异物，开放气道，必要时建立人工气道 | 5 | | |
| | | 使用 EC 手法（图 3-2-16～图 3-2-18）将面罩罩住病人口鼻，按紧不漏气 | 10 | | |
| | | 用均等的压力挤压球囊，待球囊重新膨起后开始下一次挤压。潮气量：按无氧源 10 ml/kg、吸氧 6～7 ml/kg 计算，或 1 L 球囊挤压 1/2～2/3，1.6 L 球囊单手挤压近 1/2 约 650 ml，2 L 球囊挤压 1/3。频率：成人 10～12 次/分，婴儿和儿童为 12～20 次/分（如无脉搏，使用 30 : 2 的比例进行按压 - 通气） | 35 | | |
| | | 观察及评估病人通气效果，胸部起伏说明通气有效 | 5 | | |
| 操作后处理<br>（10分） | | 洗手，再次核对病人信息 | 2 | | |
| | 宣教 | 指导病人家属学会识别呼吸停止表现并掌握紧急救护方法 | 6 | | |
| | | 用物整理，洗手，记录 | 2 | | |
| 综合评价<br>（5分） | | 1. 操作安全，符合病情需要<br>2. 动作轻柔，注意对病人的人文关怀<br>3. 能正确应对急救过程中可能出现的并发症 | 5 | | |

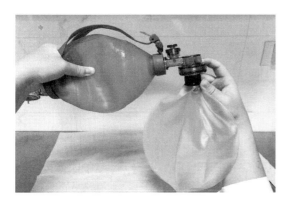

图 3-2-15　球囊面罩

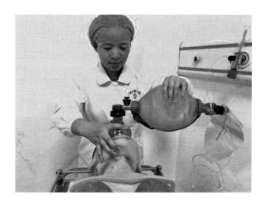

图 3-2-16　操作体位

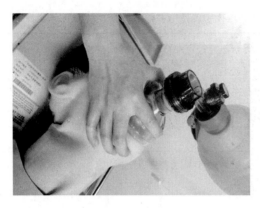

图 3-2-17 单手 EC 手法

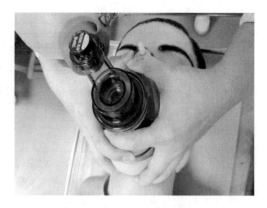

图 3-2-18 双手 EC 手法

### 四、精细解析

1. 使用 EC 手法固定面罩和开放气道，面罩应罩紧病人口鼻，以防漏气。

2. 如有微弱呼吸尽量在病人吸气时挤压球囊。

3. 连续 2 次通气不见胸部起伏，提示有异物梗阻，应按异物梗阻处理。

4. 可通过病人胸腹运动、皮肤颜色、听诊呼吸音、生命体征、$SpO_2$ 读数观察及评估病人的通气效果。

5. 操作后应观察胃部嗳气情况，必要时插入胃管。

### 五、操作流程

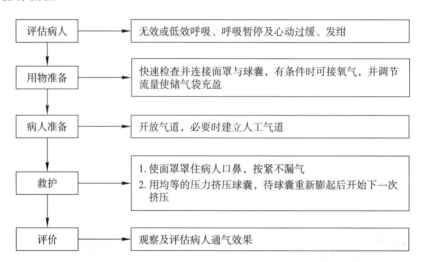

| 评估病人 | → | 无效或低效呼吸、呼吸暂停及心动过缓、发绀 |
| 用物准备 | → | 快速检查并连接面罩与球囊，有条件时可接氧气，并调节流量使储气袋充盈 |
| 病人准备 | → | 开放气道，必要时建立人工气道 |
| 救护 | → | 1. 使面罩罩住病人口鼻，按紧不漏气<br>2. 用均等的压力挤压球囊，待球囊重新膨起后开始下一次挤压 |
| 评价 | → | 观察及评估病人通气效果 |

## 【知识链接】

### 一、相关知识点

（一）球囊面罩通气原理

1. 当挤压球体时，产生正压，将进气阀关闭，内部气体强制性推动鸭嘴阀打开，球体内气体即由鸭嘴阀中心切口送向病人。如用氧气，则氧气随球体复原暂存于球体内，在挤压球体时直接进入病人体内。

2. 将被挤压的球体松开，鸭嘴阀即刻向上推，并处于闭合状态，使病人吐出的气体由出气口放出。

3. 与此同时，进气阀受到球体松开所产生的负压，将进气阀打开，储气袋内氧气送入球体，直到球体完全恢复挤压前的原状。

4. 为避免过高的氧气流量及过低挤压次数而造成球体及储气袋内压力过高，特设计压力安全阀释放出过量气体，以便保持低压的氧气供应，保障病人的安全。

（二）球囊面罩通气关键技术

1. 面罩封闭　首先面罩外围的下缘置于下嘴唇和下巴之间的凹槽上，然后面罩可以放置于鼻梁上。操作者的拇指和示指在面罩上施加足够的压力，以至于达到很好的密闭效果（呈 EC 型或 WC 型）。

2. 气道开放　手指环绕抓住病人的下颌骨骨骼突出的部位。小指钩在下颌角下面，这三个手指提供了面罩贴近面部的反作用力，也抬高了下颌骨，帮助完成托颌开放气道。

3. 通气　假如病人窒息无自主呼吸，将以每分钟 10~20 次呼吸的速度给予通气，相当于 5~6 ml/kg 的潮气量，或者是 500 ml 的成人平均水平（单手挤压）。有呼吸运动的病人，球囊面罩通气将在病人的吸气相定时给予正压；假如病人呼吸急促，应该每 3 或 4 次呼吸给予一个简单的辅助呼吸。

（三）球囊面罩通气适应证与禁忌证

1. 适应证

（1）心肺复苏（CPR）、呼吸机故障、转运病人、呼吸机对抗等。

（2）建立人工气道前后、吸痰前后。

2. 禁忌证

（1）中等以上活动性咯血。

（2）颌面部外伤或严重骨折。

（3）大量胸腔积液。

（四）困难球囊面罩通气处理

困难球囊面罩通气被定义为通过完善的技术而不能维持 90% 以上的血氧饱和度。完善的球囊面罩通气技术和解决困难球囊面罩通气的方法在给病人进行喉镜检查前或期间确保给病人供氧至关重要。因此，困难球囊面罩通气的处理步骤如下：

1. 通过加大头部倾斜度 / 增大下巴的抬高，来重新移动头部的位置（假如没有处理上的不当）。

2. 用力推下巴。

3. 插入口咽通气管（和 / 或鼻咽通气管）。

4. 实施两人操作的球囊面罩通气技术。

5. 假如实施了压迫环状软骨，放开或减轻压力。

6. 假如密闭存在问题，考虑更换面罩（尺寸和型号）。

7. 排除气道异物。

8. 考虑一种"救援"通气装置，例如声门上装置，如硅胶喉罩或联合导气管。

9. 建议尽早气管插管。

（五）困难球囊面罩通气预测

1. 胡须　厚密的胡须能破坏面罩的密闭。使用水溶性的胶体可以帮助减少空气从毛发之间溢出。

2. 肥胖 在肥胖的病人中，球囊面罩通气将遇到困难，这是由于胸壁和横膈顺应性下降，头部不易后仰和咽部过多的软组织引起的。

3. 老年 年龄大于 55 岁将导致困难球囊面罩通气，这可能是多因素的，涉及颈部和颞 - 下颌联合处的平行运动的问题，老年人可能存在牙齿脱落及软组织弹性下降，口咽和鼻咽通气管置入和一个良好密闭的面罩将帮助解决这些问题。

4. 牙齿脱落 在没有牙齿的病人中，颊部的凹陷导致了嘴角的漏气，使面罩的密闭变得困难，尽早使用口咽通气管将有所帮助；在两侧颊部的口腔内部放入捏成一团的纱布，可能会通过让双颊鼓起而帮助达到面罩密闭；选择球囊面罩通气的时候装上一副假牙，以帮助保持面部的结构。

5. 声音 上呼吸道和下呼吸道的异常声音可能导致球囊面罩通气操作的困难。

6. 其他 一些解剖上的改变或病人病理性的变化，比如下颌骨外伤，可能会破坏面罩密闭性。

（六）球囊面罩的检查方法

1. 连接并检查 连接球囊、储氧袋、氧气导管，检查球囊、压力安全阀、进气阀、鸭嘴阀、呼气阀、储气袋工作是否正常。将氧流量调到 10 L/min 以上，检查储氧袋是否漏气，详见图 3-2-19 至图 3-2-22 ）。

2. 送气检查 封闭球囊送气端，用力按压球囊，正常情况下球囊不能凹陷。

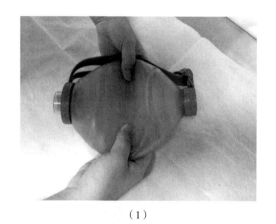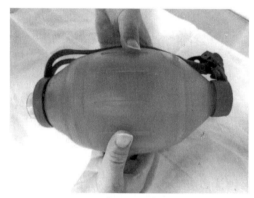

（1）　　　　　　　　　　　　　　　（2）

图 3-2-19　检测球囊

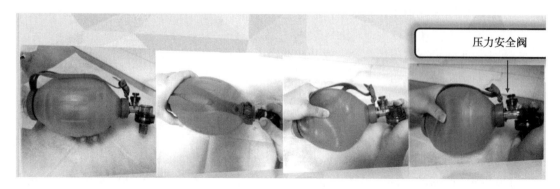

图 3-2-20　检测压力安全阀

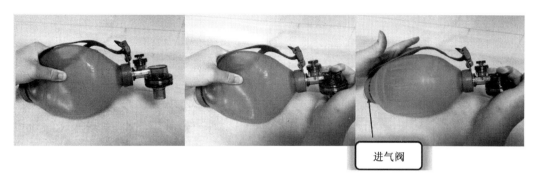

图 3-2-21　检测进气阀

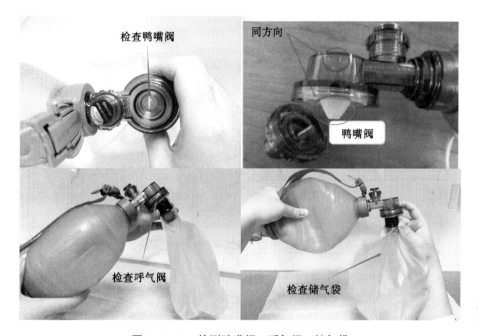

图 3-2-22　检测鸭嘴阀、呼气阀、储气袋

3. 进气检查：按压球囊后，观察球囊能否自动复原。

4. 呼气检查：球囊接模拟肺，送气后观察模拟肺是否自动复原。

（七）球囊面罩通气效果评价

对于球囊面罩通气的效果评价，可从看、听、感觉三方面进行。

1. 看

（1）边通气边观察胸部是否有起伏。

（2）病人的面色、口唇发绀是否好转。

（3）血氧饱和度是否改善。

2. 听

（1）是否有任何由于面罩的不紧闭引起的嘶嘶的漏气声。

（2）血氧饱和度是否有报警。

3. 感觉

（1）储气袋的顺应性：若出现气道持续阻塞，球囊将很难挤压。

（2）当面罩不紧闭时，手也可感觉到漏气。

在进行球囊通气时，必须持续对通气效果进行评价，因为这是一个动态过程。病人状态的改变和操作者的疲劳都将影响球囊面罩通气的效果。

## 二、临床新进展

### 球囊气管插管通气与心搏骤停

目前常用的通气设备为球囊气管插管通气与球囊面罩通气等。前者具有较大容量体积的球囊，可以保证充足通气，且病人气管内插管可保证氧气输入效率更高；后者通过面罩可进行正压通气和气道双水平正压通气。根据病人不同生理情况，选择恰当的人工通气方式十分重要。

一项研究对比分析了球囊气管插管通气与球囊面罩通气分别抢救心搏呼吸骤停病人的效果。结果发现，插管组抢救成功率明显高于面罩组，插管组病人心肺复苏成功时长、恢复自主循环时长均明显小于面罩组；插管组病人人工通气建立时长明显大于面罩组；抢救前，两组病人平均动脉压、血氧饱和度水平对比差异无统计学意义，抢救 5 min 后，两组病人平均动脉压、血氧饱和度水平均明显上升，且插管组病人平均动脉压、血氧饱和度水平明显高于面罩组，表明球囊气管插管通气可有助于提高病人心肺复苏效率，降低病人致命风险。

分析原因：气道通畅的情况下，球囊气管插管通气几乎可完全将气体输入肺部，保障通气完全性，而球囊面罩通气可能由于面罩与面部贴合不紧密造成漏气等，且在痰液或异物堵塞的情况下，气管插管可更有效地清理气道，使氧气顺畅地进入病人肺部组织，而球囊面罩通气则受多方面限制，如无法对气道进行正常清理导致气道开放不充分，进而影响抢救成功率。

## 【拓展反思】

1. 如何观察及评估病人通气效果？
2. 哪类病人适合用球囊面罩通气法？
3. 假设一个情境，你目击一位老年男性病人倒地，初步判断病人心搏骤停，立即进行心肺复苏，此时病人需要人工通气，如何指导其他救护者协助？

（罗翱翔）

## 项目四　气管插管及其配合法

### 【模拟情境练习】

#### 一、案例导入

陈某，男，48 岁。10 min 前由高处坠落，120 送至我院，途中心搏呼吸骤停，入院立即行 CPR（人工通气和心脏按压）同时医嘱予经口气管插管。

问题：

1. 气管插管前需如何评估病人？应如何准备插管用物？
2. 如何做好气管插管的配合？插管有哪些注意事项？
3. 如何进行气管插管的护理？
4. 气管插管的适应证、禁忌证和并发症有哪些？

## 二、操作目的

1. 清除呼吸道分泌物。
2. 解除上呼吸道梗阻，进行有效的呼吸支持。
3. 改善病人通气功能，纠正缺氧状态。

## 三、操作步骤及评分标准

气管插管及其配合法操作步骤及评分标准详见表 3-2-4。

表 3-2-4　气管插管及其配合法操作步骤及评分标准

| 项目 | | 内容 | 分值 | 自评 | 互评 |
|---|---|---|---|---|---|
| 操作前准备（15分） | 核对，解释 | 1. 核对、确认医嘱无误<br>2. 核对病人姓名、床号等腕带信息<br>3. 向病人家属解释插管目的、病情，签知情同意书 | 2 | | |
| | 评估病人 | 1. 观察病人的生命体征、$SpO_2$、心电图，了解有无其他伴随疾病及原有插管史<br>2. 检查病人的张口程度、颈部活动度、牙齿、咽喉部情况<br>3. 选择导管型号，评估插管深度 | 5 | | |
| | 自身准备 | 衣帽整洁，洗手，戴口罩 | 2 | | |
| | 用物准备 | 1. 用物：喉镜，牙垫，气管插管导管（根据病人体型选择），导管芯，开口器，注射器，液状石蜡，听诊器，胶布，纱布，无菌手套，吸痰管，吸引器，简易呼吸器，吸氧设备及相关麻醉等药品，根据需要备好呼吸机<br>2. 向气管插管导管气囊中注入气体，使气囊鼓起，确定无漏气后抽尽气体，必要时润滑导管前端，插入导管芯，塑形 | 4 | | |
| | 环境准备 | 清洁，安全，光线充足 | 2 | | |
| 操作过程（70分） | 开放气道 | 1. 病人取仰卧位，头尽量后仰，肩部可略垫高，开放气道<br>2. 清除口鼻分泌物<br>3. 简易呼吸器充分给氧 | 10 | | |
| | 插管 | 1. 左手持喉镜沿右侧口角进入，轻轻将舌体稍推向左侧使喉镜移至正中，见到悬雍垂后顺舌背弯插入，进入咽部见到会厌后暴露声门<br>2. 右手持已塑形的导管，将其尖端对准声门轻巧地插进气管内（成人插过声门5 cm，小儿3 cm）<br>3. 拔出导管芯，放牙垫后退出喉镜 | 30 | | |
| | 内固定，确认位置，外固定 | 1. 将气囊充气（压力为25~30 $cmH_2O$）<br>2. 接简易呼吸器手动通气，听诊双侧呼吸音是否对称<br>3. 用胶布固定牙垫与导管 | 20 | | |
| | 插管后处置 | 1. 吸尽气管内分泌物，摆好病人卧位<br>2. 将导管与呼吸机连接，必要时约束肢体或药物镇静<br>3. 必要时通知放射科拍胸片进一步确定导管位置 | 10 | | |

续表

| 项目 | | 内容 | 分值 | 自评 | 互评 |
|------|------|------|------|------|------|
| 操作后处理（10分） | | 垃圾分类处理，洗手，记录 | 3 | | |
| | 插管后护理 | 1. 插管后注意观察病人呼吸情况，保持呼吸道通畅<br>2. 插管后记录插管深度，确保固定良好，防止拔管意外的发生<br>3. 检查气囊充气情况，气囊压力保持在 25 ~ 30 cmH$_2$O<br>4. 按需吸痰<br>5. 气道湿化<br>6. 口腔护理<br>7. 心理护理 | 7 | | |
| 综合评价（5分） | | 1. 操作连贯，熟练，迅速<br>2. 用物准备齐全<br>3. 能正确处理插管中遇到的问题 | 5 | | |

### 四、精细解析

1. 插管时，尽量使喉部充分暴露，视野清楚，动作轻柔、准确，以防造成损伤。

2. 动作迅速，勿使缺氧时间过长而致心搏骤停。

3. 操作者熟练插管技术，尽量减少胃扩张引起的误吸，30 s 内插管未成功应先给予 100% 氧气吸入后再重新尝试。呼吸困难或呼吸停止者，插管前应先予简易呼吸器加压给氧，以免因插管费时而加重病人缺氧。

4. 导管内径（ID）标号为 2.5 ~ 11.0 mm，每一号相差 0.5 mm，导管的选择应根据病人的性别、体重、身高等因素决定，紧急情况下无论男女都可选用 7.5 mm。

5. 置管的深度，自切牙起计算，男性 22 ~ 24 cm，女性 20 ~ 22 cm，气管导管顶端距气管隆嵴大约 2 cm。

6. 插管后妥善固定导管，每班记录导管置入长度。

### 五、操作流程

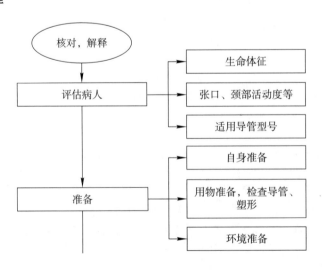

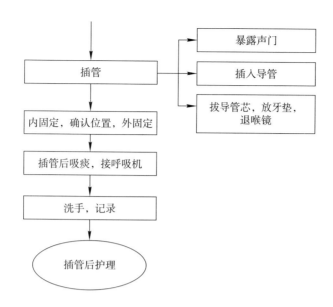

## 【知识链接】

### 一、相关知识点

（一）气管插管的适应证、禁忌证和并发症

1. 适应证

（1）呼吸、心搏骤停行心肺脑复苏者。

（2）呼吸衰竭需有创机械通气者。

（3）呼吸道分泌物不能自行咳出而需直接清除或吸出气管内痰液者。

（4）误吸病人插管吸引，必要时作肺泡冲洗术者。

2. 禁忌证　气管插管没有绝对的禁忌证。然而，当病人有下列情况时操作应慎重：

（1）喉头水肿或黏膜下血肿、急性喉炎、插管创伤引起的严重出血等。

（2）颈椎骨折或脱位。

（3）肿瘤压迫或侵犯气管壁，插管可导致肿瘤破裂者。

（4）面部骨折。

（5）会厌炎。

3. 常见并发症、产生原因及措施

（1）误入食管

1）原因：常因声门暴露不清、口咽部分泌物过多影响视野所致。

2）措施：协助取得适当的体位，可行头低斜坡卧位，肩部放一枕垫，头尽量后仰，使口咽喉三轴线接近为一直线。口咽部分泌物多时协助医生吸痰，由一人一手持喉镜、一手持气管导管，另一人吸痰后迅速插入。可视喉镜可提高插管成功率。如果确定误入食管，应立即重新置管。

（2）误入一侧支气管

1）原因：多为插入过深或插入后未及时固定移位所致。

2）措施：在插管前评估病人支气管开口位置，选择大小粗细合适的导管，插入后要及时固定，记录插管距切牙的距离，防止固定不牢导致下移入一侧支气管造成单侧肺通气。

（3）心律失常

1）原因：常见的有心动过缓或心搏骤停，易发生于病情严重及全身状况不稳定的病人。插管时常因导管刺激咽喉部，反射性引起迷走神经或交感神经兴奋所致。

2）措施：插管时喉镜不要直接挑起会厌，减少对迷走神经的刺激。一旦出现心律失常，应立即汇报病情，遵医嘱予抗心律失常药。发现心搏骤停后，要立即行心肺复苏，同时继续完成气管插管。

（4）低氧血症

1）原因：常见为呼吸道分泌物阻塞，气道开放不充分，或面罩过度通气时，面罩与脸部有漏气。

2）措施：充分开放气道，及时吸尽痰液，选择合适的面罩，插管前后充分给氧。

（5）误吸

1）原因：胃内容物反流。

2）措施：选择合适的插管辅助用药可减少误吸的发生。对有胃潴留者要及早留置胃管抽取胃液，必要时行胃肠减压。

（6）口腔、牙齿、声带损伤

1）原因：由于未使用插管辅助用药或使用药物后肌肉放松不完全或操作粗暴不熟练所致。

2）措施：选择大小适合的喉镜，放置位置适当。使用喉镜时不使用强力，肌紧张者待肌肉松弛后再行置管。

（7）低血压

1）原因：多为使用镇静麻醉药所致。

2）措施：使用镇静麻醉药时剂量须精确，备好升压药。

（二）气管插管的护理

1. 一般状况　评估病人的一般情况和肺部体征，监测病人的面色、口唇、呼吸及咳嗽反射情况。听诊肺部呼吸音是否对称，有无干湿啰音。

2. 气囊护理　按照 2020 年中华护理学会的《成人有创机械通气气道内吸引技术操作标准》，建议每隔 6~8 h 测一次气囊压力，并维持气囊压力在 25~30 cmH$_2$O。

3. 气管内吸引　保持呼吸道通畅，及时吸痰。吸痰时应做到轻、柔、稳、快。每次吸痰前后吸纯氧 1~2 min，每次吸痰时间不超过 15 s。吸痰负压调节合适，注意观察痰液的量、色及性状，吸痰过程中防止发生缺氧。无自主呼吸者，两次吸痰期间应予辅助呼吸。

4. 气道湿化　理想的气道湿化状态是使吸入气体温度达到 36~37℃，相对湿度达100%。机械通气时使用加热湿化器对吸入气体进行温化和湿化，湿化罐内添加灭菌蒸馏水。

5. 口腔护理　注意观察口腔黏膜有无破损、糜烂。检查记录导管固定情况、深度，保持固定装置清洁、干燥，定时或及时更换。

6. 评估非计划性拔管的危险因素　注意病人是否躁动及心理状况等，及时制定防范计划，并做好交接班。

7. 拔管要求　拔管时，先吸痰，然后换一根吸痰管从气管插入至超过导管，在有负压时将吸痰管和导管一起拔除。

8. 拔管后处理 应观察病人呼吸情况，保持呼吸道通畅。拔管后半小时复查动脉血气变化。

### 二、临床新进展

1. 气囊测压 弹簧管机械指针式压力表存在的问题是压力偏差大，充气瞬间压力浮动大，插拔测压表时气体泄漏较多，不能准确地反映体内球囊压力值。条件允许的情况下，持续监测气囊压力具有更重要的临床意义。

2. 声门下吸引 对于插管超过 48 h 的病人，宜使用带有声门下吸引的气管导管，每 1~2 h 进行声门下吸引一次。

3. 口腔护理 为预防呼吸机相关性肺炎，推荐机械通气病人常规进行口腔护理，包括使用生理盐水、氯己定或聚维酮碘含漱液冲洗、用牙刷刷洗牙齿和舌面等，每 6~8 h 一次。

## 【拓展反思】

1. 总结气管插管和气管切开流程的异同点。
2. 日常照护过程中如何避免拔管意外的发生？

（谢小鸽）

## 📃 项目五 洗胃法

## 【模拟情境练习】

### 一、案例导入

病史概要：史某，女，45 岁，因"自服乐果 100 ml 1 h"急诊入院。病人 1 h 前与家人争吵后口服乐果 100 ml，家人发现后送至本院。

身体评估：T 37.0℃，P 62 次 / 分，R 32 次 / 分，BP 90/54 mmHg，神志不清，皮肤湿冷，肌肉颤动，瞳孔针尖样，对光反射弱，流涎、流涕，双肺散在湿啰音。腹软，查体欠合作。脑膜刺激征（-），病理征（-）。

医嘱予自动洗胃机洗胃。

**问题：**

1. 洗胃的用物准备有哪些？
2. 如何选择洗胃液？
3. 洗胃的注意事项有哪些？

### 二、操作目的

1. 解毒。
2. 减轻胃黏膜水肿症状。
3. 手术或检查前准备。

### 三、操作步骤及评分标准

洗胃的操作步骤及评分标准详见表 3-2-5。

表 3-2-5 洗胃的操作步骤及评分标准

| 项目 | | 内容 | 分值 | 自评 | 互评 |
|---|---|---|---|---|---|
| 操作前准备<br>（15分） | 核对，解释 | 1. 核对、确认医嘱无误<br>2. 核对病人姓名、床号等腕带信息<br>3. 向病人解释操作目的、方法，取得配合，签署知情同意书 | 2 | | |
| | 评估病人 | 1. 评估病人病情、配合情况<br>2. 了解并确认病人服用毒物的名称、剂量及时间等<br>3. 评估病人口鼻腔黏膜及皮肤有无损伤、炎症或者其他情况 | 5 | | |
| | 自身准备 | 衣帽整洁，洗手，戴口罩 | 2 | | |
| | 用物准备 | 1. 用物：自动洗胃机，有刻度的水桶2只（盛洗胃液和污水），洗胃管，牙垫，50 ml注射器，液状石蜡，纱布，治疗巾，水温计，手套，胶布，压舌板，弯盘，镊子及血管钳，必要时准备检验标本瓶，昏迷病人备开口器和舌钳<br>2. 洗胃液：根据毒物的性质选择合适的洗胃液10 000～20 000 ml，温度为25～38℃，性质不明可选温开水或生理盐水 | 5 | | |
| | 环境准备 | 清洁，安全，光线充足 | 1 | | |
| 操作过程<br>（70分） | 检查安装洗胃机 | 接电源，正确连接各管道并测试机器运行正常、管路通畅、无漏液 | 5 | | |
| | 摆体位 | 病人取坐位或半坐位，弯盘置口角处，弯盘前铺防水垫巾，水桶放于床头下方 | 5 | | |
| | 插洗胃管 | 经口（鼻）腔插入洗胃管55～60 cm，证实胃管在胃内，用胶布固定（同鼻饲术） | 10 | | |
| | 连接洗胃机 | 将病人的洗胃管与机器的胃管口连接，调节进液流速 | 5 | | |
| | 洗胃 | 按"手吸"键吸出胃内容物，必要时送检，按"自动"键，反复冲洗直至洗出的液体澄清无味 | 10 | | |
| | 观察 | 1. 洗胃过程中观察病人的面色、脉搏、呼吸和血压的变化<br>2. 观察洗出液体的色、量及性状，及时发现有无洗胃并发症的发生<br>3. 洗胃机是否运行正常 | 10 | | |
| | 停止洗胃 | 1. 当洗出的液体澄清无味时，按"停机"键，机器停止工作<br>2. 反折洗胃管，迅速拔出，擦拭面部（或根据不同病情保留一定时间，以备必要时再次洗胃） | 5 | | |

| 项目 | | 内容 | 分值 | 自评 | 互评 |
|---|---|---|---|---|---|
| | 异常情况处理 | 1. 若病人出现腹痛，灌洗液呈血性或出现休克现象，应立即停止洗胃，采取急救措施<br>2. 若有食物堵塞管道，导致水流减慢、不流或发生故障，可交替按"手冲"和"手吸"键，重复冲吸数次，直到管路通畅，按"手吸"键吸出胃内残留液体后再按"自动"键恢复自动洗胃工作 | 15 | | |
| | 安置病人 | 整理床单位，协助病人取舒适体位，拉上床栏 | 5 | | |
| 操作后处理<br>（10分） | 用物处理 | 清洗、消毒各管腔，规范处理用物 | 5 | | |
| | 洗手，记录 | 洗手，记录洗胃液的名称、量，吸出液体颜色和气味，病人反应、生命体征 | 5 | | |
| 综合评价<br>（5分） | | 1. 操作熟练、流畅，符合病情需要<br>2. 动作轻柔，注意对病人的人文关怀<br>3. 能正确应对洗胃过程中可能的并发症 | 5 | | |

## 四、操作流程

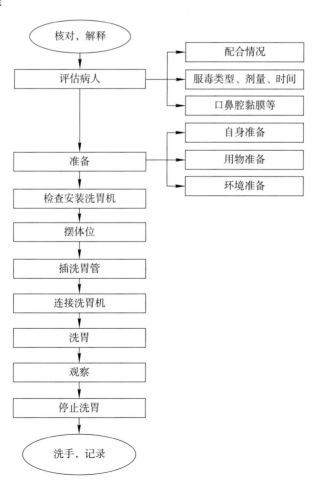

# 【知识链接】

**相关知识点**

（一）洗胃的适应证

1. 经口摄入非腐蚀性有毒物质。

2. 幽门梗阻病人。

3. 胃部检查或手术者。

（二）洗胃的禁忌证

1. 口服强酸、强碱等腐蚀性毒物者。

2. 食管、贲门狭窄或梗阻者。

3. 上消化道溃疡、癌症病人及食管静脉曲张者或近期有上消化道出血及胃穿孔者。

4. 血小板减少、胸主动脉瘤、昏迷及严重心肺疾病病人，慎洗胃。

（三）洗胃的时机

洗胃应尽快实施，越早越好。一般原则为服毒后 4～6 h 内洗胃效果最佳，但有些病人就诊时已超过 6 h，仍可考虑洗胃。以下因素可使毒物较长时间留在胃内：①病人胃肠功能差，使毒物滞留胃内时间长。②有的毒物吸收慢，如毒物本身带有胶囊外壳等。③毒物再吸收。④毒物进入胃内较多。

（四）洗胃液的选择

洗胃液的选择见表 3-2-6。

表 3-2-6　不同种类毒物、对应解毒用洗胃液及禁忌药物

| 毒物 | 解毒用洗胃液 | 禁忌药物 |
|---|---|---|
| 酸性物 | 镁乳，牛奶，蛋清水 | |
| 碱性物 | 食醋，蛋清水，牛奶，白蜡 | |
| 氰化物 | 3% 过氧化氢催吐，1∶15 000～1∶20 000 高锰酸钾洗胃 | |
| 敌敌畏 | 2%～4% 碳酸氢钠，温水，1∶15 000～1∶20 000 高锰酸钾溶液 | |
| 1065、1059、4049（乐果） | 2%～4% 碳酸氢钠溶液或温水 | 高锰酸钾 |
| 美曲膦酯 | 温水，1∶15 000～1∶20 000 高锰酸钾 | 碱性药液 |
| DDT（灭害灵）、666 | 温水或生理盐水洗胃，50% 硫酸镁导泻 | 油性泻药 |
| 酚类 | 植物油催吐，温水洗胃，口服牛奶、蛋清保护胃黏膜，50% 硫酸镁导泻 | 液状石蜡 |
| 巴比妥类（安眠药） | 温水、1∶15 000～1∶20 000 高锰酸钾洗胃，硫酸钠导泻 | 硫酸镁 |
| 异烟肼（雷米封） | 1∶15 000～1∶20 000 高锰酸钾洗胃，硫酸钠导泻 | |
| 灭鼠药——抗凝血类（敌鼠钠等） | 温水洗胃，药用炭 50～100 g 吸附毒物，硫酸钠导泻 | 碳酸氢钠 |

续表

| 毒物 | 解毒用洗胃液 | 禁忌药物 |
|------|------------|---------|
| 灭鼠药——有机氟类（氟乙酰胺等） | 0.2%～0.5%氯化钙或淡石灰水洗胃，硫酸钠导泻，饮用蛋清、牛奶等 | |
| 灭鼠药——无机化合物类（磷化锌） | 1：15 000～1：20 000高锰酸钾、0.5%硫酸铜洗胃，0.5%～1%硫酸铜溶液每次10 ml，每5～10 min口服一次，连服数次，刺激催吐 | 硫酸镁导泻 |
| 毒蕈，河豚，生物碱 | 1%～3%鞣酸 | |
| 发芽马铃薯 | 1%药用炭悬浮液 | |

（五）洗胃的注意事项

1. 1605、1059、4049（乐果）等禁用高锰酸钾洗胃，否则可氧化成毒性更强的物质。

2. 美曲膦酯禁用碱性药物，否则可分解出毒性更强的敌敌畏。

3. 根据毒物性质选择拮抗性溶液洗胃，毒物性质不明时，可用温开水或等渗盐水洗胃。

4. 向胃内置入导管时，动作应轻柔、敏捷、熟练，并确认导管已进入胃内后开始灌洗，切忌将导管误入呼吸道而进行灌洗。置管时若出现剧咳、呼吸急促或发绀、挣扎，表明误入气管，应迅速拔出重新插管。昏迷和插管时伴呕吐者易发生吸入性肺炎，应予以警惕。

5. 洗胃时每次灌注量不宜过多，自动洗胃机一般每次灌入300 ml。若出现呕吐，进出量明显不平衡，则应使用洗胃机的自动调节按钮使液量达到平衡，以防灌注量过大引起急性胃扩张甚至胃穿孔。一次灌注量过多还易造成过量毒物进入肠内，导致毒物吸收增多。

6. 凡呼吸停止、心脏停搏者应先行心肺复苏，再行洗胃术。洗胃前应检查生命体征，若有缺氧或呼吸道分泌物过多的情况，应先吸出痰液，保持呼吸道通畅，再行洗胃术。

7. 在洗胃过程中护士不得离开病人，应随时观察病人生命体征的变化，洗出液体的量、色、气味等。若病人感觉腹痛、流出血性灌洗液或出现休克现象，应立即停止洗胃。

（六）洗胃的并发症及预防措施

1. 窒息

（1）发生原因：①插管时误入气管。②没有验证胃管是否进入胃内，盘在口中。③洗胃机向胃内进水时拔管，使液体进入气管。④洗胃液潴留于胃内，引发胃内容物反流，误入气管。

（2）临床表现：表现为突发面唇发绀、呼吸急促、血氧饱和度下降。

（3）预防及处理：①选择合适的体位，使头偏向一侧。②胃管插入后验证是否在胃内，妥善固定。③胃管脱出或拔出时，应先关闭洗胃机或反折胃管外端。④备好氧气、吸引器、气管插管、呼吸机、心脏起搏器等装置和设备。⑤严密观察病人面色，呼吸频率、节律及血氧饱和度，发现病人出现窒息症状，立即停止洗胃，清理呼吸道，及时报告医生，必要时进行心肺复苏抢救。

2. 出血

（1）发生原因：牙龈出血可能与牙垫过硬和使用开口器有关；鼻咽和食管出血可能与胃管太粗、动作粗暴有关；胃出血与未评估洗胃禁忌证和毒物刺激损伤胃黏膜及操作动作不正确有关。

（2）临床表现：洗出液带有血性。

（3）预防和处理：①明确洗胃禁忌证，有严重胃溃疡、食管静脉曲张、胃癌病人禁止洗胃。②对于牙关紧闭不合作者不宜粗暴地用开口器。③选择粗细合适、多裂孔的胃管，成人一般选择 20～28 号胃管，空腹服毒者稍细，餐后服毒者较粗。④对于清醒者需取得其配合，不可强行暴力插管。⑤插管时应充分润滑胃管，动作轻柔，切勿用力过猛，当遇见前面有阻力时轻轻转动胃管，或改变病人体位，或重新插管。⑥观察洗出液颜色、量、性状，观察生命体征特别是血压、脉搏，以及时发现上消化道出血症状。⑦若发现吸出液混有血液，应暂停洗胃，并经胃管灌注胃黏膜保护剂、制酸剂和止血药；严重者立即拔出胃管，口服或静脉滴注止血药。大量出血时应及时输血，并补充血容量。

## 【拓展反思】

1. 如果确诊为"有机磷杀虫药"中毒，但未能确定为何种杀虫药，可选择哪些洗胃液洗胃？

2. 如何对自杀服毒病人做好心理护理？

（谢小鸽）

# 单元三　常用监护和治疗技术

## 【教学目标】

### 一、认知目标

1. 能描述正常心电图的波形和常见异常心电图波形。

2. 能陈述有创动脉血压监测的护理要点。

3. 能陈述呼吸机使用的护理要点。

4. 能陈述心电监护仪、有创呼吸机、无创呼吸机的操作流程。

5. 能理解呼吸机波形的意义，动脉压力波形的意义。

6. 能陈述心电监护、有创动脉血压监测、有创呼吸机、无创呼吸机使用的适应证及禁忌证。

7. 能理解心电监护仪各监测项目及呼吸机的工作原理。

### 二、能力目标

1. 能根据病人实际情况设置各监测指标报警限。

2. 能识别异常心电图。

3. 能准确测量有创动脉血压。

4. 能有效预防有创机械通气、无创机械通气的并发症。

5. 能掌握心电监护、有创动脉血压监测、有创呼吸机、无创呼吸机操作的流程及观察要点。

6. 能根据病人的实际情况选择合适的抢救物品。

### 三、情感态度价值观目标

1. 能关注危重症病人的心理特点、生理需求，根据病人的情况给予心理指导。

2. 通过急危重症病人的救治及各项技术的掌握，让护士有职业获得感。

3. 结合特殊时代背景下急危重症护士发挥的作用，培育学生的社会使命感。

## 项目一  心电监护技术

### 【模拟情境练习】

#### 一、案例导入

病史概要：李某，男，35岁，因"转移性右下腹疼痛2天"入院。病人于2天前无明显诱因出现脐周疼痛，呈持续性闷痛，伴恶心、呕吐，无腹泻，有发热，无畏寒，无尿频、尿急、尿痛，无咳嗽，为求进一步治疗来我院就诊，入院诊断为"化脓性阑尾炎"，急诊行"阑尾切除术"后入室。

身体评估：T 38.2℃，P 122次/分，R 18次/分，BP 150/83 mmHg。

辅助检查：血常规：RBC $5 \times 10^{12}$/L，WBC $12 \times 10^9$/L。

**问题：**

1. 现医嘱予心电监护，请根据病人情况选择合适的监护用物。

2. 如何设置心电监护仪各监测指标的报警限？

#### 二、操作目的

1. 对病人心电图、呼吸、血压、脉搏、血氧饱和度持续监测，发现异常及时处理。

2. 通过对呼吸、循环的评估，了解病情，指导治疗，从而保障病人安全，减少并发症，降低死亡率。

#### 三、操作步骤及评分标准

心电监护的操作步骤及评分标准详见表3-3-1。

表 3-3-1  心电监护的操作步骤及评分标准

| 项目 | | 内容 | 分值 | 自评 | 互评 |
|---|---|---|---|---|---|
| 操作前准备（15分） | 核对，解释 | 1. 核对、确认医嘱无误<br>2. 核对病人姓名、床号等腕带信息<br>3. 解释操作目的、过程 | 4 | | |
| | 评估病人 | 适当体位，局部皮肤情况，病人合作情况，体型，四肢活动度 | 2 | | |
| | 自身准备 | 衣帽整洁，洗手，戴口罩 | 2 | | |
| | 用物准备 | 监护仪，电极片，弯盘，棉签，75%乙醇/生理盐水，屏风，护理记录单 | 5 | | |
| | 环境准备 | 清洁，安全，光线充足，电源合适 | 2 | | |

续表

| 项目 | | 内容 | 分值 | 自评 | 互评 |
|---|---|---|---|---|---|
| 操作过程<br>（70分） | 核对、启动<br>监护仪 | 1. 核对病人，注意遮挡<br>2. 连接电源，打开主机开关，再开显示屏开关<br>3. 检查心电监护仪性能 | 15 | | |
| | 血氧饱和度<br>监测 | 连接血氧传感器，血氧探头置于指甲侧 | 10 | | |
| | 无创血压<br>监测 | 连接袖带，正确设置测量间隔时间，尽量不与血氧<br>传感器在一侧肢体 | 10 | | |
| | 心电监护 | 1. 清洁皮肤<br>2. 安放电极片（图3-3-1，图3-3-2）<br>3. 连接导联，一般选择Ⅱ导联<br>4. 调节振幅 | 20 | | |
| | 设置报警限 | 1. 设置心率、血压、血氧、呼吸报警上、下限<br>2. 报警处于"ON"位置 | 10 | | |
| | 记录 | 返回主页面，记录监护参数 | 5 | | |
| 操作后处理<br>（10分） | 洗手，再次核对病人信息 | | 3 | | |
| | 宣教 | 1. 监护仪上不允许放东西<br>2. 不要随意摘除监护用物<br>3. 不要随意调节监护仪 | 3 | | |
| | 用物整理，洗手，记录 | | 4 | | |
| 综合评价<br>（5分） | 1. 操作安全，符合病情需要<br>2. 动作轻柔，注意对病人的人文关怀<br>3. 注意遮挡，注意保暖，沟通恰当有效<br>4. 临床思维能力强，应变能力强 | | 5 | | |

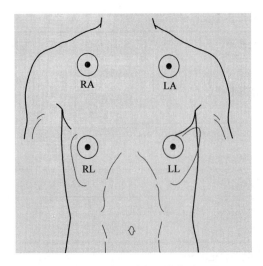

图 3-3-1 三导联电极片安放位置

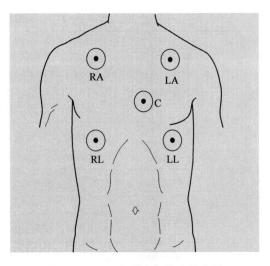

图 3-3-2 五导联电极片安放位置

视频 3-3-1 心电监护

**四、精细解析**

1. 选择合适的袖带，袖带的宽度一般应为上臂周径的 1/2，小儿需覆盖上臂长度的 2/3。

2. 血氧传感器不能置于有灰指甲或涂指甲油的手指，监测过程中至少 4 h 改变一次佩戴部位，以防止局部组织循环障碍。

3. 无创血压监测和静脉输液及血氧饱和度监测尽量不在一侧肢体。

**五、操作流程**

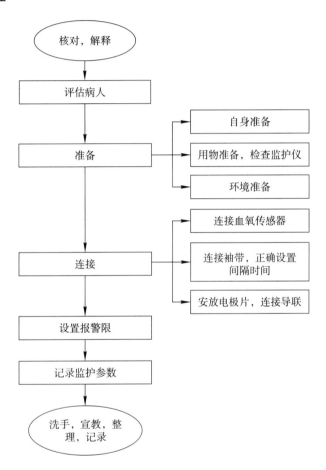

**【知识链接】**

**一、相关知识点**

（一）心电监护相关知识点

1. 心电监护概况　心电监护是监护仪的基本功能之一，是监测各种危重病人的常规手段。通过对病人心电活动的持续监测，获得病人心电活动的变化情况，以便早期处理可能危及病人生命的事件。

2. 适应证　所有危重病人及高危病人。

3. 心电监护的意义

（1）持续观察心电活动。

（2）持续监测心率、心律变化。

（3）判断起搏器功能。

4. 电极片放置位置

（1）三导联电极片放置位置（图3-3-1）：①右上导联（RA）：右锁骨中线第1肋间。②左上导联（LA）：左锁骨中线第1肋间。③右下导联（RL）：右锁骨中线剑突水平处；或左下导联（LL）：左锁骨中线剑突水平处。

（2）五导联电极片放置位置（图3-3-2）：①右上导联（RA）：右锁骨中线第1肋间。②左上导联（LA）：左锁骨中线第1肋间。③右下导联（RL）：右锁骨中线剑突水平处。④左下导联（LL）：左锁骨中线剑突水平处。⑤中间导联（C）：胸骨左缘第4肋间。

5. 心电图的关键部分

（1）P波是窦房结电冲动传播引起的电活动，P波在Ⅱ导联直立。正常的P波持续时间 < 0.12 s。

（2）P–R间期反映心脏电冲动通过心房和房室结的总时间。正常的P–R间期是0.12 ~ 0.2 s。

（3）QRS波群从Q波开始到S波结束，代表心室去极化的时间。正常QRS波的时限是 0.08 ~ 0.12 s。

（4）Q–T间期是从心室激动到复极结束的时间，从QRS波开始到T波结束，这个范围一般为 0.35 ~ 0.45 s。

（5）T波反映心室复极。正常T波时间为0.16 s。高尖T波提示高钾血症、心肌梗死或缺血；扁平的T波通常表明低钾血症；倒置的T波提示心肌梗死或心室肥大。

（6）ST段测量从J点到T波的开始。

（7）U波是时常跟在T波之后的小的正波。倒置U波多见于冠心病。

6. 常见异常心电图

（1）窦性停搏（图3-3-3）：窦房结在一个较长时间不能产生波动。

（2）房性期前收缩（图3-3-4）：起源于窦房结以外心房任何部位的一种主动性异位心律。

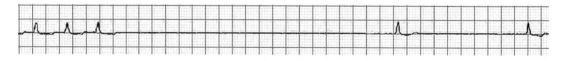

图 3-3-3　窦性停搏

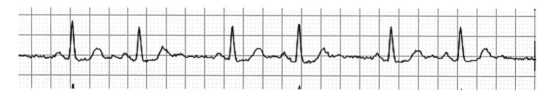

图 3-3-4　房性期前收缩

（3）阵发性室上性心动过速（图3-3-5）：是指连续出现3次以上的房性期前收缩或房室交界性期前收缩所组成的异常心律。

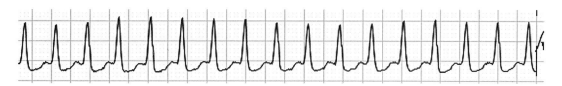

图 3-3-5 阵发性室上性心动过速

（4）心房扑动（图 3-3-6）：心房肌连续不断地进行快速而规律的去极化和复极所形成的一种房性心律失常。

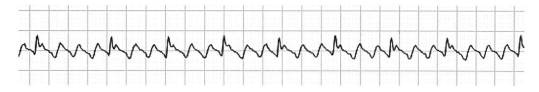

图 3-3-6 心房扑动

（5）心房颤动（图 3-3-7）：是一种以心房无规律的电活动及收缩为特征的快速性心律失常。

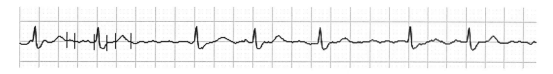

图 3-3-7 心房颤动

（6）心室扑动（图 3-3-8）：是指心室快速而无序地兴奋，导致心室规则且有序的兴奋和舒张功能消失。

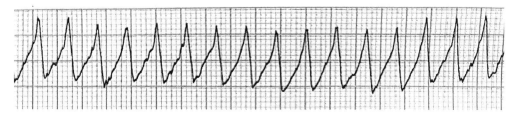

图 3-3-8 心室扑动

（7）心室颤动（图 3-3-9）：为心室肌快而微弱的收缩或不协调的快速乱颤，其结果是心脏无排血，心音和脉搏消失，心、脑等器官和周围组织血液灌注停止，阿 – 斯综合征发作和猝死。

（8）I 度房室传导阻滞（图 3-3-10）：是指房室传导时间延长，超过正常范围，但每个心房激动仍能传入心室，亦称房室传导延迟。

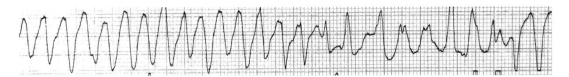

图 3-3-9　心室颤动

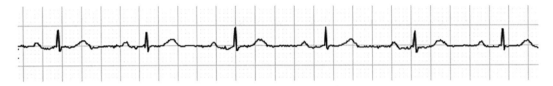

图 3-3-10　Ⅰ度房室传导阻滞

（9）Ⅱ度房室传导阻滞（图 3-3-11）：电激动自心房传至心室过程中有部分传导中断，即有心室脱漏现象，可同时伴有房室传导延迟。

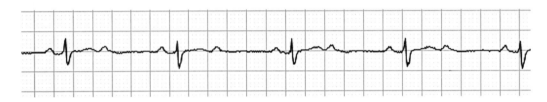

图 3-3-11　Ⅱ度房室传导阻滞

（10）Ⅲ度房室传导阻滞（图 3-3-12）：指当来自房室交界区以上的激动完全不能通过阻滞部位时，房室间的传导完全被阻断，全部心房冲动不能传入心室。在阻滞部位以下的潜在起搏点就会发放激动，造成心房和心室各自的独立活动，房室之间完全脱节，出现交界性逸搏心律或室性逸搏心律，以交界性逸搏心律多见。

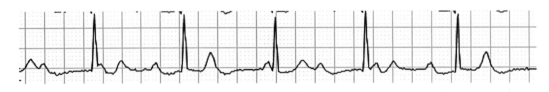

图 3-3-12　Ⅲ度房室传导阻滞

7. 注意事项

（1）QRS 振幅应大于 0.5 mV，才能触发心率计数。

（2）应选择 P 波良好的导联。

（3）若要诊断心肌缺血和心肌梗死，需做十二导联心电图。

（二）无创血压监测相关知识点

1. 无创血压监测概况　血压是评估循环的常用方法，手动测压不能连续监测动脉血压及设置报警限，容易因听诊产生误差，因此在急危重症病人中并不适用。目前自动无创性测压是急危重症病人中应用最广泛的一种血压测量方法。它主要采用振荡技术，通过充气泵定时地使袖带充气和放气来测定血压，能自动定时显示出收缩压、舒张压、平均动脉压和脉率，当血压超过预设的报警限时能自动报警。

2. 适应证 原则上所有病人都能进行无创血压监测，但是对于血流动力学不稳定的重症病人应改为有创血压监测。

3. 血压监测意义

（1）为危重症病人提供诊断资料。

（2）及时反映治疗效果。

4. 动脉血压相关概念

（1）收缩压（systolic blood pressure，SBP）是心脏收缩时从心室射入的血液对血管壁产生的侧压力，代表心肌收缩力和心排血量，主要作用是克服器官临界关闭压，以维持器官血流量。

（2）舒张压（diastolic blood pressure，DBP）是心脏舒张末期，心脏停止射血，已流入动脉的血液因为血管壁的弹性和张力的作用，对血管壁产生的压力，主要与冠状动脉血流有关。

（3）脉压是收缩压减去舒张压，反映每搏量和血容量。

（4）平均动脉压是指心动周期中的平均血压，一般为舒张压 +1/3（收缩压 – 舒张压）。

5. 各年龄组血压正常值见表 3-3-2。

表 3-3-2 各年龄组血压正常值（ICU 监测与治疗技术第 2 版）

| 年龄（岁） | 血压 mmHg（kPa） | |
| --- | --- | --- |
| | SBP | DBP |
| 新生儿 | 70 ~ 80（9.3 ~ 10.7） | 40 ~ 50（5.3 ~ 6.7） |
| < 10 | 110（14.7） | 60 ~ 80（8.0 ~ 9.3） |
| < 40 | 140（18.7） | 70 ~ 80（9.3 ~ 10.7） |
| < 50 | 150（20） | 70 ~ 80（9.3 ~ 10.7） |
| < 60 | 160（21.8） | 80 ~ 90（10.7 ~ 12） |
| < 70 | 170（22.7） | 100（13.3） |

6. 中国高血压分类标准（表 3-3-3）。

表 3-3-3 中国高血压分类标准

| 分级 | SBP mmHg（kPa） | | DBP mmHg（kPa） |
| --- | --- | --- | --- |
| 正常血压 | < 120（16） | 和 | < 80（9.3） |
| 正常高值 | 120 ~ 139（16 ~ 18.5） | 和（或） | 80 ~ 89（9.3 ~ 11.9） |
| 高血压 | ≥140（18.7） | 和（或） | ≥90（12） |
| 1 级高血压 | 140 ~ 159（18.7 ~ 21.2） | 和（或） | 90 ~ 99（12 ~ 13.2） |
| 2 级高血压 | 160 ~ 179（21.3 ~ 23.9） | 和（或） | 100 ~ 109（13.3 ~ 14.5） |
| 3 级高血压 | ≥180（24） | 和（或） | ≥110（14.7） |
| 单纯收缩期高血压 | ≥140（18.7） | 和 | < 90（12） |

7. 注意事项

（1）预防交叉感染。

（2）严禁在有动静脉瘘的肢体、输液侧手臂捆绑无创血压袖带。

（3）选择合适的袖带：袖带宽度一般应为上臂周径的 1/2，小儿需覆盖上臂长度的 2/3。袖带偏小，测量值偏高；袖带偏大，测量值偏低。

（4）袖带包裹松紧度适宜，包裹太松测量值偏高，包裹太紧测量值偏低。

（5）捆绑袖带的肢体与心脏保持在同一水平。

（6）定期检查局部皮肤的完整性，预防测量部位水肿、淤血等。

（三）脉搏血氧饱和度监测

1. 脉搏血氧饱和度监测概况　脉搏血氧饱和度监测是通过动脉脉搏搏动分析来测定血液在一定氧分压下氧合血红蛋白占全部血红蛋白的百分比。其原理是血红蛋白具有光吸收的特性，但氧合血红蛋白和游离血红蛋白吸收不同波长的光线，利用分光光度计比色的原理，测得随着动脉搏动血液中氧合血红蛋白对不同波长光线的吸收光量，从而间接了解病人氧供情况。脉搏血氧饱和度的正常值为 96% ~ 100%，常用于监测呼吸暂停、发绀和缺氧的严重程度。脉搏血氧饱和度 < 90% 时常提示有低氧血症。

2. 适应证

（1）氧合功能障碍或潜在氧合功能障碍的病人。

（2）麻醉。

（3）各种诊疗过程中的监测，如吸痰、支气管镜检查等操作。

3. 监测方法　小儿监测多采用耳夹法，成人多采用指夹法。

4. 注意事项

（1）避免交叉感染，监测过程中每 4 h 改变一次佩戴部位，防止局部皮肤损伤。

（2）脉搏血氧饱和度监测虽能减少动脉血气分析的次数，但不能完全替代血气分析。

（3）监测部位灌注不良（如低温、休克、低血压、使用血管活性药等）时，可影响其准确性。

（4）局部皮肤对监测的影响：黑色素沉着使数值假性增高，黑色指甲、蓝色指甲、灰指甲造成数值假性降低，皮肤黄染对测量数值影响不大。

（5）将脉搏血氧饱和度监测显示的脉率和心电监护显示的心率进行比较，是保证读数准确性的良好方法。

**二、临床新进展**

（一）床旁心电监护报警管理的最佳证据总结

1. 实施多学科合作。多学科合作是心电监护报警管理的关键，推荐实施多学科合作的心电监护报警管理模式。

2. 规范监测操作。导致错误报警和技术报警的最主要原因是传感器和病人的无效连接。美国护士协会指南推荐放置电极片前进行适当的皮肤准备，以降低皮肤阻抗，提高导电性，优化信号的传输。但不可用乙醇溶液擦拭皮肤，因为会使皮肤过于干燥而减少电流。

3. 报警的评估、设置和处理应个体化。

4. 教育培训。持续开展仪器报警培训能有效提高护士对报警管理的认知。

5. 心电监护仪的维护。医疗器械相关管理部门应及时保养、检修心电监护仪；在设备维护或系统更新后，管理者应做好核对校准工作，及时发现设备故障和监测误差，以免发生错误报警和技术报警。

（二）心电监护皮肤保护剂

电极片是实现病人与心电监护仪连接的重要医用传感器，但其长时间与人体皮肤接触可导致局部皮肤出现接触性皮炎。老年人群皮肤松弛、干燥，皮肤易损性增加，对外界各类刺激的耐受性降低，使用电极片后更易发生接触性皮炎。

为降低这类情况的发生风险，临床上多采用复方醋酸地塞米松乳膏、芦荟胶、3M 液体敷料等皮肤保护剂进行预防性局部涂抹。

（三）便携式手握心电监护仪

目前家庭或医院使用的心电监护仪都需要将电极跟人体躯干皮肤直接接触，而且需要在皮肤表面涂导电膏来确保测量的准确性，电极也是一次性使用，所以对于家庭用户来说操作过于繁琐，花费时间较长，并且有可能造成皮肤过敏。基于电容耦合原理设计的便携式手握心电监护仪，只需右手握住手柄隔着衣物将感应电极放置于左胸前，即可在液晶屏上实时观察到自身心电波形变化与心率值。

## 【拓展反思】

1. 总结心电监护操作流程与心电图机操作的异同点。

2. 如果病人术后躁动且不配合心电监护操作，扯掉监护线路，此时作为护士应该怎么做？若病人为幼儿该怎么做？

（陈　翠）

## 项目二　有创动脉血压监测技术

## 【模拟情境练习】

### 一、案例导入

病史概要：李某，女，78 岁，慢性病程，长期反复住院，主因"发热 1 月余"入院，既往心房颤动、慢性心功能不全、慢性肾衰竭、脑梗死后遗症、2 型糖尿病、高血压等病史。病人 1 个月前无明显诱因出现发热，体温 38 ℃，咳嗽伴咳少量白痰，而后间断体温升高，伴咳痰，无其他不适。经美罗培南联合奥硝唑、磷酸奥司他韦等抗感染治疗，效果不佳，以"重症肺炎"收治入院。

入院查体，BP 139/76 mmHg，HR 103 次 / 分，律不齐。神志清，精神差，双下肢轻度压凹性水肿。

入院后给予美罗培南联合卡泊芬净抗感染、奥美拉唑保护胃黏膜及输血、补充蛋白质、胃肠内营养等对症支持治疗。病人病情危重，需密切监测血压，采用桡动脉穿刺置管，行有创动脉血压监测。

视频 3-3-2　有创动脉血压监测

**问题：**

1. 什么是有创动脉血压？

2. 该病人为什么要使用有创动脉血压监测？

3. 如何进行有创动脉血压监测？

**二、操作目的**

1. 准确、动态监测病人血压。

2. 抽取动脉血，做血气分析等检查。

**三、操作步骤及评分标准**

有创动脉血压监测的操作步骤及评分标准详见表 3-3-4。

表 3-3-4　有创动脉血压监测的操作步骤及评分标准

| 项目 | | 内容 | 分值 | 自评 | 互评 |
|---|---|---|---|---|---|
| 操作前准备<br>（15 分） | 核对，解释 | 1. 核对、确认医嘱无误<br>2. 核对病人姓名、床号等腕带信息<br>3. 解释有创动脉血压监测的意义及方法 | 4 | | |
| | 评估病人 | 1. 评估动脉穿刺针留置部位<br>2. 评估病人的病情、心理状态及合作程度<br>3. 查看凝血功能<br>4. 评估穿刺部位远端肢体血运情况，桡动脉穿刺者行 Allen 试验 | 2 | | |
| | 自身准备 | 衣帽整洁，洗手，戴口罩 | 2 | | |
| | 用物准备 | 动脉穿刺针，垫枕，无菌手套，无菌纱布，无菌治疗巾，洞巾，压力袋，压力监测仪，压力传感器，测压连接管，1~2 U/ml 肝素生理盐水 500 ml，固定装置（图 3-3-13） | 5 | | |
| | 环境准备 | 清洁，安全，光线充足 | 2 | | |
| 操作过程<br>（70 分） | 压力传感器连接 | 1. 将肝素生理盐水装入压力袋中，压力袋充气至 300 mmHg<br>2. 将压力传感器一端与肝素生理盐水连接、排气 | 10 | | |
| | 穿刺（桡动脉） | 1. 固定穿刺部位，穿刺点一般为腕部至远端桡骨头 2 cm 处<br>2. 消毒，铺巾，戴手套，局部浸润麻醉<br>3. 穿刺针与皮肤成 15°~30° 穿刺，沿动脉走向进针，见鲜红色血液喷出后将穿刺针尾压低至 10°，向前推动穿刺针 1~2 mm，使穿刺针完全进入动脉管腔，将动脉套管送入动脉，抽出针芯 | 20 | | |
| | 固定 | 1. 连接测压连接管<br>2. 固定穿刺针<br>3. 将压力传感器压力换能器端与压力监测仪相应模块连接（图 3-3-14）<br>4. 按压快速冲洗阀，肝素生理盐水冲洗动脉导管，保持导管通畅<br>5. 固定压力换能器，平病人右心房水平，一般为腋中线第 4 肋间 | 25 | | |

| 项目 | | 内容 | 分值 | 自评 | 互评 |
|---|---|---|---|---|---|
| | 调节零点 | 关闭压力传感器病人端，改与大气相通，按压力监测仪的调零键进行调零 | 5 | | |
| | 测量 | 关闭与大气相通端，连接病人端，监护仪出现数值与波形，读取数值 | 5 | | |
| | 设置 | 设置报警限 | 5 | | |
| 操作后处理（10分） | 洗手，再次核对病人信息 | | 3 | | |
| | 宣教 | 1. 穿刺肢体减少活动范围，避免导管脱落<br>2. 不要随意调节压力监测仪<br>3. 如测压导管内有回血，及时通知护士 | 3 | | |
| | 用物整理，洗手，记录 | | 4 | | |
| 综合评价（5分） | 1. 操作安全，符合病情需要<br>2. 动作轻柔，注意对病人的人文关怀<br>3. 严格遵循无菌操作原则<br>4. 临床思维能力强，应变能力强 | | 5 | | |

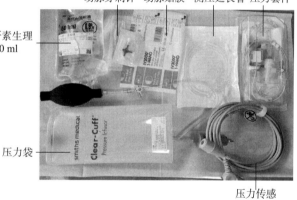

图 3-3-13　有创血压监测物品

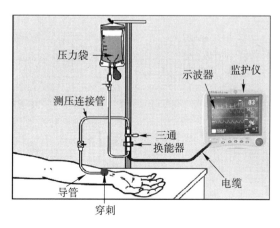

图 3-3-14　有创动脉血压连接

### 四、精细解析

1. 压力监测系统由压力传感器、放大器、传感器、处理器、显示器组成。

2. 压力传感器将血管内的液体静压力转变成电位后输入监测系统，经处理器处理后在压力监测仪器上显示压力值及波形。

3. 测压管路需保持通畅，不能有气泡或血凝块。

4. 测压装置的延长管一般小于 100 cm，直径大于 0.3 cm，质地需较硬。

5. 导管冲洗装置压力一般需大于 300 mmHg。

### 五、操作流程

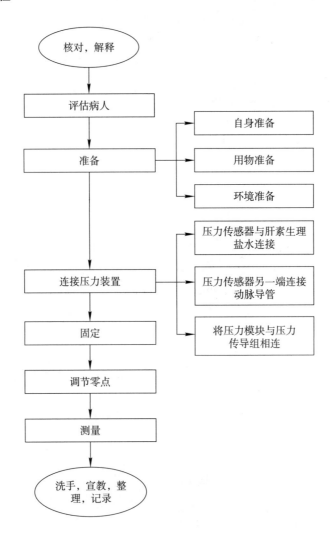

## 【知识链接】

### 一、相关知识点

### （一）有创监测技术

有创监测技术包括动脉血压监测、中心静脉压监测、肺动脉压监测、心排血量监测，其中以有创动脉血压监测最常用。

（二）有创动脉血压监测的优点

有创动脉血压监测是有创血流动力学的监测方法，它是指动脉穿刺置管后通过测压装置直接测量动脉内的压力，能够准确反映每个心动周期的收缩压、舒张压、平均动脉压的波形和数值。该技术具有以下优点：

1. 动脉压直接测量更为准确。

2. 数据更加直观。

3. 能通过有创血压波形判断病人的不同疾病状态。

4. 为动脉血气标本采集提供便利。

（三）有创动脉血压监测适应证

1. 各类大、中手术，尤其是心血管、脑及腹部大手术。

2. 休克、严重创伤和多器官功能衰竭者。

3. 感染性休克的病人。

4. 严重高血压、控制性低血压及低温麻醉的病人。

5. 需要反复抽取动脉血标本者。

（四）有创动脉血压监测禁忌证

1. 肝素过敏、严重出血性疾病的病人需谨慎使用。

2. 如局部有感染或疑有感染需更换穿刺部位。

3. Allen 试验阳性者禁行同侧桡动脉穿刺。

（五）动脉波形

1. 正常动脉波形　表现为短暂的、持续的压力后波形有一个陡峭的上升，此时对应的是心室的收缩期。在收缩期末期，血压在主动脉和左心室内下降，引起向下偏转的波形。重搏切迹代表主动脉瓣关闭（图 3-3-15）。

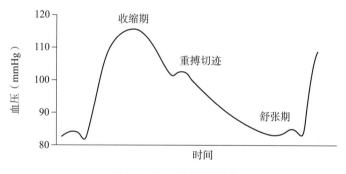

图 3-3-15　动脉压波形

2. 不同部位的动脉压力波形　动脉波脉冲传向外周时发生明显变化，越是远端的动脉，压力冲动到达越迟，上升支越陡，收缩压越高，舒张压越低，重搏切迹不明显（图 3-3-16）。

（六）异常动脉压波形（图 3-3-17）

1. 圆钝波　波幅中等度降低，上升和下降支缓慢，顶峰圆钝，重搏切迹不明显，常见于心肌收缩功能不良或血容量不足的病人。

2. 高尖波　波幅高耸，上升支较陡，重搏切迹不明显，舒张压低，脉压宽，常见于高血压及主动脉瓣关闭不全者。

3. 低平波 动脉波形上升支和下降支缓慢,波幅低平,常见于低血压休克和低心排血量综合征者。

4. 不规则波 波幅大小不等,期前收缩波的压力低平,常见于心律失常者。

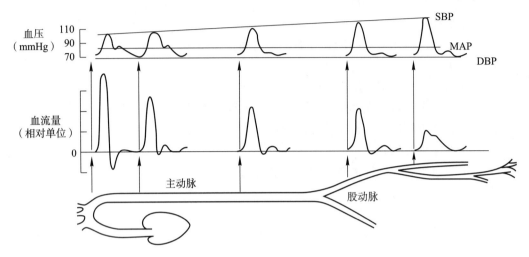

图 3-3-16 不同部位的动脉压力波形

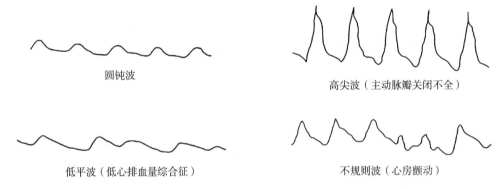

圆钝波

高尖波(主动脉瓣关闭不全)

低平波(低心排血量综合征)

不规则波(心房颤动)

图 3-3-17 常见异常动脉压波形

(七)有创动脉血压监测的并发症及处理

1. 远端肢体缺血 操作过程中应关注侧支循环情况。

(1)置管前:桡动脉行 Allen 试验,其他动脉(肱、股、足背)需要检查肢体颜色、温度、毛细血管充盈时间。

(2)置管过程中:经常观察末梢肢体的血运情况。

2. 动脉出血和血肿 留置管脱落、管路中接头连接处脱落可能造成动脉出血。

(1)每班常规检查动脉测压管的各个接头,操作中动作轻柔,避免用力拉扯测压管,确保各接口衔接紧密。

(2)确保动脉留置针固定妥善。

(3)加强观察穿刺部位有无渗血现象,对于老年和肝肾功能不良者尤其应注意有无出血情况。

（4）拔除测压管后，要有效压迫止血，包括内刺点的压迫，压迫力度要适度，一般压迫 5 min 以上，有凝血功能障碍的病人适当增加压迫时间，观察穿刺部位未出血后，再加压包扎 30 min 以上。拔管后 3~4 h 内密切观察局部情况，避免血肿的形成。

3. 导管相关的感染　由于导管直接与血管相通，皮肤的屏障作用被破坏，细菌容易通过导管侵入人体造成感染。

（1）穿刺及抽取动脉血标本时要严格执行无菌操作，保证管道内无残留血液以避免细菌滋生。

（2）动脉留置针留置时间一般不超过 1 周，因保留导管时间越长，感染的发生率越高。

（3）保证穿刺点的局部干燥，出现渗血时及时更换透明敷贴，无渗血者 3~5 天更换一次。

（4）若病人出现寒战、高热等全身感染症状，应及时寻找感染源。必要时，取创面物培养或做血培养以协助诊断，并遵医嘱合理使用抗生素。

4. 动脉血栓形成　原因众多，如导管质量不符合标准、管径太大、反复穿刺等。经监测通道采血气标本也可能造成血栓形成发生。

（1）动脉留置针留置的时间一般不超过 1 周，当病人病情平稳后，应及早拔除动脉留置针，并注意要正压拔管，拔管时不必立即压迫，待血流冲出局部微小血栓后再压迫，加压止血。

（2）管道要定时用肝素盐水冲管，肝素钠盐水溶液浓度一般为 1~2 U/ml，输液加压袋的压力要控制在 300 mmHg 左右，以保证每小时以 2~3 ml/h 匀速泵入，在调试零点、取血等操作时，要严防空气进入导管引起空气栓塞。

（3）定时观察穿刺肢体的血运情况，如肢体有无肿胀、颜色、温度异常，特别是观察大鱼际肌（因其由桡动脉终末动脉供血），并通过穿刺部位的手指观测脉搏血氧饱和度，了解手部的血运情况。

（4）若血管完全堵塞，有创血压波形呈一直线，远端肢体苍白、肿胀、皮温低、肢体麻木，应立即拔除测压管，必要时更换穿刺部位。若血管部分堵塞，有创血压波形可正常或振幅变弱，此时应立即抽出血凝块，严禁推注，以免造成动脉血管栓塞；如血凝块不能顺利抽出，应拔除测压管，必要时手术取栓。

5. 管道脱落　造成脱管的主要原因是留置动脉导管受外力牵拉或穿刺部位渗血。为防止管道脱落首先要确保管道的有效固定，医生穿刺完成后重点做好穿刺针和动脉测压管的固定。针对病人躁动，可适当采取镇静镇痛治疗或其他方式强制固定腕部。

6. 神经损伤　避免反复多次同一部位穿刺，提高一次穿刺成功率。出现穿刺部位剧烈疼痛，但病人有创波形正常，穿刺部位无肿胀，考虑是神经损伤，立即拔除测压管后，予有效压迫止血，更换穿刺部位。

**二、临床新进展**

1. 病人进行有创血压监测的标准体位为平卧位。然而，临床上病人多采取头胸抬高30°~45°、侧卧位等体位，以防止误吸、呼吸机相关性肺炎、压疮及其他潜在并发症的发生。研究发现右侧卧位和仰卧位时传感器与右心房在同一水平，有创血压值无明显的变化；左侧卧位时由于传感器高于右心房水平，有创血压值显著低于仰卧位的有创血压值，收缩压平均低 12.3 mmHg，舒张压平均低 10.43 mmHg。因此，在监测时，要注意体位对测量结果的影响，必要时需明确记录病人测压时的体位。

2. 测压装置将病人与多功能监护仪相连接，传导动脉血管内的压力信号。测压管长度和材质都会影响到测量结果的准确性。测压管长度的增加使测压管路阻力增大、有弹性的测压管会在压力袋充气时过度扩张、测压管内的气泡可减弱机械信号。研究发现，延长管的长度每增加 80 cm 可使收缩压增加（10±2）mmHg。用普通输液延长管替代标准的测压管可使收缩压下降（125±25）mmHg，而 0.2～0.5 ml 气体含量可使收缩压下降 7～35 mmHg。因此，为保证动脉测压系统的稳定性、敏感性，避免测压装置因素导致的误差，应使用专用的一次性压力套装进行有创血压监测。在监测的过程中应规范操作，对测压装置进行有效的管理，不能擅自增减测压管的长度、保证管道系统连接紧密、测压前通过充分的管路冲洗排气和严格校零，以获得理想的压力波形，确保监测结果的准确性。

3. 血压是指血管内的血液对单位面积血管壁的侧压力及压强。有创测压时准确的测法应是导管口方向与血流方向垂直。在临床上通常测定动脉压的导管口是迎向血流方向，因此测出的压力是血管内侧压强与血流流动的压强之和，其值稍大于血液对血管壁的侧压。当血流速度不大时，导管口方向的影响可忽略。有研究表明在心率增快、血流速度增加及动脉管腔由于导管插入而阻塞形成终端动脉时，将造成动脉压力波的反响、共振，就会使测得压力值高于实际值。

4. 对于昏迷者，Castella 于 1993 年指出可以利用监护仪屏幕上显示出的 $SpO_2$ 脉搏波和数字来判断其手掌侧支循环情况。对病人进行穿刺术前，先在穿刺侧手指端行脉搏氧饱和度监测，将探头置于病人拇指上，记录基础氧饱和度数值和波形，同时压闭桡动脉和尺动脉，使监护仪屏幕显示脉氧波形为直线，血氧饱和度读数降至为 0，再观察 5 s，然后放开尺动脉，监护屏幕上脉波波形及氧饱和度恢复至基础值的时间小于 10 s，证明尺动脉通畅，尺动脉循环好；如果在尺动脉降压后 10 s 内，氧饱和度和氧合曲线没有回到基线，或出现脉波低矮、圆钝，则表示结果异常，证明该病人尺动脉供血不良，此时不宜行桡动脉穿刺术。以相同的方式，在同时按压闭合尺动脉和桡动脉后，松开桡动脉以了解桡动脉的通畅性。

## 【拓展反思】

1. 比较有创血压监测和无创血压监测的区别。

2. 在监护仪的显示屏幕上，经常会看到本来规律走动的红色波形突然变得低钝，甚至消失，后面跟着的数字也会逐渐降低，紧接着跌落出正常范围。我们将动脉穿刺处的皮肤绷直摆放后，波形逐渐恢复正常，过了一段时间后再次出现这种情况。请解释有创动脉血压波形出现这种变化的原因。

（陈　翠）

## 项目三　无创机械通气操作

### 【模拟情境练习】

#### 一、案例导入

病史概要：李某，男，72 岁，因"咳嗽、咳痰伴憋喘 1 天"入院。病人诉于 3 天前出现感冒，自服药物后出现憋喘、呼吸困难，遂来我院就诊。

身体评估：T 37℃，P 108 次 / 分，R 30 次 / 分，BP 104/55 mmHg，$SpO_2$ 87%。神志淡漠，憋喘貌，消瘦。既往有 COPD 病史。

辅助检查：血气分析示：pH 7.28，$PaO_2$ 50 mmHg，$PaCO_2$ 81 mmHg。

**问题：**

1. 该病人最可能发生了什么情况？

2. 现医嘱予无创机械通气操作，请问该操作的适应证和禁忌证有哪些？

📹 视频 3-3-3　无创机械通气操作

3. 无创机械通气与有创机械通气的区别是什么？

## 二、操作目的

1. 减少呼吸肌做功，降低呼吸肌负荷。

2. 改善动脉氧合。

3. 减少慢性呼吸衰竭对呼吸机的依赖。

## 三、操作步骤及评分标准

无创机械通气操作步骤及评分标准详见表 3-3-5。

表 3-3-5　无创机械通气操作步骤及评分标准

| 项目 | | 内容 | 分值 | 自评 | 互评 |
|---|---|---|---|---|---|
| 操作前准备<br>（15 分） | 核对，解释 | 1. 核对、确认医嘱无误<br>2. 核对病人姓名、床号等腕带信息<br>3. 解释无创通气的过程、注意事项 | 4 | | |
| | 评估病人 | 评估病人的病情、意识状态、生命体征、心理状况、面部皮肤、鼻腔情况 | 2 | | |
| | 自身准备 | 衣帽整洁，洗手，戴口罩 | 2 | | |
| | 用物准备 | 无创呼吸机及配套湿化装置，无创呼吸机管路 1 套，无创通气面罩，固定头带，灭菌注射用水，输液器，湿化罐，手电筒，简易呼吸器，听诊器，吸引器，模拟肺，速干手消毒液 | 5 | | |
| | 环境准备 | 清洁，安静，光线适宜；氧气、空气接头与中心供氧、供气接头匹配；电源插头匹配 | 2 | | |
| 操作过程<br>（70 分） | 安装，调试 | 1. 依次连接呼吸机管路、湿化罐、模拟肺，妥善固定管路<br>2. 连接电源、氧源、压缩空气<br>3. 开启呼吸机主机及显示器开关，按检测程序检测<br>4. 如通过检测，调节呼吸机参数，调至待机模式<br>5. 湿化器加灭菌注射用水，不超上线，不低于下线 | 25 | | |
| | 调节 | 遵医嘱调节呼吸机参数，再次向病人解释 | 5 | | |

续表

| 项目 | | 内容 | 分值 | 自评 | 互评 |
|---|---|---|---|---|---|
| | 连接 | 协助病人戴上呼吸面罩，头带固定，松紧适宜，连接呼吸机 | 10 | | |
| | 使用 | 确认呼吸机参数，按压呼吸机"开始"键，检查呼吸机运行状态 | 10 | | |
| | 监测 | 听诊两肺呼吸音，检查通气效果，监测相关参数 | 10 | | |
| | 湿化 | 打开湿化器，调节湿化器温度，调节相关报警参数 | 5 | | |
| | 观察 | 评估生命体征、$SpO_2$、血气分析、人机配合度，根据评估调整呼吸机参数 | 5 | | |
| 操作后处理（10分） | | 1. 洗手，再次核对病人信息，整理用物，记录<br>2. 告知病人正确的配合方法<br>3. 及时清除病人呼吸道分泌物<br>4. 预防漏气、面部压力性损伤、刺激性结膜炎的发生<br>5. 观察病人腹部情况，避免腹胀． | 10 | | |
| 综合评价（5分） | | 1. 操作安全，符合病情需要<br>2. 动作轻柔，注意对病人的人文关怀<br>3. 能正确应对操作过程中可能的并发症 | 5 | | |

#### 四、精细解析

1. 注意观察允许、非允许漏气和管路通畅情况。
2. 及时清除病人气道分泌物，必要时予气管插管行有创通气。
3. 调整面罩松紧度，注意呼吸机报警，及时排除。
4. 无创呼吸机设置参数后调至待机状态，连接至病人后再开机。

#### 五、操作流程

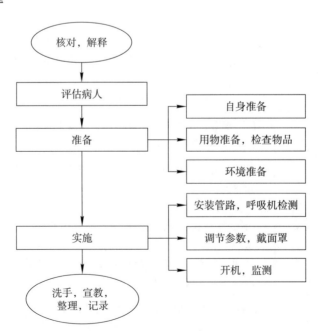

## 【知识链接】

### 一、相关知识点

#### （一）无创通气概述

无创通气（noninvasive ventilation，NIV）是指通过口鼻面罩、鼻罩、全脸面罩或口罩将呼吸机与病人相连进行正压通气、无需建立有创人工气道的通气方式的统称。在技术上包括负压和正压通气，在重症监护室正压通气是最常用的通气方式。

#### （二）无创通气气道的湿化

1. 主动湿化过程中注意保持无创呼吸机面罩的密闭性，防止漏气。因为面罩漏气时，病人吸入的部分气体并未经过加温湿化，从而导致湿化效果不佳。

2. 及时清除管路中冷凝水，避免湿化罐内液体过多。

3. 保持湿化温度为 37℃，此时纤毛运动处于较佳状态，病人无不适感，鼻腔亦无干燥的感觉。

4. 协助病人清除气道分泌物，及时评价湿化效果。

（1）湿化满意包括痰液稀薄，能顺利吸引出或咳出，听诊气管内无干鸣音或大量痰鸣音，呼吸通畅，病人安静。

（2）湿化过度包括痰液过度稀薄，需不断吸引，听诊气道内痰鸣音多，频繁咳嗽，烦躁不安，人机对抗，可出现缺氧性发绀、血氧饱和度下降及心率、血压改变等。

（3）湿化不足包括痰液黏稠，不易吸出或咳出，听诊气道内有干鸣音，病人可出现突然的吸气性呼吸困难、烦躁、发绀及血氧饱和度下降等。

5. 及时评估湿化水量是否充足，防止湿化温度过高，引起气道热损伤，同时防止湿化装置缆线烫伤病人。

#### （三）无创机械通气的观察

1. 观察病人舒适度，有无坐立不安、面罩耐受性、焦虑水平、疼痛评分等。

2. 在开始的 1~2 h 内，治疗无效的主要表现为气体交换无改善或恶化，进行性或新发浅快呼吸，血流动力学不稳定加剧。意识水平下降可能是呼吸停止的征象。

3. 监测病人血气分析、氧合指数及酸碱指标有无好转。

4. 观察病人气道分泌物能否自行清除及分泌物的色泽、量。

5. 观察病人有无误吸、气胸等并发症。

6. 与医生沟通，确认病人停止无创通气的指征，如有符合及时汇报医生。

#### （四）无创机械通气的并发症及处理

1. 漏气　与留置鼻胃管、面罩性能、面型、固定方式、固定程度和气道峰压有关。应选择密闭性和舒适性好的鼻罩或面罩，必要时适当增加固定带的压力。

2. 面部压力性损伤　为防止漏气需要将面罩严密固定，但这样会增加面部压疮的发生率，尤其是鼻梁。应选择合适的面罩，必要时使用减压敷料预防压力性损伤的发生。

3. 刺激性结膜炎　与漏气有关。应选择合适的面罩，避免漏气。

4. 鼻充血、口唇干燥　因吸入高流量干燥气体所致。病情允许可以定时喝水，保持机体液体平衡，对吸入气体进行合理的加温加湿。

5. 胃肠胀气　指导病人不要张口呼吸，应配合呼吸机进行呼吸。必要时行胃肠减压。

6. 幽闭恐惧症　做好对病人的健康教育和心理疏导，减轻病人的恐惧程度。

7. 其他　吸入性肺炎、胸内压增加引起的血流动力学不稳定。

**二、临床新进展**

经鼻高流量湿化氧疗（high-flow nasal cannula oxygen therapy，HFNC）是指一种通过高流量鼻塞持续为病人提供可以调控并相对恒定的吸氧浓度（21%～100%）、温度（31℃～37℃）和湿度的高流量（8～80 L/min）吸入气体的治疗方式。该治疗设备主要包括空氧混合装置、湿化治疗仪、高流量鼻塞及连接呼吸管路（图 3-3-18）。HFNC 的生理学机制包括：

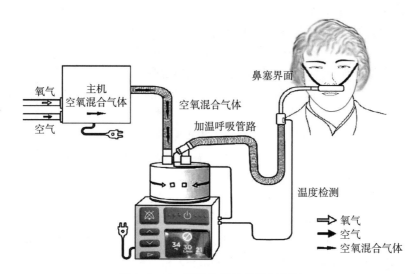

图 3-3-18　HFNC 连接使用示意图

1. 呼气末正压（PEEP）效应　HFNC 通过输送高流速气体的方式，可以维持一定水平的 PEEP，维持肺泡开放，有利于呼气末肺复张和气血交换。

2. 生理无效腔冲刷效应　HFNC 通过为病人提供恒定的、可调节的高流速空氧混合气体，冲刷病人呼气末残留在鼻腔、口腔及咽部的解剖无效腔的气体，可明显减少病人下一次吸气时吸入的 $CO_2$ 含量。

3. 维持黏液纤毛清除系统功能　HFNC 主要关注于提供相对精确的恒温和恒湿的高流量氧疗，因而能够更符合人体生理情况下呼吸道的气体温度及湿度，降低医用干冷气体对上下呼吸道黏液纤毛系统功能和黏膜的影响。与普通氧疗相比，使用 HFNC 可以明显降低病人鼻、口、咽喉的干燥评分，有助于稀释痰液，修复和维持人呼吸道上皮细胞和纤毛的结构和功能，提高病人的舒适度，降低下呼吸道感染的发生概率。

无创机械通气和经鼻高流量湿化氧疗的区别见表 3-3-6。

表 3-3-6　NPPV 和 HFNC 的比较

| 比较项目 | HFNC | NPPV |
|---|---|---|
| 连接方式 | 一般通过鼻塞进行治疗 | 通过口鼻面罩、鼻罩、全脸罩等进行治疗 |
| 压力支持 | 通过高流量气体提供不稳定的气道正压，辅助通气效果有限 | 可以设置不同水平的通气支持和模式，如 BiPAP、PCV 及 CPAP 等，预设压力相对稳定 |

续表

| 比较项目 | HFNC | NPPV |
|---|---|---|
| 漏气 | 允许一定量的漏气，漏气较多会影响治疗效果 | 允许一定量的漏气，漏气较多会严重影响人机同步 |
| 人机配合 | 基本不需要人机配合，不需要呼吸切换 | 需要人机配合，重症病人对呼吸机的要求很高，人机同步直接决定治疗成败 |
| 舒适度 | 舒适感较好 | 舒适感较差，有幽闭感 |
| 气道保护 | 有利于病人咳痰和气道保护 | 重症病人要注意气道保护和湿化问题 |
| 治疗目标 | 主要关注于恒温、恒湿和提供相对精确的 $FiO_2$ | 主要关注改善病人通气与换气功能，解决低氧和高碳酸血症，缓解呼吸肌疲劳 |
| 适应条件 | 主要适用于轻中度 I 型呼吸衰竭病人，对 II 型呼吸衰竭病人应用一定要慎重 | 可以广泛应用于 II 型和 I 型急慢性呼吸衰竭病人 |

注：HFNC：经鼻高流量湿化氧疗；NPPV：无创正压通气；CPAP：持续正压通气；BiPAP：双水平正压通气；PCV：压力控制通气；$FiO_2$：吸入氧浓度

## 【拓展反思】

1. 无创机械通气期间，如病人恐惧不配合，你作为护士将如何应对该情况？
2. 无创机械通气期间，护士如何做好病人的健康教育？

（陈　翠）

# 项目四　有创机械通气操作

## 【模拟情境练习】

### 一、案例导入

病史概要：李某，男，51 岁。因"咳嗽、咳痰 5 天，发热伴呼吸困难 1 天"急诊入重症医学科。

身体评估：病人意识模糊，T 38.9℃，P 115 次 / 分，R 28 次 / 分，BP 130/65 mmHg。

辅助检查：血气分析示 pH 7.19，$PaO_2$ 53 mmHg，$PaCO_2$ 29 mmHg，$HCO_3^-$ 115 mmol/L，BE −9。

医嘱为该病人急行气管插管，机械通气。

视频 3-3-4　有创机械通气操作

### 问题：

1. 如何为该病人实施有创机械通气？
2. 对于建立人工气道行机械通气的病人，护士应注意什么？
3. 如何预防呼吸机相关性肺炎（VAP）？
4. 病人病情好转时，如何撤除机械通气？

## 二、操作目的

1. 改善病人氧合。
2. 纠正呼吸性酸中毒。
3. 减少呼吸肌疲劳。

## 三、操作步骤及评分标准

有创呼吸机使用的操作步骤及评分标准详见表 3-3-7。

表 3-3-7　有创呼吸机使用的操作步骤及评分标准

| 项目 | | 内容 | 分值 | 自评 | 互评 |
|---|---|---|---|---|---|
| 操作前准备<br>（15 分） | 核对，解释 | 1. 核对、确认医嘱无误<br>2. 核对病人姓名、床号等腕带信息<br>3. 解释机械通气的目的和方法<br>4. 查看知情同意书 | 4 | | |
| | 评估病人 | 1. 评估病人的病情、意识状态、合作程度<br>2. 评估人工气道类型、气道通畅程度、肺部情况、痰液性质及量 | 2 | | |
| | 自身准备 | 衣帽整洁，洗手，戴口罩 | 2 | | |
| | 用物准备 | 呼吸机，一次性呼吸机管路，一次性螺纹管，灭菌注射用水（贴"气道湿化"标识），湿化罐，模拟肺，一次性输液器，无菌手套，听诊器，吸痰装置，气囊压力表，胶布，约束带，简易呼吸器 | 5 | | |
| | 环境准备 | 清洁，安全，光线充足，电源匹配，氧源及气源正常 | 2 | | |
| 操作过程<br>（70 分） | 准备 | 1. 查看湿化罐及呼吸机管路的灭菌日期，打开外包装<br>2. 取出呼吸机管路，先将其中短管一端与呼吸机送气口端相连，短管另一端与湿化罐外侧接口相连；然后将呼吸机管路长管的一端与湿化罐内侧接口相连，另一端与呼吸机回气口端相连（图 3-3-19）<br>3. 检查一次性螺纹管的有效期，打开一次性螺纹管与呼吸机管路 "Y" 形头端相连<br>4. 连接模拟肺<br>5. 将管路固定于呼吸机的臂力架上<br>6. 连接电源、氧源、空气源<br>7. 检查呼吸机性能<br>8. 将灭菌注射用水挂于输液架上（高于湿化罐上端 50 cm 以上），连接灭菌注射用水与湿化罐，打开输液器加水至水位线 | 25 | | |
| | 核对 | 1. 核对病人床号、姓名、腕带，评估并向清醒病人说明使用呼吸机的目的及重要性，取得合作<br>2. 根据病人病情取合适体位 | 5 | | |
| | 调节参数 | 遵医嘱调节呼吸机参数，设置报警限，观察呼吸机正常运行 | 10 | | |

续表

| 项目 | | 内容 | 分值 | 自评 | 互评 |
|---|---|---|---|---|---|
| | 连接 | 1. 取下模拟肺，将呼吸机与病人人工气道连接<br>2. 触诊双侧胸廓呼吸活动度，听诊两肺呼吸音是否一致，观察病人反应及呼吸机运行情况<br>3. 打开湿化器开关，调至适宜温度 | 15 | | |
| | 观察 | 1. 监测病人生命体征、意识、面色、脉搏血氧饱和度及呼吸机实际监测值的变化<br>2. 0.5 h后抽取动脉血行血气分析 | 10 | | |
| | 停机 | 将呼吸机与病人断开，关闭主机、空气压缩机、湿化器开关 | 5 | | |
| 操作后处理（10分） | | 洗手，再次核对病人信息 | 3 | | |
| | 宣教 | 1. 告知病人或家属机械通气的目的、方法、可能出现的不适，以取得合作<br>2. 指导病人正确使用肢体语言或文字、示意图表进行交流<br>3. 指导病人进行呼吸功能锻炼及有效排痰 | 3 | | |
| | | 用物整理，洗手，记录 | 4 | | |
| 综合评价（5分） | | 1. 操作安全，符合病情需要<br>2. 动作轻柔，注意对病人的人文关怀<br>3. 能正确应对通气过程中可能的并发症<br>4. 气管导管气囊压力在正常范围 | 5 | | |

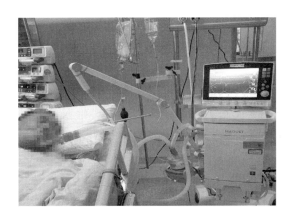

图 3-3-19　呼吸机的连接与使用

## 四、精细解析

1. 注意呼吸机开机和关机的顺序。

2. 呼吸机连接病人后注意听诊肺部呼吸音，避免导管过深误入一侧肺部。

3. 注意观察病人潮气量及气道压力的变化，根据肺部情况调节参数。

4. 负压吸引装置处于备用状态。

5. 注意无菌操作。

### 五、操作流程

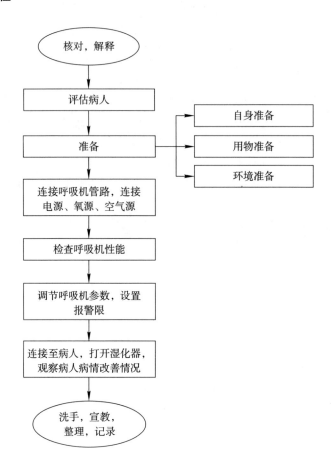

## 【知识链接】

### 一、相关知识点

（一）有创机械通气概念

呼吸机通过气管插管（经口 / 经鼻）、气管切开、喉罩等人工气道与病人相连，用以改善病人的通气、换气功能，减少呼吸肌做功，降低呼吸肌氧耗量，纠正低氧血症。

（二）有创机械通气的适应证

1. 呼吸肌功能障碍或衰竭。

2. 气道阻力增加和（或）阻塞。

3. 各种全身麻醉手术。

4. 颅脑手术术后的病人适当的过度通气降低颅内压。

5. 顽固性低氧血症。

6. 急性呼吸窘迫综合征。

（三）有创机械通气禁忌证

机械通气无绝对禁忌证，以下情况为相对禁忌证，需要临床医生采取相应的措施，同时在合适的时机行机械通气。

1. 严重的心力衰竭。

2. 肺大疱及未经引流的气胸。

3. 咯血或误吸引起的窒息性呼吸衰竭。

4. 气管食管瘘。

（四）常用的有创机械通气模式

1. 控制性机械通气（controlled mechanical ventilation，CMV）　是指呼吸机完全替代病人的自主呼吸，按预设的呼吸频率、潮气量、吸呼比和吸气流速等参数进行送气，呼吸机提供全部呼吸功，病人无法驱动呼吸机。CMV 主要适用于无任何自主呼吸的病人。

2. 辅助性机械通气（assistant mechanical ventilation，AMV）　在病人自主呼吸存在的前提下，呼吸机辅助或增强病人的自主呼吸。由病人的自主呼吸来触发呼吸机输送预先设置的参数。适用于有正常的吸气驱动能力，但呼吸肌肉乏力或呼吸肌做功负荷过高者。

3. 间歇指令通气（intermittent mandatory ventilation，IMV）与同步间歇指令通气（synchronous intermittent mandatory ventilation，SIMV）　IMV 是以预设频率所规定的间隔给予病人预设参数的指令通气，在控制通气间歇允许病人自主呼吸。IMV 易发生人机对抗，临床上较少用。SIMV 为 IMV 的改良方式，即指令通气尽可能做到 IMV 与病人自主呼吸同步，减少人机对抗。若在同步触发窗内出现自主吸气则呼吸机进行辅助通气，若触发窗内无自主呼吸则呼吸机自动给予控制通气。指令呼吸可以预设容量（容量控制 SIMV）或预设压力（压力控制 SIMV）的形式来进行。SIMV 适用于撤机过程，也可用于一般的常规通气。

4. 呼气末正压通气（positive end-expiratory pressure，PEEP）　正压通气时，呼吸机在吸气相向病人输送气体，而在呼气相借助于装在呼气端的限制气流活瓣等装置，使气道压力高于大气压。这种呼气末正压能使肺泡在呼气末仍保持膨胀，防止小气道闭合，有利于减少肺泡萎陷，增加功能残气量，改善肺的顺应性。主要适用于肺内分流所致的低氧血症，如 ARDS。

5. 持续正压通气（continuous positive airway pressure，CPAP）　即自主呼吸加呼气末正压，整个呼吸周期内气道均保持正压。CPAP 使病人吸气省力，增加功能残气量，改善通气/血流比、肺顺应性，防止肺泡塌陷。

6. 压力支持通气（pressure support ventilation，PSV）　即自主呼吸加吸气压力辅助。由病人的自主呼吸触发呼吸机提供一个恒定的预设的气道正压直至吸气结束，以帮助病人克服气道阻力和胸、肺弹性阻力。常与 SIMV、CPAP 共同使用。

（五）有创机械通气的护理

1. 为病人提供安静、安全、舒适、整洁的环境，室温（24±1.5）℃，湿度 55%～65%。

2. 选择合理、舒适的体位，如无禁忌，床头抬高 30°～45°，将病人头部稍后仰，以减轻气管导管对咽部的压迫。经常改变头部位置，以尽量减少导管对某一局部的损伤；经常改变体位，以利于痰液的引流，改善肺底部淤血和气体分布，进而改善气体交换，也有利于防止压疮。

3. 观察血气分析、电解质、血糖的结果，记录和分析出入量的变化。

4. 观察神志、精神状态、皮肤颜色变化。

5. 评估病人的心理状态，特别是有无焦虑、恐惧及其严重程度。

6. 熟悉呼吸机的特点和性能，正确理解各种报警的特点、原因和处理对策；若报警不能及时解除，则应及时用简易呼吸器通气，以确保安全。

7. 防止和处理并发症，包括通气过度、通气不足、低血压、气压伤、感染、消化道出血、胃肠胀气、营养不良、呼吸机依赖等。

（六）人工气道的护理

1. 妥善固定气管导管 口腔插管应选用适当的牙垫，牙垫应比气管导管略粗，避免病人咬扁导管，固定时应将牙垫的凹面贴紧导管，以便于固定。每日将口腔气管导管移向口角的另一侧，以减轻导管对局部牙齿、口腔黏膜和舌体的压迫。每班记录导管深度、固定情况，及时发现导管移位。建议固定方法如图 3-3-20。

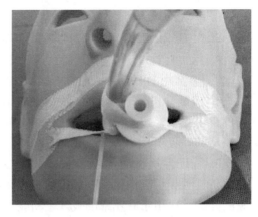

图 3-3-20 经口气管插管固定方法

2. 气管内吸引

（1）无菌操作，按需吸痰。

（2）选择合适的吸痰管 吸痰管应选择对黏膜损伤小，远端光滑有侧孔，外径不应超过人工气道内径的 1/2，对于婴儿吸痰管外径不应超过人工气道内径的 70%，长度能够达到人工气道的远端。

（3）选择合适的负压 一般成人 150 ~ 200 mmHg（0.02 ~ 0.027 MPa），小儿 100 ~ 150 mmHg（0.013 ~ 0.02 MPa）。

（4）每次吸痰时间不超过 15 s，吸痰后高浓度吸氧 1 ~ 5 min，直至心率、血压和 $SpO_2$ 恢复。

3. 气道的湿化

（1）理想的湿化状态是吸入气体温度 36 ~ 37℃，相对湿度 100%。

（2）湿化可分为主动湿化（加热湿化器加热湿化）、被动湿化（人工鼻湿化法）。

（3）加热湿化器内需加入灭菌注射用水。

（4）为保证湿化效果可使用带加热导丝的呼吸回路。

4. 气囊的护理

（1）推荐使用高容低压气囊导管。

（2）维持气囊压在 25 ~ 30 cmH$_2$O。

（3）推荐每 4 h 监测气囊压力。

（4）不需对气囊进行常规放气。

5. 气管切开的护理

（1）防脱管窒息：妥善固定气管切开导管，固定装置松紧度以能容纳 1 ~ 2 指为宜。

（2）保持气管套管通畅：手术初观察切口出血情况，及时清除套管内、气管内及口腔内分泌物。

（3）湿化吸入气体，防止分泌物干结堵管。

（4）预防切口感染，经常检查创口周围有无感染或湿疹。每天至少消毒 2 次切口。

（七）呼吸机相关性肺炎的预防

呼吸机相关性肺炎（ventilator associated pneumonia，VAP）是指气管插管或气管切开病人接受机械通气 48 h 后发生的肺炎，机械通气撤机、拔管后 48 h 内出现的肺炎也属于

VAP 范畴。其组合干预措施如下：

1. 首选无创呼吸支持治疗技术。

2. 每日评估有创机械通气及气管插管的必要性，尽早脱机或拔管。

3. 尽可能避免深度镇静，确需镇静病人需定期唤醒并进行自主呼吸训练，每日评估镇静药物使用的必要性，尽早停用。

4. 预期机械通气时间超过 48 h 或 72 h 的病人宜使用带有声门下分泌物吸引的气管导管。

5. 气囊压不低于 25 cmH$_2$O。

6. 无禁忌证应抬高床头 30°~45°。

7. 加强口腔护理，推荐使用氯己定漱口液。

8. 加强呼吸机内外管路的消毒，推荐每周更换一次呼吸机管路，但有肉眼可见的污染或故障时应立即更换。

9. 严格遵守无菌技术操作规程。

10. 鼓励并协助机械通气病人早期活动，尽早开展康复训练。

**（八）呼吸机的撤离**

呼吸机的撤离是指病人呼吸功能逐渐恢复，呼吸机支持水平逐渐降低直至完全脱离呼吸机的过程。

1. 缩短脱机时间的方法

（1）频繁的自主呼吸试验。

（2）早期无创通气以缩短有创通气时间。

（3）新的通气模式如神经调节辅助通气（NAVA）。

（4）使用提高呼吸肌收缩效率的药物。

（5）超声监测脱机过程中的心肺系统生理变化，以改善拔管预后。

2. 机械通气脱机筛查　导致机械通气的病因好转或去除后应开始进行脱机的筛查试验。筛查试验包括下列内容：

（1）导致机械通气的病因好转或去除。

（2）氧合指标：PaO$_2$/FiO$_2$ > 150~200，PEEP ≤ 5~8 cmH$_2$O，FiO$_2$ ≤ 0.4~0.5，pH ≥ 7.25。COPD 病人：pH > 7.30，PaO$_2$ > 50 mmHg，FiO$_2$ < 0.35。

（3）血流动力学稳定，没有心肌缺血动态变化，临床上没有显著的低血压，不需要血管活性药的治疗或只需要小剂量的血管活性药，如多巴胺或多巴酚丁胺 < 5~10 μg/（kg·min）。

（4）有自主呼吸的能力。

3. 优选浅快呼吸指数（RSBI）作为撤机预测指标，如在无通气支持下测量的 RSBI < 105 次呼吸/（min·L），则开始撤机；如 RSBI > 105 次呼吸/（min·L），应维持完全通气支持。

4. 通过撤机筛查的病人，应用自主呼吸试验（SBT）而不是进行性压力支持通气（PSV）或间歇指令通气（IMV）来撤机。

5. 应用低水平压力支持模式（5~8 cmH$_2$O）而非 T 管/持续正压通气（CPAP）模式执行 SBT。

6. 应使用撤机方案来指导撤机。

7. 撤机过程中应实施最小化镇静方案。

8. 撤机过程中应实施以早期活动为目的的康复方案。

9. 识别撤机失败的客观标准：心率 > 140 次 / 分（或者 > 20% 的持续增加），呼吸频率 > 35 次 / 分，收缩压 > 180 mmHg 或 < 90 mmHg，$SpO_2 < 90\%$，$PaO_2 < 50$ mmHg，pH < 7.32，明显的出汗，或激越。

10. 对撤机失败病人，通过每日 1 次的 SBT 进行撤机，而非采用一日多次 SBT。

11. 长期机械通气病人可采用逐步降低机械通气水平和逐步延长自主呼吸时间的撤机策略。

### 二、临床新进展

神经调节辅助通气（neurally adjusted ventilatory assist，NAVA）是一种全新的通气模式，其工作原理是通过监测膈肌电活动，感知病人的实际通气需要，并提供合适的通气支持。NAVA 的临床优势为人机同步性更好，降低病人的呼吸功消耗，促进病人康复，减少镇静剂使用，促进脱机，直接监测中枢神经系统，提供可靠的临床信息。NAVA 适用于可能需要较长时间机械通气的病人，准备脱机或脱机困难的病人，应用传统通气模式明显存在人机不同步的病人，婴幼儿及呼吸中枢发育不完善的病人。不能经食管置入膈肌电极导管、高位截瘫、严重神经传导障碍的病人是 NAVA 的禁忌证。

### 【拓展反思】

1. 在为病人行有创机械通气的过程中，经口气管插管突然脱出，此时作为护士应该采取哪些措施？

2. 如果病人情绪激动、烦躁，出现人机对抗的情况，你作为护士将如何应对？

（陈 翠）

# 第四章　康复科与老年科常用护理技术

## 单元一　日常生活活动训练

### 【教学目标】

**一、认知目标**

1. 能陈述各项日常生活活动训练的训练要点。
2. 能陈述各项日常生活活动训练的目的和注意事项。
3. 能说出康复科与老年科日常生活活动训练常用护理技术的名称。
4. 能举例说明针对不同情况的病人应采取的翻身方式。

**二、能力目标**

1. 能指导病人完成更衣训练、进食训练、助行器和轮椅使用、体位转移锻炼、床上翻身和床上移动训练等。
2. 能做好病人的良肢位摆放。
3. 能协助瘫痪病人完成基础的体位转移。

**三、情感态度价值观目标**

1. 在日常生活活动训练中，能关注病人的心理变化，设身处地地理解病人的痛苦，重视病人的心理诉求并给予及时的心理疏导。
2. 通过日常生活活动训练，让病人能够意识到自身的价值，增加其重返社会的信心。
3. 准确评估病人病情和配合程度，转移过程中积极寻求他人帮助或团队合作，减少意外发生。
4. 重视与病人或家属的沟通，了解病人在转移训练中存在的各种问题，并能通过循证医学的方式探索最佳解决证据，满足病人需求。
5. 训练过程中注意保护病人隐私，动作轻柔，体现人文修养。
6. 能充分利用循证能力获取最优的临床证据，丰富个人的知识储备并改善临床实践。

### 项目一　更衣训练

### 【模拟情境练习】

**一、案例导入**

病史概要：马某，男，51岁，半年前无明显诱因突发右侧肢体活动不便，行头颅 CT 检查提示脑出血，当即进行颅骨钻孔引流术。现遗留右侧肢体活动不便，言语含糊，为进一步康复来我院康复医学科康复治疗。

身体评估：T 36.5℃，P 88 次 / 分，R 20 次 / 分，BP 135/86 mmHg。意识清楚，言语不清，精神激越。

辅助检查：头部 MRI 显示左侧颞枕叶梗死，左侧丘脑、左侧颞顶叶交界区软化灶。

**问题：**

1. 如何评定病人的日常生活活动能力？

2. 在护理工作中，如何训练该病人的更衣活动？

## 二、操作目的

使病人尽可能地获得更衣活动能力，提高病人的动作协调性。

## 三、操作步骤及评分标准

更衣训练的操作步骤及评分标准详见表 4-1-1。

表 4-1-1　更衣训练的操作步骤及评分标准

| 项目 | | 内容 | 分值 | 自评 | 互评 |
|---|---|---|---|---|---|
| 更衣前准备（11 分） | 核对，解释 | 1. 核对、确认医嘱无误<br>2. 核对病人姓名、床号等腕带信息<br>3. 解释训练的目的、过程 | 2 | | |
| | 评估病人 | 1. 了解患病情况及合作程度<br>2. 评估肢体活动能力<br>3. 评估有无管路及管路位置和固定情况 | 3 | | |
| | 自身准备 | 衣帽整洁，洗手 | 2 | | |
| | 用物准备 | 1. 准备干净整洁的衣物<br>2. 必要时选择辅助用具：穿袜自助具、拉链纽扣辅助器、长柄鞋拔等 | 2 | | |
| | 环境准备 | 清洁，安全，光线充足，调节室温至 22 ~ 26℃ | 2 | | |
| 更衣训练（根据病人缺失活动选择具体的更衣训练内容：穿脱上衣、穿脱下装、穿脱鞋袜）（74 分） | 穿上衣 | 以穿前开衫上衣为例：<br>1. 示范训练动作<br>2. 病人取坐位<br>3. 用健手找到衣领<br>4. 衣领朝前，将衣服铺于双膝上<br>5. 用健手抓住衣领及肩部，将患侧上肢套进袖内并拉衣领至肩上<br>6. 健侧上肢转到身后，将另一侧衣袖拉到健侧斜上方，穿入健侧上肢<br>7. 用健手将衣服各部整理平整<br>8. 系好扣子 | 16 | | |
| | 脱上衣 | 以脱前开衫上衣为例：<br>1. 示范训练动作<br>2. 病人取坐位<br>3. 用健手解开上衣扣子<br>4. 用健手脱患侧上衣至肩下<br>5. 自肩部脱下健侧的上衣<br>6. 自肘部脱下患侧的上衣<br>7. 整理好衣服待用 | 12 | | |

续表

| 项目 | | 内容 | 分值 | 自评 | 互评 |
|---|---|---|---|---|---|
| | 穿下装 | 1. 示范训练动作<br>2. 取坐位，用健手从腘窝处将患腿抬起放在健腿上，患腿呈屈髋、屈膝状<br>3. 用健手穿患侧裤腿，拉至膝以上<br>4. 放下患腿，全脚掌着地<br>5. 穿健侧裤腿，拉至膝上<br>6. 抬臀或站起向上拉至腰部<br>7. 整理裤腰，系好纽扣或挂钩 | 14 | | |
| | 脱下装 | 1. 示范训练动作<br>2. 取站立位<br>3. 松开腰带，裤子自然下落<br>4. 然后坐下，先抽出健腿，后抽出患腿<br>5. 健腿从地上挑起裤子<br>6. 整理好裤子待用 | 12 | | |
| | 穿鞋袜 | 1. 示范训练动作<br>2. 取坐位，双手交叉或用健手从腘窝处将患腿抬起置于健侧腿上，用健手为患足穿袜或鞋<br>3. 放下患腿，全脚掌着地，重心转移至患侧<br>4. 将健侧下肢放在患侧下肢上<br>5. 穿好健侧袜或鞋 | 10 | | |
| | 脱鞋袜 | 1. 示范训练动作<br>2. 取坐位，将健侧下肢放在患侧下肢上，脱好健足袜或鞋<br>3. 放下健腿，全脚掌着地，重心转移至患侧<br>4. 双手交叉或用健手从腘窝处将患腿抬起置于健侧腿上<br>5. 用健手为患足脱袜或鞋 | 10 | | |
| 更衣训练后处理（10分） | 洗手，再次核对病人信息 | | 2 | | |
| | 宣教 | 尽量选择宽松开衫上衣、松紧带式裤子；不宜选择系带的鞋子；坐位穿脱衣时，注意保持平衡 | 6 | | |
| | 记录 | | 2 | | |
| 综合评价（5分） | 1. 操作安全，符合病情需要<br>2. 动作轻柔，注意对病人的人文关怀 | | 5 | | |

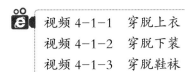

视频 4-1-1　穿脱上衣
视频 4-1-2　穿脱下装
视频 4-1-3　穿脱鞋袜

## 四、操作流程

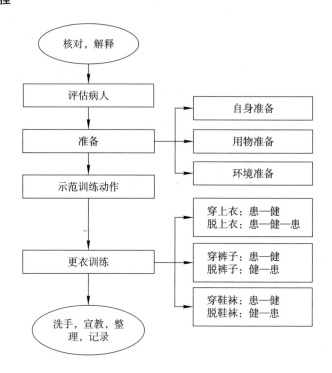

## 【知识链接】

### 一、相关知识点

1. 日常生活活动（activity of daily living，ADL） 可以分为基础性日常生活活动（basic activity of daily living，BADL）和工具性日常生活活动（instrumental activity of daily living，IADL）。基础性日常生活活动也是狭义的日常生活活动，是指人在独立生活时每天必须反复进行的最必要的、基本的、具有共同性的动作群，即进行衣、食、住、行及个人卫生等基本动作和技巧。工具性日常生活活动是指维持独立生活所必需的一些活动，包括使用电话、购物、做饭、家务处理、洗衣、服药、使用交通工具、处理突发事件及在社区内的休闲活动等，这些活动需要使用一些工具才能完成。日常生活活动训练是将每一项 ADL 分解成若干个动作成分，进行有针对性的指导训练，然后再组合成一个完整的动作，并在生活实践中加以运用。ADL 指导是康复治疗在实践中的延续，是康复护士的核心技术之一，使病人尽可能地获得自理能力，提高生活质量，以促进病人早日回归社会。

2. 日常生活活动的评定

（1）日常生活活动的评估内容

1）基本情况：评估病人的年龄、性别、文化背景、工作及社会环境、家庭经济状况等。

2）护理体检：评估内容主要包括生命体征、意识、四肢活动度、有无并发症等，重点是对现有残存功能的检查，如运动、认知、语言等。

3）心理状态：评估有无精神抑郁、焦虑、恐惧等情绪，以及康复对象的配合程度和目标等。

（2）日常生活活动的评定方法及标准：日常生活活动评定方法很多，常用的有巴塞尔（Barthel）指数、功能独立性评定量表等。

1）巴塞尔指数方法：是根据 Bathel 指数记分，将日常生活活动能力分成良、中、差三级，61~99 分为良，有轻度功能障碍，能独立完成部分日常活动，需要部分帮助；41~60 分为中，有中度功能障碍，需要极大的帮助才能完成活动；≤40 分为差，有重度功能障碍，大部分日常活动不能完成或需要他人帮助。

2）功能独立性评定量表（functional independence measurement，FIM）：能够全面、精确、敏感地反映病人的功能状态。FIM 测量内容包括 6 个方面，共 18 项，评分采用 7 分制，即每项最高得分为 7 分，最低分为 1 分，总分最高为 126 分，最低为 18 分。得分越高，表示独立性越好。也可以粗分为三个等级：108~126 分为独立，54~107 分为有条件的依赖，18~53 分为完全依赖。

### 二、更衣训练的注意事项

1. 通过评估找出病人缺失的穿衣活动成分。
2. 向病人解释和示范训练动作。
3. 根据病人病情，安排恰当难度的活动，有针对性地训练缺失的活动成分。
4. 根据病人表现，适时给予帮助和指导，如改造衣服，简化操作。
5. 必要时指导病人借助辅助工具，如使用带长柄的钩子取衣服或拉拉链，用长柄鞋拔提鞋。
6. 与家属沟通，指导家属在训练时间以外辅助病人完成作业。

## 【拓展反思】

1. 思考并总结更衣训练的训练技术要点。
2. 假设病人是一位因疾病而无法进行语言交流的病人，作为一名护士，你在更衣训练时将如何应对该情况？

（李红丽 刘一苇）

## 项目二 进食训练

### 【模拟情境练习】

#### 一、案例导入

病史概要：张某，男，50 岁，2 年多前无明显诱因下突然出现右侧肢体无力，右手持物困难，听力下降，无意识不清及抽搐发作，无饮水呛咳及吞咽困难，经临床诊断为"脑梗死"，病情平稳后出院。现右侧肢体活动不便，为进一步康复来我院康复医学科康复治疗。

身体评估：T 36.2℃，P 72 次 / 分，R 18 次 / 分，BP 135/80 mmHg。右肩关节活动受限，右下肢肌肉萎缩，右上肢肌力 3 级，右下肢肌力 4 级，余肢体肌力正常，右侧指鼻试验、跟 – 膝 – 胫试验不稳，右侧膝腱反射亢进，右侧肱二头肌反射亢进，双侧 Babinski 征阳性。

辅助检查：头部 MRI 显示脑干双侧基底核区、双侧丘脑、双侧额顶叶可见多发斑片状等长 T1、左侧长 T2 异常信号，脑室、脑池、脑沟增宽。

**问题：**

1. 在护理工作中，如何训练该病人的进食活动？
2. 在对病人进行进食训练时有哪些注意事项？

## 二、操作目的

使病人尽可能地获得日常活动能力，增强病人进食的主动性、趣味性，同时激励病人康复的信心，减少对他人的依赖。

## 三、操作步骤及评分标准

进食训练的操作步骤及评分标准详见表 4-1-2。

表 4-1-2　进食训练的操作步骤及评分标准

| 项目 | | 内容 | 分值 | 自评 | 互评 |
|---|---|---|---|---|---|
| 训练前准备（10分） | 核对，解释 | 1. 核对、确认医嘱无误<br>2. 核对病人姓名、床号等腕带信息<br>3. 解释训练的目的、过程 | 2 | | |
| | 评估病人 | 1. 了解患病情况及合作程度<br>2. 评估意识状态、吞咽能力、饮食状况<br>3. 评估肢体活动能力<br>4. 评估有无管路及管路位置和固定情况<br>5. 评估病人的情绪状况<br>6. 必要时采用吞咽功能评定方法（如洼田饮水试验）评估吞咽功能 | 2 | | |
| | 自身准备 | 衣帽整洁，洗手 | 2 | | |
| | 用物准备 | 准备合适的饭菜，食物的温度适宜，防止烫伤 | 2 | | |
| | 环境准备 | 清洁，安全，安静，光线充足 | 2 | | |
| 进食训练（根据病人病情选择训练具体的内容）（75分） | 协助取合适体位 | 根据患病情况取合适的体位，进食选取的体位有：<br>1. 坐位，抬头，坐直，桌面尽量靠近身体不留空隙<br>2. 半卧位，头、背部给予支撑，床上餐桌尽量靠近身体<br>3. 右侧卧位，在头、肩下垫枕，背后给予支撑 | 18 | | |
| | 在颌下铺餐巾 | | 2 | | |
| | 吞咽障碍者 | 1. 根据容积－黏度测试结果，判断经口进食的食物形态和一口量<br>2. 训练者站在病人健侧方进行训练<br>3. 将食物放入健侧舌后部或颊部<br>4. 嘱病人下颌贴近胸骨，低头吞咽<br>5. 嘱病人左右转头进行吞咽，清除梨状窝残留，必要时饮少量水<br>6. 每次吞咽后，嘱病人再做空吞咽，以减少食物残留<br>7. 进食后观察口腔内是否有残留食物<br>8. 进食速度要慢，进食完一口再进食下一口，避免重叠入口 | 33 | | |

续表

| 项目 | | 内容 | 分值 | 自评 | 互评 |
|---|---|---|---|---|---|
| | | 9. 从一口摄入量 3~4 ml 开始，根据病人的一口量酌情增加，一般不超过 20 ml<br>10. 进食训练时间以 30~40 min 为宜，予以充分的休息时间<br>11. 进食量从 50~80 ml 开始，逐步增加进食量，一般以 200~300 ml 为宜 | | | |
| | 视觉障碍者 | 1. 配戴合适的眼镜<br>2. 以时钟方位（3 点、6 点、9 点、12 点）摆放食物<br>3. 从斜后方用手协助其触摸餐具，选取食物 | 9 | | |
| | 认知障碍者 | 1. 准备饭菜混合式食物<br>2. 提供容易持握的餐具进食<br>3. 把食物分成小份，控制进食总量 | 9 | | |
| | 观察 | 进食过程中观察有无呛咳、误吸 | 2 | | |
| | 清洁口腔 | 进食后帮助病人清洁口腔 | 2 | | |
| 进食训练后<br>处理<br>（10 分） | 洗手，再次核对病人信息 | | 2 | | |
| | 宣教 | 进食速度不宜过快，避免两次食物重叠入口；教会选择食物及进食的方法；鼓励自行进食，必要时喂食 | 6 | | |
| | 记录 | | 2 | | |
| 综合评价<br>（5 分） | 1. 操作安全，符合病情需要<br>2. 动作轻柔，注意对病人的人文关怀 | | 5 | | |

## 四、操作流程

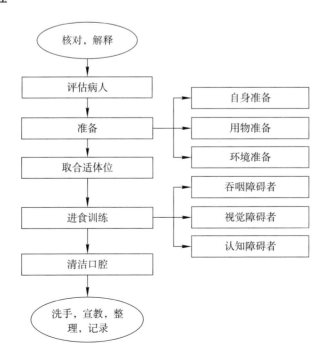

## 【知识链接】

### 一、进食动作训练方法

独立完成一项进食动作，要求手的抓握、上肢运送及口腔的咀嚼吞咽动作连贯。任一环节出现问题都会影响进食动作的独立完成。因此，需要找出影响进食的原因，然后根据问题制定护理措施。对于不能独立完成进食的病人，必须给予一定的护理支持，借助必要的自助具来完成进食动作。

1. 手抓握困难者　手的精细动作不能或握力减弱者可用勺、叉代替筷子，可将手柄加粗或使用功能固定带。

2. 上肢运送困难者　对于因上肢关节活动受限、肌力低下、协调障碍等原因造成手不能到达嘴边或不能将食物送到口里的病人，先取坐位，将食物摆放在病人面前稳定的平台上，双手放于桌面上。如果病人的利手是患侧手并且功能障碍，应该考虑改变利手，使用患手稳定碗，健手运送食物。如果病人的患侧上肢具有残存的运动功能，在进食训练期间应促进和利用，如右侧偏瘫病人应训练用右手使用合适的刀叉或调羹，或者在进食或饮水时可以用右手稳定碗或杯子。

3. 口腔运动障碍者　针对因口腔颌面关节活动受限、口周围肌群肌力低下、协调性障碍等原因造成吞咽困难、呛水者，要端正病人的头、颈及身体，以利于吞咽。

### 二、进食训练的注意事项

1. 如果病人不能坐在桌边，应帮助病人在进食期间从床上坐起或坐在床边。

2. 用防滑垫或患手稳定碗或盘子等容器，把患侧上肢放在桌上可较好地稳定肘部，从而有助于患手握住碗，或借助身体使碗更加稳定。

3. 如果病人的患侧上肢和手没有恢复功能，在进食时应放在桌上，接近碗或盘子，防止异常模式。

4. 健手借助刀、叉或调羹从碗里拿起食物，如果可能，病人可训练通过患手使用已适应的饮食器皿。

5. 当病人进行进食训练时，应选择舒适的环境，保持病人精神放松，情绪愉悦，以避免在进食期间呛咳，同时有利于消化。告知病人进食速度不宜过快，避免两次食物重叠入口。

6. 在吞咽时，口腔塞饭或呛咳提示可能有吞咽问题，需要更全面评估（见第四章单元二吞咽功能评估与吞咽训练）和特殊处理。

7. 进食后 30 min 内不宜平卧，禁忌吸痰、翻身、叩背等护理操作。

8. 认知障碍者进食时宜同一时间、同一地点、使用同一种餐具。

## 【拓展反思】

1. 思考并总结进食训练的训练技术要点。

2. 假设病人在进食训练时出现了呛咳，作为训练护士，你将如何应对该情况？

（李红丽　刘一苇）

## 项目三　转移训练

### 【模拟情境练习】

#### 一、案例导入

病史概要：孙某，女，50 岁，因"左侧肢体活动不利 10 年，复发加重伴眩晕 9 天"入院。病人诉于 10 年前因"脑出血"出现左侧肢体活动不利，经治疗后症状缓解。9 天前，无明显诱因再次出现左侧肢体活动不利，伴头部眩晕，站立不稳，并向右侧倾倒，眩晕发作时不伴有头痛和意识障碍，为求进一步治疗以"脑梗死"收入我院。现经住院治疗后眩晕症状缓解。

身体评估：T 37.1℃，P 82 次 / 分，R 18 次 / 分，BP 147/89 mmHg。神志清楚，言语不清，查体合作，发育正常。右侧中枢性面瘫，伸舌居中，心肺无异常。左侧上肢近端肌力 3 级，远端肌力 0 级，左下肢近端肌力 4 级，远端肌力 2 级，左侧肢体肌张力升高。痛觉较右侧减弱。右侧肌力和肌张力正常，病理征未引出。

辅助检查：CT 示：左侧小脑半球片状梗死灶，右侧基底核区脑软化灶。双侧室旁白质脱髓鞘形成。B 超示：双侧颈部、双下肢动脉粥样细小斑块形成。

问题：

1. 该病人康复过程中可以进行哪些项目的转移训练?
2. 在当前只有你一人的情况下，如何协助该病人进行床和轮椅间的转移?

视频 4-1-4　床 - 轮椅转移

#### 二、操作目的

提高病人独立或在他人辅助下完成体位转移的能力，以提高病人的生活自理能力。

#### 三、操作步骤及评分标准

转移训练的操作步骤及评分标准详见表 4-1-3。

表 4-1-3　转移训练的操作步骤及评分标准

| 项目 | | 内容 | 分值 | 自评 | 互评 |
|---|---|---|---|---|---|
| 操作前准备（20 分） | 核对，解释 | 1. 核对、确认医嘱无误<br>2. 核对病人姓名、床号等腕带信息<br>3. 解释转移目的、重要性和过程 | 5 | | |
| | 评估病人 | 评估病人的病情、生命体征、意识、肌力、上下肢关节活动度、各种管道固定、心理、知识水平、配合程度 | 5 | | |
| | 自身准备 | 衣帽整洁，洗手，戴口罩 | 3 | | |
| | 用物准备 | 选择大小合适、安全稳固的轮椅 | 5 | | |
| | 环境准备 | 清洁，安全，光线充足 | 2 | | |
| 操作过程（轮椅）（50 分） | 辅助下由床到轮椅 | 1. 推病人轮椅至健侧床边，轮椅与床的夹角是 30°～45°，刹住手闸<br>2. 移向一侧时，将健侧下肢伸到患侧下肢下方，用健足勾住患足，移动健侧，健肢下曲，逐渐带动身体往床旁移动 | 25 | | |

| 项目 | | 内容 | 分值 | 自评 | 互评 |
|---|---|---|---|---|---|
| | | 3. 护士一手从病人肩部下伸到对侧肩部下，根据病人情况保护肩部或颈部，协助病人用健足和肩支撑坐起，辅助下穿好鞋袜<br>4. 病人 Bobath 握手，将双手置于护士的肩部。护士把住病人腰部，将重心向前移到足前掌部，使病人身体向前，将重心移至脚上（图 4-1-1）。起立后继续用膝顶住患膝，病人将臀部离开床面，然后以健脚为轴，旋转身体，将臀部对准椅面坐下，用健侧肢体使力，尽量让身体向后靠近椅背，整理好坐姿，连接安全带，指导病人借助健侧脚放下脚踏板，双脚置于其上 | | | |
| | 辅助下由轮椅到床 | 1. 推病人轮椅至床边，使健侧靠近床边，轮椅与床的夹角是 30°~45°，刹住手闸，指导病人借助健侧脚把脚踏板收起，双脚置于地面，解开安全带<br>2. 病人握手，护士用膝盖顶住患膝，把住病人腰部，使病人身体向前（图 4-1-2），将重心移至脚上，臀部离开轮椅，然后以健脚为轴，旋转身体，将臀部对床面坐下<br>3. 护士扶稳病人，指导病人脱鞋，护士一手护肩部，另一手扶髋部协助病人躺下，病人健侧足协助患侧下肢伸直，病人健侧手把患侧手放身体一侧<br>4. 护士协助取舒适卧位，整理好衣物 | 25 | | |
| 操作后处理<br>（20分） | 观察 | 观察病人病情变化、体位舒适度，必要时评估管道固定是否良好 | 10 | | |
| | 宣教 | 向病人强调不能擅自离开轮椅，变换体位时需要相关人员在场协助，以免坠床和跌倒 | 5 | | |
| | 用物整理，洗手，记录 | | 5 | | |
| 综合评价<br>（10分） | 1. 操作安全，符合病情需要<br>2. 动作轻柔，注意对病人的人文关怀<br>3. 能正确应对转移过程中可能的突发状况 | | 10 | | |

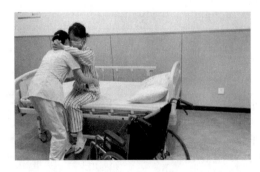

图 4-1-1　护士辅助下完成床到轮椅的转移

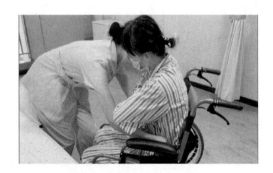

图 4-1-2　护士辅助下完成轮椅到床的转移

### 四、精细解析

1. 重度失能病人因不能自行调整体位，坐位时经常会出现滑落的问题，应注意使用轮椅保护带。

2. 转移时注意动作轻稳、准确，确保病人安全、舒适，注意保暖和保护病人隐私；注意观察病人的病情变化，避免造成损伤。

3. 保证病人的持续性治疗不受影响，妥善固定各种管道，保持各管道通畅。

4. 尽量鼓励病人发挥残存功能，病人能够独立转移时则尽量不要帮助，能提供少量帮助时则不要提供大量帮助，被动转移作为最后选择的转移方法。

### 五、操作流程

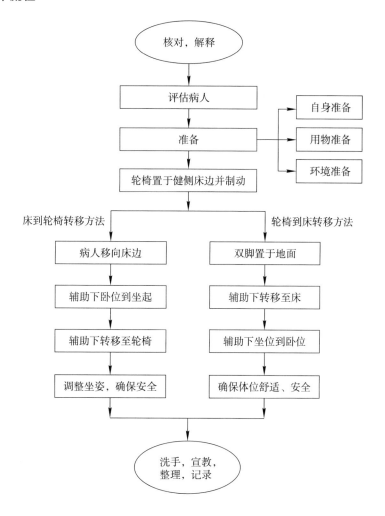

## 【知识链接】

### 相关知识点

四肢瘫与截瘫病人不同平面之间的转移方法比较多，应用时可以根据病人脊髓损伤平面、残存肌力、关节活动度等情况进行选择。较复杂的转移动作除需要具备一定平衡能力外，还需要有很强的上肢肌力。四肢瘫病人只能完成同一高度之间的转移动作，而大多数截瘫病人经过训练后能够完成不同高度之间的转移动作。四肢瘫病人可利用滑板帮助完成转移动作。主要训练项目包括：

1. 床与轮椅之间的转移

（1）独立转移：截瘫病人经过训练能够比较容易地完成独立转移动作，四肢瘫病人需要具备一定的伸肘功能方可独立完成。

1）轮椅到床的成角转移（从右侧转移）：①病人驱动轮椅从右侧靠近床，与床成20°~30°，刹住轮椅手闸，卸下近床侧扶手，移开右侧脚踏板，双足平放在地面上。②病人在轮椅中先将臀部向前移动，右手支撑床面，左手支撑轮椅扶手，同时撑起臀部并向前、向右侧方移动到床上。

2）床到轮椅的成角转移（从右侧转移）：①病人卸下近床侧扶手，坐于床边，双足平放在地面上，轮椅置于病人右侧床边，与床成30°，刹住轮椅手闸，移开近床侧脚踏板。②病人右手支撑轮椅远侧扶手，左手支撑床面，同时撑起臀部并向前、向右侧方移动到轮椅上。

3）轮椅到床的侧方转移（左侧身体靠床）：①轮椅与床平行放置，刹住轮椅手闸，卸下近床侧扶手。②病人将双腿抬到床上。四肢瘫病人躯干控制能力差需用右前臂勾住轮椅把手，以保持坐位平衡；将左腕置于右膝下，通过屈肘动作，将右下肢抬到床上；用同样方法将左下肢抬到床上。③躯干向床侧倾斜，将右腿交叉置于左腿上，应用侧方支撑移动的方法，左手支撑于床上，右手支撑于轮椅扶手上，头和躯干前屈，双手支撑抬起臀部将身体移动到床上。若病人需用滑板进行侧方平行转移，可用如下方法：①、②同上。③将滑板架在轮椅和床之间，滑板的一端放于病人臀下；病人一手支撑在位于轮椅坐垫上的滑板一端，另一手支撑在位于床垫上的滑板一端，抬起上身，将臀部通过滑板移至床上；转移完毕撤去滑板。由床返回轮椅与上述顺序相反。

4）轮椅到床的正面转移：①病人驱动轮椅正面靠近床，距离30 cm，使抬腿有足够空间，刹闸。②四肢瘫病人躯干控制能力差，需用右前臂勾住轮椅把手以保持坐位平衡；将左腕置于右膝下，通过屈肘动作，将右下肢抬到床上。用同样方法将左下肢抬到床上。③打开轮椅手闸，向前驱动轮椅紧贴床沿，再刹闸。④双手扶住轮椅扶手向上撑起身体，同时向前移动坐于床上，此过程中要保持头和躯干屈曲。⑤将身体移到床上合适位置，用上肢帮助下肢摆正，调整坐位姿势。

5）利用滑板由轮椅向床的后方转移：此方法只适用于椅背可以拆卸或安装有拉链的轮椅。①病人驱动轮椅从后方靠近床沿，刹闸，拉下椅背上的拉链或卸下椅背。②在轮椅与床之间放置滑板，滑板的一端置于病人臀下并固定好。③病人用双手支撑于床面将身体抬起，向后移动坐于床上。④用双手将下肢抬起移至床上并摆正，调整坐位姿势，最后撤除滑板。

6）利用上方吊环由轮椅向床的转移（左侧身体靠床）：①病人驱动轮椅从左侧平行靠近床，刹闸，卸下近床侧扶手。②病人将双腿抬到床上，再将左手伸入上方吊环，右手支撑于轮椅扶手。③右手用力撑起的同时，左上肢利用屈肘动作向下拉住吊环，臀部提起，将身体转移到床上。由床返回轮椅过程与上述相反。

（2）四肢瘫病人轮椅到床的辅助转移：①病人坐在轮椅中，双足平放于地面上。②辅助者面向病人，采用髋膝屈曲、腰背伸直的半蹲位，用自己的双足和双膝抵住病人的双足和双膝的外侧，双手抱住病人的臀部；同时病人躯干前倾，将下颌抵在辅助者的一侧肩部，辅助者头转向另一侧。③辅助者重心后移用力将病人向上提起，呈站立位后，再向床边转动，注意控制膝关节稳定。④病人背对床后，辅助者右手仍扶住病人臀部，左手扶住肩胛骨部位以稳定躯干，同时用双膝控制住病人的膝关节，屈曲其髋关节，将其臀部轻轻放到床上。

2. 轮椅与椅之间的转移　C7 以下脊髓损伤病人可独立完成由轮椅到椅的转移。

（1）轮椅与椅之间独立成角转移：①首先刹住轮椅手闸，椅子固定牢靠，两椅互成60°，卸下轮椅近椅子一侧扶手。②病人尽量坐于轮椅前沿，双足平放于地面上。③病人一手支撑于椅子的远侧角，另一手支撑于轮椅的扶手上。④手足同时用力将臀部抬起并向侧方移至椅子上。⑤用手将双腿位置摆正，调整臀及背部位置，保持良好坐姿。

（2）轮椅与椅之间独立并列转移：除将两椅并列放置外，其余均与两椅成角转移相似。

（3）轮椅与椅之间利用滑板转移：适用两椅距离较远或两椅面不同高的情况。①轮椅与椅子尽可能靠近并列，两椅的前沿平齐。②卸下轮椅近椅子一侧扶手，在两椅间架上滑板。③先将双足移向椅子，然后一手支撑于轮椅的椅座，另一手支撑于椅子或滑板。④双手及双足同时用力，通过支撑动作将躯干抬起向侧方移动，坐于滑板上。⑤通过数次侧方移位最终移至椅子并坐下，用手摆正双腿位置，最后抽去滑板。

（4）轮椅与椅之间独立正面转移：原则与两椅成角转移相似。①将轮椅与椅子正面对置，使两椅前沿平齐。②轮椅刹闸，椅子稳定放置，双足平放于地面上。③病人一手支撑于椅子坐板的远侧，另一手支撑于轮椅坐板的近侧，躯干略前倾，手足同时用力将臀部抬起移向椅子。④转身坐于椅子上，将双腿移至椅子正前面，调整好坐姿。

## 【拓展反思】

1. 思考在病人病情允许的情况下，如何指导病人独立进行体位转移？
2. 查阅相关资料，探讨 Bobath 康复疗法还能以何种形式融入日常康复锻炼中？

（郭君怡）

# 项目四　助行器和轮椅使用技术

## 【模拟情境练习】

### 一、案例导入

王某，男性，38 岁，2 年前车祸致胸椎 3、4 椎体粉碎性骨折及多处肋骨骨折，经过手术治疗及康复训练，病人目前病情稳定，截瘫状态，卧床，大小便不能自理。现病人为能够重返社会来我院康复科进行康复训练。

**问题：**

1. 为了提高病人的日常生活活动能力，增加生活独立性，病人可以选用轮椅作为代步工具，请问如何训练病人操作轮椅呢？

2. 病人在使用轮椅的训练过程中有哪些注意事项？

### 二、操作目的

借助助行器和轮椅的使用，有效防止、补偿、替代或减轻因伤病造成的功能减退或丧失，以提高病人的生活自理能力，促使病人的社会参与欲望。

### 三、训练指导

（一）病人评估

1. 评估病人的年龄、病情、跌倒史及合作程度。

2. 评估意识状态、生命体征、视力及听力、肌肉力量、损伤部位及肢体功能情况。

（二）制订处方

在康复医师或康复工程人员指导下确定应选用的助行器或轮椅的种类，开出助行器或轮椅的处方和训练方案。

1. 助行器的选用　在选用助行器时，主要考虑两个方面：一是助行器的类型，二是助行器的尺寸。下面主要介绍根据病人的身体条件对助行器的尺寸进行选择。

（1）手杖的长度：病人穿鞋或下肢支具站立，肘关节屈曲呈 25°～30°，腕关节背伸，足小趾前外侧 15 cm 处至背伸手掌面的距离即为手杖的长度（图 4-1-3）。

（2）腋杖的长度：确定腋杖长度最简单的方法是：将身长减去 41 cm 的长度即为腋杖的长度，站立时大转子的高度即为把手的位置，测定时病人应穿鞋站立。若病人下肢或上肢有短缩畸形，可让病人穿上鞋或下肢支具仰卧，将腋杖轻轻贴近腋窝，在足小趾前外侧 15 cm 与足底平齐处即为腋杖最适当的长度，把手高度同手杖长度的测量方法（图 4-1-4）。

（3）步行器的高度：身体直立，以肘关节屈曲 30° 的状态下持步行器，通过调节伸缩杆使步行器的高度与大转子保持水平位置（图 4-1-5）。

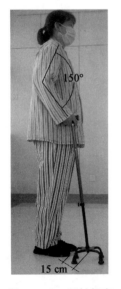
图 4-1-3　手杖长度

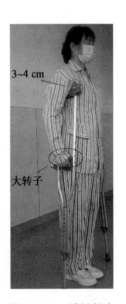
图 4-1-4　腋杖长度

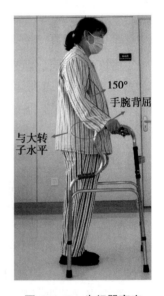
图 4-1-5　步行器高度

2. 轮椅的选用

（1）座位宽度：测量坐下时两臀或两股间的距离再加 5 cm，即坐下后两边各有 2.5 cm 的空隙［图 4-1-6（1）］。

（2）座位深度：测坐下时后臀部至小腿腓肠肌之间的水平距离，将测量结果减 6.5 cm ［图 4-1-6（2）］。

（3）座位高度：测量坐下时足跟（或鞋跟）至腘窝的距离，再加 4 cm。在放置脚踏板时，板面至少离地 5 cm［图 4-1-6（3）］。

（4）靠背高度：靠背越高，越稳定；靠背越低，上身及上肢的活动范围就越大。低靠背选择测量椅面至腋窝的高度，将测量结果减 10 cm。高靠背选择测量椅面至肩部或后枕部的实际高度。

（5）扶手高度：坐下时，上臂下垂，肘关节屈曲 90°。测量椅面至前臂下缘的高度，再加 2.5 cm［图 4-1-6（4）］。

（6）坐垫：为了舒适和防止压疮，座上应放坐垫，可用泡沫橡胶（厚度 5~10 cm）或凝胶垫子。为防止座位下陷，可在坐垫下放一张厚度 0.6 cm 的胶合板。

（7）轮椅其他辅助件：为了满足病人的特殊需要而设计，如增加手柄摩擦面、车闸延伸、防震装置、防滑装置、轮椅桌等。

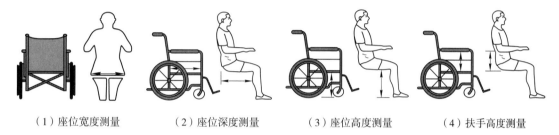

（1）座位宽度测量　　（2）座位深度测量　　（3）座位高度测量　　（4）扶手高度测量

图 4-1-6　轮椅的选用

### 三、操作训练

（一）助行器的训练指导

1. 杖的使用指导

（1）手杖步行：主要有以下两种步行方式：①三点步，步行顺序是先伸出手杖，后迈出患腿，最后迈出健腿（图 4-1-7）。由于步行时至少有两个点在支撑，故稳定性较高。偏瘫病人大多数使用这种步行方式。②两点步，步行顺序是先同时伸出手杖和患腿，再迈出健腿。该方式步行速度快，适合于瘫痪程度较轻、平衡功能较好者。

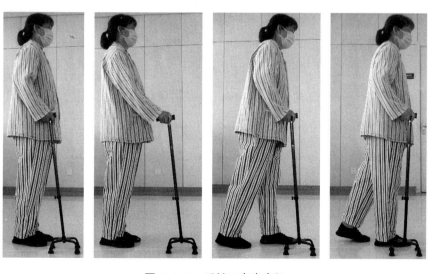

图 4-1-7　手杖三点步步行

（2）腋杖步行：主要有5种步行方式，分别是：①摆至步，是开始步行时常用的方法。步行顺序是左、右腋杖同时向前伸出，支撑，然后向前摆动身体，使双足摆至腋杖附近，不超过腋杖支撑点（图4-1-8）。该步行法稳定，在小平路面上可进行，但步行速度较慢。②摆过步，常在摆至步熟练掌握后开始使用。步行顺序是左、右腋杖同时向前伸出，支撑，然后向前摆动身体，使双足摆过腋杖支撑点，再将腋杖向前取得平衡（图4-1-9）。该步行法步幅大，速度快，但病人躯干和上肢的控制力必须好，否则容易跌倒。③四点步，步行顺序是伸出左腋杖，迈右腿，伸出右腋杖，迈左腿（图4-1-10）。该步行法在上提骨盆肌有足够的肌力时可进行，接近自然走路，稳定性好，但速度慢。④两点步，步行顺序是一侧腋杖和对侧腿同时迈出，然后迈出另一侧腋杖和腿（图4-1-11）。该步行法常在四点步成功后使用，步行速度比四点步快，但稳定性比四点步差。⑤三点步，步行顺序是先伸出双侧腋杖，后迈出患腿，最后迈出健腿（图4-1-12）。该步行法主要用双腋杖支撑体重，避免或

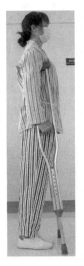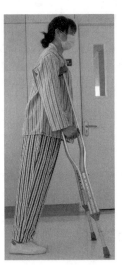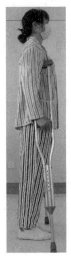

图 4-1-8　腋杖摆至步步行

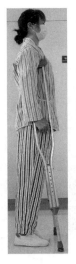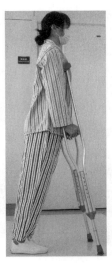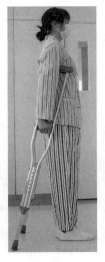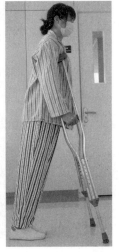

图 4-1-9　腋杖摆过步步行

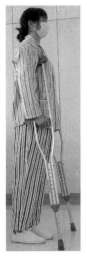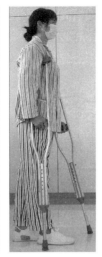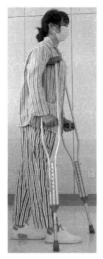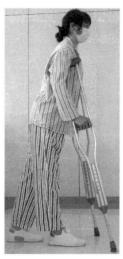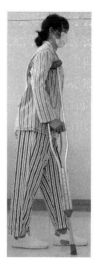

图 4-1-10 腋杖四点步步行

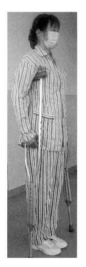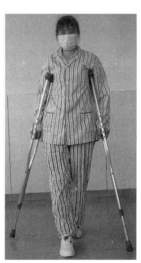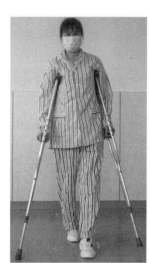

图 4-1-11 腋杖两点步步行

减少患腿的负重。

2. 步行器的使用指导

（1）框式步行器步行：病人双手握住步行器，站稳，提起步行器放置于身前一臂远处，然后患腿向前迈出，足跟落在步行器后腿的位置，健腿跟上，站稳。重复动作稳步前进（图 4-1-13）。

（2）交互式步行器步行：病人双手握住步行器，站稳，先推动一侧步行器前移，对侧腿前移一步；推动另一侧步行器前移，另一侧腿前移一步，重复动作交互式前进（图 4-1-14）。

（二）轮椅的使用指导

1. 打开与收起　打开轮椅时，双手分别放在座位两边的横杆上（扶手下方）。同时向下用力即可打开。收起轮椅时，先将脚踏板翻起，然后双手握住坐垫两端，同时向下提托

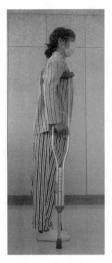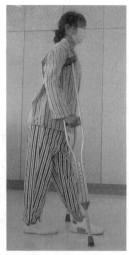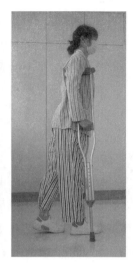

图 4-1-12 腋杖三点步步行

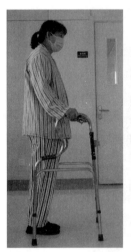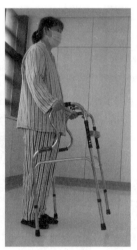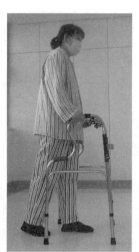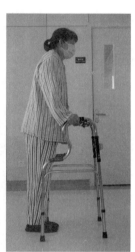

图 4-1-13 框式步行器步行

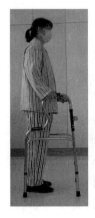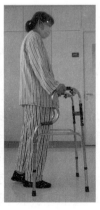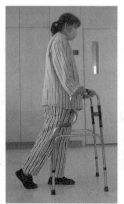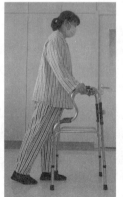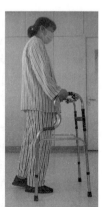

图 4-1-14 交互式步行器步行

轮椅收起。

2. 训练病人操纵轮椅 向前推轮椅时，身体向后坐下，眼看前方，先将刹车松开，然后双下肢后伸，肘稍屈，双手紧握轮环的后半部分，推动时上身前倾，双上肢同时向前推并伸直肘关节，当肘部完全伸直后，放开轮环，如此重复进行。对一侧肢体功能正常，另一侧功能障碍的病人（如偏瘫），可以利用健侧下肢同时操纵轮椅。方法如下：先将健侧脚踏板翻起，健足放在地上，健手握住轮环。推动时，健足在地上向前踏步，与健手配合，移动轮椅上斜坡时，保持上身前倾，重心前移，其他方法同平地推轮椅。如果上坡时轮椅后倾，很容易发生轮椅后翻。

#### 四、定期随访

定期随访中，应评估病人助行器或轮椅的使用情况，使用过程中有无发生损伤、意外，并做好测量和记录，必要时提出修改方案。

#### 五、操作流程

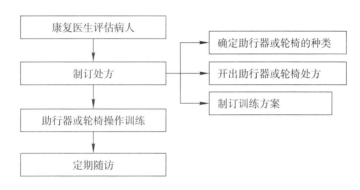

## 【知识链接】

#### 一、助行器使用的相关知识

（一）助行器的种类

助行器（walking aids）是指辅助人体支撑体重、保持平衡和行走的工具。根据助行器的结构和功能不同，可分为杖和步行器两大类。广义的助行器还包括轮椅。

1. 杖（crutch） 是最简单、最方便的助行器。根据其结构不同，分为手杖、前臂杖、腋杖和平台杖四大类（图 4-1-15）。

（1）手杖（cane）：是一只手扶持以助行走的工具，有单足和多足两种。单足手杖适用于握力好、上肢支撑力强的病人，如偏瘫病人的健侧、老年人等。多足手杖有三足和四足之分，支撑面广且稳定，多用于平衡能力欠佳、用单足手杖不够安全的病人。

（2）前臂杖（forearm crutch）：常成对使用，把手的位置和支柱的长度可以调节，夹住前臂的臂套为折叶式，有前开口和侧开口两种。适用于握力差、前臂力量较弱但又不必用腋杖者。优点为美观、轻便，而且手仍可自由活动；缺点是稳定性不如腋杖。

（3）腋杖（axillary crutch）：可单用也可成对使用。双侧同时使用可减轻下肢承重，获得较大支撑力，提高行走的稳定性。适用于支撑能力较差者，如截瘫或外伤较严重的病人。

（4）平台杖（platform crutch）：又称为类风湿拐杖，有固定带，可将前臂固定在平台式前臂托上，前臂托前方有一把手。适用于关节损害严重的类风湿病人或手部有严重外伤、病变不宜负重者，把手起到掌握方向的作用。

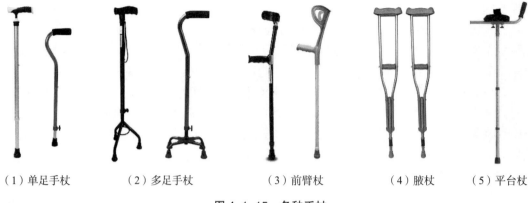

（1）单足手杖　　　（2）多足手杖　　　　（3）前臂杖　　　　（4）腋杖　　　（5）平台杖

图4-1-15　各种手杖

2. 步行器（walker）　也称助行架（walking frame），四周有金属框架，可将病人保护在其中。步行器可支撑体重，便于站立或步行。主要的类型有以下几种（图4-1-16）。

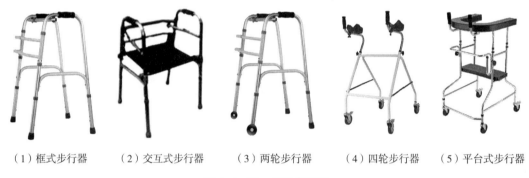

（1）框式步行器　（2）交互式步行器　（3）两轮步行器　（4）四轮步行器　（5）平台式步行器

图4-1-16　各种步行器

（1）框式步行器：是框架式结构，具有很高的稳定性，需要双手提起步行器前行。适用于上肢功能健全但下肢平衡能力差的病人。

（2）交互式步行器：使用时先向前移动一侧，然后再移动另一侧向前，如此交替移动前进。适用于立位平衡差、下肢肌力差的病人或老年人。

（3）两轮步行器：前面装有固定脚轮，后面的支脚垫有防滑功能。适用于下肢肌力低下、慢性关节炎病人，也可用于长期卧床者的步行训练。

（4）四轮步行器：有4个活动脚轮，具有转弯半径小、移动灵活的特点。适用于步行不稳的老年人，但使用时要注意身体保持与地面垂直，否则易滑倒。

（5）平台式步行器：带有前臂支撑平台和两个活动脚轮的步行器。使用时不用手握操纵，而是将前臂平放支撑平台上推动前进。适用于全身肌力低下、慢性关节炎病人，也用于长期卧床者的步行训练。

（6）特殊类型步行器：如腋窝支撑型步行器，用两腋窝支撑体重而步行，有四个脚轮，体积较大，适用于上肢肌力差的病人。

（二）助行器使用的注意事项

1. 使用助行器时，选择合适的防滑鞋，不要穿拖鞋。

2. 使用前检查助行器扶手是否完好、防滑，固定是否牢固，四个脚轮高度是否相同、平稳；检查活动环境的安全性，是否宽敞、明亮，路面有无障碍。

3. 迈步时不要过于靠近助行器，否则会有向后跌倒的危险；步行速度不宜太快，步幅要小。

4. 步行时不要把助行器放在距离使用者太远的位置，一般不超过行走时一步的距离，否则会扰乱平衡，使助行器的底部不能牢固地放在地面负重。

5. 使用轮式助行器时要求路面要平整，上、下坡时能灵活使用车闸以保证安全。

6. 定期检查支架底部衬垫，出现老化、松脱、裂纹或腐蚀及时更换。

7. 上、下肢衰弱、不协调或上、下肢均受累而不能通过腕、手负重的病人不宜使用助行器。

**二、轮椅使用的相关知识**

（一）轮椅的种类

轮椅（wheelchair）是一种代步工具，适用于使用各种助行器仍不能步行或步行困难者。轮椅也是医院或康复机构内转移或搬运病人的常用工具。轮椅的种类很多，按照驱动方式不同可分为普通轮椅和电动轮椅。虽然轮椅的种类很多，但其基本结构是相同的，主要由轮椅架、轮（大车轮、小车轮）、刹车装置、椅坐和靠背组成。

1. 普通轮椅　装有两个驱动轮和两个小脚轮，脚踏板的高度可调，乘坐者需用手驱动或陪伴者推动前进，适用于大多数体弱病残者（图4-1-17）。

2. 电动轮椅　是用蓄电池提供动力源的电力驱动轮椅，乘坐者可以用手操纵控制器，也有智能轮椅可基于头部摆动操纵，以完成前进、后退、转向、站立、平躺等多种活动，适用于双上肢均无力，不能驱动轮椅者和高位截瘫的残疾病人（图4-1-18）。

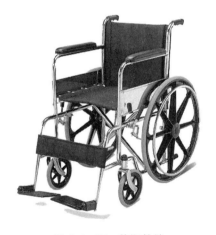
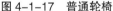

图 4-1-17　普通轮椅

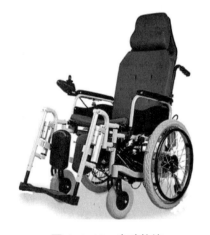

图 4-1-18　电动轮椅

（二）轮椅使用的注意事项

1. 轮椅适宜在平整的地面上行驶，当前面遇到障碍物时，应绕道避开，以防止出现轮椅倾倒的危险。

2. 使用者自行推动轮椅行驶时，请保持匀速，且速度应控制在 3 ～ 5 km/h。

3. 养成使用制动轮椅手闸的习惯，加强保护。

4. 轮椅上适当部位如胸部、髋部配用保护带，以方便固定病人。

5. 在倾斜路面使用轮椅时，切勿将轮椅倾倒或突然转换方向；在下坡时，不能突然紧急刹车，以防造成向前翻倒的危险。

6. 使用者在使用过程中勿在脚踏板上站立，以防造成轮椅侧翻的危险。

7. 随时观察病情变化，病人如有下肢水肿、溃疡或关节疼痛，可将脚踏板抬起，垫以软枕。

8. 应经常检查轮椅的零部件，如有松动及时修理，定时加润滑油。

## 【拓展反思】

1. 总结助行器和轮椅适应证和使用注意事项的异同点。

2. 作为一名康复科护士，如果病人在训练时不能够接受康复训练处方，你将如何应对该情况？

（李红丽　刘一苇）

## 项目五　偏瘫病人的良肢位摆放

### 【模拟情境练习】

**一、案例导入**

病史概要：吕某，男性，66岁，因"晨起突发头晕、呕吐，左侧肢体乏力、抖动"，就诊于我院神经内科。病人3年前有脑梗死病史，曾在我院神经内科治疗，当时头颅CT提示"两侧基底核、放射冠腔隙性脑梗死"，出院后遗留左侧肢体轻度偏瘫，步行能完全独立。

身体评估：T 37℃，P 125次/分，R 22次/分，BP 189/112 mmHg。神志清楚，精神欠佳，自主体位，能配合检查。

辅助检查：头颅CT提示"两侧小脑半球、丘脑、基底核区、放射冠多发脑梗死"

问题：

1. 该病人出现肢体乏力、抖动，最可能发生了什么情况？

2. 在护理工作中，如何摆放体位以预防继发性关节挛缩、畸形及肌萎缩？

**二、操作目的**

预防或减轻痉挛和畸形，防止出现并发症或继发性损害。

**三、操作步骤及评分标准**

良肢位摆放的操作步骤及评分标准详见表4-1-4。

表4-1-4　良肢位摆放的操作步骤及评分标准

| 项目 | | 内容 | 分值 | 自评 | 互评 |
|---|---|---|---|---|---|
| 摆放前准备（13分） | 核对，解释 | 1. 核对、确认医嘱无误<br>2. 核对病人姓名、床号等腕带信息<br>3. 解释体位摆放的目的和意义 | 3 | | |
| | 评估病人 | 1. 了解患病情况及合作程度<br>2. 评估意识状态、肢体肌力及肌张力<br>3. 评估有无管路及管路位置和固定情况<br>4. 评估皮肤完整性 | 4 | | |

续表

| 项目 | | 内容 | 分值 | 自评 | 互评 |
|---|---|---|---|---|---|
| | 自身准备 | 衣帽整洁，洗手 | 2 | | |
| | 用物准备 | 固定用具枕头 3~4 个，必要时选择肢体矫形支具，如手矫形器、腕矫形器、踝足矫形器等 | 2 | | |
| | 环境准备 | 清洁，安全，光线充足 | 2 | | |
| 摆放过程（72分） | 患侧卧位摆放 | 1. 侧卧位，患侧肢体在下，健侧肢体在上<br>2. 头部垫枕，后背放翻身枕<br>3. 患侧上肢外展前伸旋后，患肩向前拉出，以免受压和后缩，肘伸展，掌心向上<br>4. 患侧下肢髋、膝轻度屈曲位放在床上<br>5. 健侧下肢采取舒适体位放于长枕上，勿压着患侧肢体<br>6. 健侧上肢放松，放在胸前的枕头上或躯干上（图 4-1-19） | 24 | | |
| | 健侧卧位摆放 | 1. 侧卧位，健侧肢体在下，患侧肢体在上<br>2. 头部垫枕，后背放翻身枕<br>3. 患侧上肢伸展位，患侧肩胛骨向前向外伸，前臂旋前，患侧上肢放置于枕头上，手指伸展，掌心向下<br>4. 患侧下肢取轻度屈曲位，放于枕上<br>5. 患侧踝关节同时垫起，不能内翻悬在枕头边缘，防止足内翻下垂<br>6. 健侧下肢在后自然屈曲（图 4-1-20） | 24 | | |
| | 仰卧位摆放 | 1. 仰卧位<br>2. 头部垫枕<br>3. 患侧肩胛下垫薄枕，使两肩处在同一水平，肩关节外展与身体成 45°<br>4. 患侧肘、腕、手指关节均伸展位，掌心向上，整个上肢平放于枕上<br>5. 患侧髋下、臀部、大腿外侧垫薄枕，防止下肢外展、外旋<br>6. 膝下稍垫起，保持伸展微曲（图 4-1-21） | 24 | | |
| 摆放后处理（10分） | 床铺保持平整 | | 2 | | |
| | 洗手，再次核对病人信息 | | 2 | | |
| | 宣教 | 告知病人变换体位时防止管路受压、扭曲、打折及滑脱；做好体位变换，避免受压部位皮肤出现压力性损伤；多采用患侧卧位，少用仰卧位和半卧位；避免足背受压造成足下垂，掌心及足心避免任何物品刺激 | 4 | | |
| | 洗手，记录 | | 2 | | |
| 综合评价（5分） | 1. 操作安全，符合病情需要<br>2. 动作轻柔，注意对病人的人文关怀 | | 5 | | |

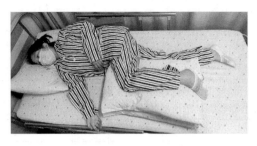

图 4-1-19 患侧卧位

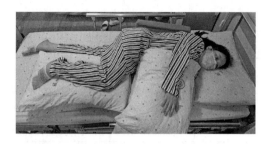

图 4-1-20 健侧卧位

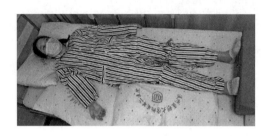

图 4-1-21 仰卧位

## 四、操作流程

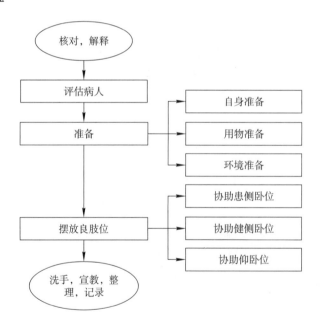

## 【知识链接】

**相关知识点**

（一）相关概念

1. 良肢位 又称抗痉挛体位，是为了保持肢体的良好功能而将其摆放在一种体位或姿势，是从治疗护理的角度出发而设计的一种临时性体位。通过摆放良肢位能够使偏瘫后的关节相对稳固，可以有效预防上肢屈肌、下肢伸肌的典型痉挛模式，同时也是预防以后出现病理性运动模式的方法之一。

2. 痉挛状态　是上运动神经元损伤导致的一种最常见的运动功能障碍，以速度依赖性肌张力增高为主要表现形式，是脑卒中最常见的并发症之一。脑卒中早期，痉挛状态的出现意味着病人的肌张力改善，运动功能恢复；但随着痉挛状态逐渐加剧，病人会出现疼痛、压疮、肌无力、关节强直及运动受限等症状，使得病人的步行能力及日常生活能力的恢复受到严重阻碍，进而降低病人的生活质量。

（二）良肢位摆放的护理要点

中国脑卒中早期康复治疗指南建议：脑卒中卧床期应将患侧摆放于良肢位，鼓励患侧卧位，适当健侧卧位，尽可能少采用仰卧位（Ⅰ级推荐）。患侧卧位有利于增加对患侧的感觉刺激输入，促进患侧功能恢复，强化患侧伸肌优势，可避免诱发或加重痉挛。健侧卧位有利于强化患侧屈肌优势，并促进患侧肢体的血液循环，以预防患肢水肿。而仰卧位会受颈紧张性反射和迷路反射的影响，易加重异常运动模式及引发骶尾部、足跟和外踝处压疮的发生，因此，痉挛明显时尽量减少此体位摆放，可仅作为一种替换体位。

在卧床期间，应注意受压部位皮肤情况，每 60 ~ 120 min 变换一次体位，以减少压力性损伤和肺部感染的发生，同时有足够的刺激使病人保持正常的运动模式。病人清醒时应鼓励其独立移动和更换体位；病人神志不清或不能进行主动活动时，一定要帮助其转变体位。

## 【拓展反思】

1. 思考并总结良肢位摆放不正确可能会造成哪些并发症或继发性损伤。

2. 临床实践中发现病人和照护者对于良肢位摆放的认知及执行力差，你作为护士将如何提高照护者和病人对于良肢位摆放的执行力？

（李红丽　刘一苇）

## 项目六　床上翻身

## 【模拟情境练习】

### 一、案例导入

病史概要：张某，女，48 岁，因"发热，意识不清半天"入院。病人家属诉于 3 天前无明显诱因出现左侧肢体乏力、头晕，2 天前因淋雨受凉出现咳嗽，咳大量黄色脓痰，后诉咳痰费力。今日发现病人出现神志不清，遂来我院就诊。

身体评估：神志清，T 37.5 ℃，P 98 次 / 分，R 20 次 / 分，BP 164/79 mmHg。查体：左侧肢体肌力 3 级，右侧肢体肌力 5 级，肌张力正常。双肺呼吸音粗，左肺底可闻及湿啰音。心音不等，律不齐，各瓣膜听诊区未闻及杂音。肝脾未触及。骶尾部皮肤可见 3 cm × 2 cm 的 Ⅱ 期压力性损伤。

辅助检查：血常规示：RBC $4.1 \times 10^{12}$/L，WBC $14.32 \times 10^{9}$/L，Hb 129 g/L，中性粒细胞百分比 89.6%。血浆 D- 二聚体 2 270 ng/ml。

问题：

1. 针对该病人的皮肤状况，最基础的护理措施是什么？

2. 针对该病人情况，对床上翻身有何要求？

## 二、操作目的

1. 为卧床病人更换体位，预防压力性损伤，增加舒适感。
2. 提高病人的主动转移能力，促进病人功能恢复。

## 三、操作步骤及评分标准

床上翻身的操作步骤及评分标准详见表 4-1-5。

表 4-1-5　床上翻身的操作步骤及评分标准

| 项目 | | 内容 | 分值 | 自评 | 互评 |
|---|---|---|---|---|---|
| 操作前准备（15分） | 核对，解释 | 1. 核对、确认医嘱无误<br>2. 核对病人姓名、床号等腕带信息<br>3. 解释翻身目的、过程 | 2 | | |
| | 评估病人 | 评估病人的病情、生命体征、意识、损伤部位、受压皮肤状况、患肢关节活动度、肌张力、平衡能力、配合程度、心理状况等 | 2 | | |
| | 自身准备 | 衣帽整洁，洗手，戴口罩 | 2 | | |
| | 用物准备 | 用物：软枕3个，R型垫，记录本，治疗车，必要时备颈托、干净衣物、床单 | 2 | | |
| | 环境准备 | 关闭门窗，拉床帘，调节室温。固定床脚，放平床头、床尾支架，拉起对侧床挡，放下近侧床档 | 2 | | |
| | 病人准备 | 按需要移去枕头，松开被尾 | 5 | | |
| 操作过程（根据不同的病情进行相应的翻身，每种方法都是60分） | 病人自己翻身 | 方法一<br>1. 病人健侧手协助患侧上肢放于胸前，健侧手保护患侧肘关节，环抱于胸前<br>2. 健侧下肢屈膝、屈髋，健侧脚踩床上，健侧带动患侧翻身<br>3. 调整姿势，使其保持关节功能位 | 60 | | |
| | | 方法二<br>1. 病人采用 Bobath 握手：掌对掌，双手十指交叉握住（图 4-1-22）<br>2. 健侧下肢屈膝、屈髋，健侧脚踩床上，双上肢采用摆式运动带动患侧翻身<br>3. 调整姿势，使其保持关节功能位 | 60 | | |
| | 一人协助病人翻身 | 方法一<br>1. 护士协助病人将患侧上肢外展45°置于身旁<br>2. 护士指导病人健侧下肢屈膝、屈髋，健侧脚踩床上<br>3. 护士一手握住病人健侧手腕，一手扶健侧髋关节处，协助病人向护士侧翻身<br>4. 调整姿势，使其保持关节功能位 | 60 | | |
| | | 方法二<br>1. 护士指导病人健侧下肢屈膝、屈髋，健侧脚踩床上<br>2. 护士指导病人健侧手放于胸前，护手一手扶肩，另一手扶髋，向护士侧翻身<br>3. 调整姿势，使其保持关节功能位 | 60 | | |

续表

| 项目 | | 内容 | 分值 | 自评 | 互评 |
|---|---|---|---|---|---|
| | 两人协助病人翻身 | 1. 一护士协助病人双上肢放于胸前，双手分别托病人颈肩部和腰部，移向近侧；另一护士双手分别托臀部和膝部，两护士同时将病人移向近侧，并协助病人向护士对侧翻身<br>2. 调整姿势，使其保持关节功能位 | 60 | | |
| | 三人轴线翻身 | 病人如有颈椎损伤，一般采取三人轴线翻身法：<br>1. 病人仰卧位。第一位护士固定病人头部，沿纵轴向上略加牵引，确保在翻身过程中使头、颈随躯干一起缓缓移动；第二位护士将双手分别置于病人肩部、腰部；第三位护士将双手分别置于腰部、臀部。三人使病人头、颈、肩、腰、髋保持在同一水平线上<br>2. 其中一人发口令，三人动作一致地将病人整个身体移向护士近侧床边，以圆滚轴式翻身至侧卧（图4-1-23）<br>3. 调整姿势，使其保持关节功能位 | 60 | | |
| 操作后处理（15分） | 观察与整理 | 观察皮肤情况，根据需要支起床头、床尾支架，拉起床挡 | 5 | | |
| | 按需固定好引流管，整理床单位 | | 4 | | |
| | 宣教 | 向病人强调保持该卧位的目的和注意事项 | 4 | | |
| | 用物整理，洗手，记录 | | 2 | | |
| 综合评价（10分） | 1. 遵循节力原则，移位时嘱病人做相应的配合<br>2. 注意保证病人安全，严防坠床；注意保暖，保护隐私。动作轻柔，注意对病人的人文关怀<br>3. 保持床褥平整，预防压力性损伤发生<br>4. 保持肢体处于功能位或抗痉挛体位<br>5. 仪表大方，遵循查对制度，操作规范熟练有序 | | 10 | | |

视频4-1-5 床上翻身

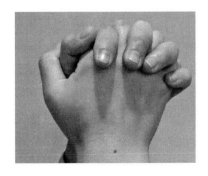

图4-1-22 Bobath 握手

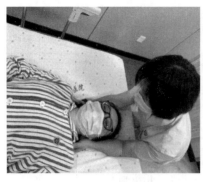 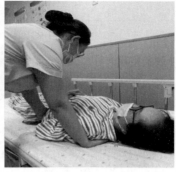 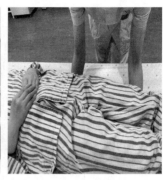

（1）护士1动作要领　　　　（2）护士2动作要领　　　　（3）护士3动作要领

图 4-1-23　三人协助翻身法

### 四、精细解析

1. 病人有颈椎损伤时，应保持脊椎平直，避免躯干扭曲或者旋转病人的头部，以免加重脊柱骨折、脊髓损伤和关节脱位，引起呼吸肌麻痹而死亡。

2. 翻身过程中，密切观察病人生命体征变化，尤其是呼吸情况。为高位截瘫病人翻身过程中若出现不适，应立即予平卧位。

### 五、操作流程

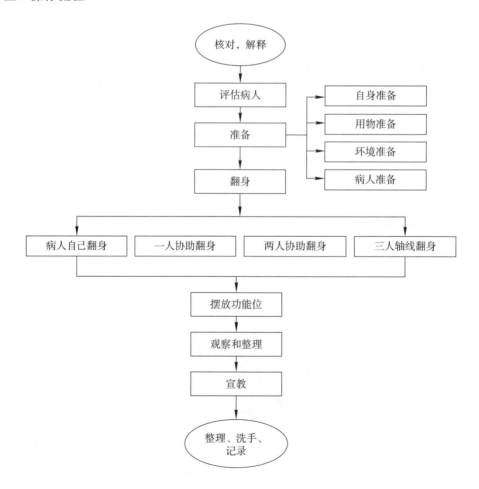

## 【知识链接】

**相关知识点**

床上翻身是日常生活活动的开始，是穿衣、站立、转移等日常生活活动的前提。偏瘫病人应该学会向健侧和患侧翻身，通常先学习向患侧翻身，这比翻向健侧更容易。

（一）向患侧翻身

1. 向患侧翻身动作分解　仰卧于床上，双上肢放于身体两侧，双下肢伸直；用健手把患侧上肢和手放于腹部上，避免转身时被压在身体下面；屈曲健侧下肢使足底平放于床面上；先把头和颈转向患侧；然后将健侧上肢和手"伸向"患侧，放于床上或者抓住床边护栏；再将躯干和腰转向患侧；最后把骨盆和健腿也转向患侧完成全部过程。

2. 从患侧卧位翻回到仰卧位时，与上面的步骤正好相反。

（二）向健侧翻身

1. 向健侧翻身动作分析　仰卧于床上，双上肢放于体侧，双下肢伸直；用健手把患侧上肢和手放于腹部以防转身滑于体后；如果可能用健足跟钩起患腿使其屈曲并保持患足足底平放于床上；先把头和颈转向健侧；然后用健手抱住患侧肩膀以帮助患侧上肢转向健侧；再把躯干和腰转向健侧；最后把骨盆和患侧下肢转向健侧完成全部活动。

2. 从健侧卧位翻回到仰卧位时，与上面的步骤正好相反。

（三）注意事项

1. 翻身后需调整头部位置，避免颈部屈曲或歪斜，可利用卷轴做适当支托，使头颈部成一条直线。

2. 避免进食后半小时内翻身。

3. 不管转向患侧或健侧，整个活动都应先转头和颈，然后正确地连续转肩、上肢、躯干、腰、骨盆及下肢。

4. 确认床边留有足够的空间给病人翻身，以确保翻身后的安全和舒适。

5. 要确保患侧肩膀有足够支撑，而非只拉患侧上肢。

总而言之，除了某些伤病（脊髓损伤、脊椎术后等）对翻身有特殊要求外，一般卧床病人均应定时翻身（2 h 翻身一次），交替采取仰卧位、左/右侧卧位。翻身可以促进血液循环，防止产生压力性损伤、关节挛缩、静脉血栓形成，也可以改善呼吸功能，有利于呼吸道分泌物的排出。病情允许时应尽量让病人主动翻身。

## 【拓展反思】

1. 在协助病人翻身时，如何体现医学人文观？

2. 如果病人因为无法接受偏瘫的结果而拒绝配合翻身，你作为护士应该怎么做？

3. 在翻身的过程中，我们如何最大限度地激发病人的自理能力？

（郭君怡）

# 单元二 吞咽功能评估与吞咽功能训练

## 【教学目标】

### 一、认知目标
1. 能陈述吞咽功能训练的要点和注意事项。
2. 能陈述吞咽功能评估的方法。
3. 能理解吞咽功能评估和训练的目的。

### 二、能力目标
1. 能完成对病人吞咽功能的评估，正确判断现存的主要问题。
2. 能分析病人吞咽困难的问题，制订护理干预方案。

### 三、情感态度价值观目标
能关注病人进食需求，理解病人的感受，重视并结合病人的诉求给予安全摄食指导。

## 【模拟情境练习】

### 案例导入

病史概要：林某，男，67岁，因"头晕、头痛2天"入院。病人2天前通宵打牌后突发头晕、头痛，有恶心、非喷射性呕吐，呕吐物为胃内容物，伴四肢乏力，遂来院就诊。

身体评估：T 36.9℃，P 94次/分，R 20次/分，BP 146/90 mmHg。神志清，精神差，双侧瞳孔对称，约2.5 mm，对光反射灵敏。对答切题，口齿含糊。双侧鼻唇沟对称，伸舌居中，舌运动不灵活，口角流涎，有留置胃管。左上肢肌力V级，左下肢肌力IV级，右侧肢体肌力I级。肌张力正常。双侧巴宾斯基征（-）。

辅助检查：CT示：左侧脑干内高密度影，血肿首先考虑，右肺中叶及两肺下叶少许炎性纤维灶。

问题：
1. 该病人是否存在吞咽功能障碍，如何判断吞咽障碍筛查结果？
2. 如何早期介入吞咽功能的康复指导？

### 📋 项目一 吞咽功能评估

#### 一、操作目的
通过对病人的评估，了解病人是否存在吞咽障碍、进食的安全性和有效性，降低误吸风险。

#### 二、操作步骤及评分标准
吞咽功能评估操作步骤及评分标准详见表4-2-1。

表 4-2-1　吞咽功能评估操作步骤及评分标准

| 项目 | | | 内容 | 分值 | 自评 | 互评 |
|---|---|---|---|---|---|---|
| 操作前准备（25分） | 核对，解释 | | 1. 核对、确认医嘱无误<br>2. 核对病人姓名、床号等腕带信息<br>3. 解释吞咽功能筛查的目的、过程 | 5 | | |
| | 评估病人 | | 评估病人的病情、生命体征、意识、呼吸状态、心理状况及配合程度等；检查、清洁口腔，必要时吸净分泌物；签署知情同意书 | 10 | | |
| | 自身准备 | | 着装整洁，洗手，戴口罩 | 10 | | |
| | 用物准备 | | 压舌板，手电筒，听诊器，10 ml/50 ml 注射器各一个，棉签，治疗碗，冷开水 50 ml，矿泉水 500 ml，一次性手套，长柄小勺，治疗巾，擦手纸，垃圾袋，食用增稠剂，有色调剂，吸痰用物及装置，血氧饱和度监测仪 | | | |
| | 环境准备 | | 整洁，安静，安全，光线充足 | | | |
| 操作过程（60分） | 操作 1 吞咽障碍筛查 | 反复唾液吞咽试验 | 1. 协助病人取坐位<br>2. 操作者戴手套，将示指放在病人舌骨处，中指放在病人喉结及甲状软骨上缘处<br>3. 嘱病人尽量快速反复吞咽。若病人口腔干燥无法吞咽，或吞咽启动困难，可借助棉签在舌面上滴 1~2 ml 水；若病人存在意识或认知障碍，可给予口腔及咽部冷刺激<br>4. 观察病人在 30 s 内完成吞咽的次数、吞咽启动的时间、喉部上抬的幅度（病人的舌骨和甲状软骨随吞咽动作运动，越过手指，向前上方移动后复位，视为完成一次吞咽反射） | 30 | | |
| | | 改良饮水试验 | 1. 用注射器抽取 1 ml 的水，让病人咽下<br>2. 观察病人情况：有无水从口角流出、呛咳、饮水后声音改变、喉部听诊异常等<br>3. 若病人无明显异常，再重复以上步骤，让病人依次饮下 3 ml、5 ml 水<br>4. 试饮如无问题，则让病人一口饮下 30 ml 水<br>5. 根据分级标准和诊断标准来判断病人是否有吞咽障碍及其程度 | 30 | | |
| | 操作 2 进食评估 | 容积－黏度吞咽试验 | 1. 铺治疗巾，为病人佩戴血氧饱和度监测仪<br>2. 调制不同黏稠度的食物，依次给病人试喂<br>3. 观察病人进食情况：有无咳嗽、音质变化、基础血氧饱和度下降情况；观察口唇闭合、口腔残留、咽部残留情况并记录<br>4. 协助病人清洁口腔，必要时吸净食团 | 60 | | |

续表

| 项目 | 内容 | | 分值 | 自评 | 互评 |
|---|---|---|---|---|---|
| 操作后处理（10分） | 洗手，再次核对病人信息 | | 10 | | |
| | 宣教 | 告知病人吞咽功能评估的结果，商议制订后续治疗训练方案 | | | |
| | 用物整理，洗手，记录 | | | | |
| 综合评价（5分） | 1. 操作安全，符合病情需要<br>2. 动作轻柔，注意对病人的人文关怀<br>3. 能正确处理吞咽评估过程中的并发症 | | 5 | | |

视频 4-2-1　吞咽功能筛查

### 三、精细解析

1. 临床中吞咽障碍病人的筛查方法常见的有量表法［如吞咽障碍简易筛查表、进食评估调查工具 –10（Eating Assessment Tool，EAT–10）等］、反复唾液吞咽试验、改良洼田饮水试验。量表法一般应用于神志清、能沟通的病人。临床上较常应用改良洼田饮水试验记录病人初筛结果。护理人员进行筛查后，对有异常的病人需要进一步进行临床评估，若明确存在吞咽障碍应尽早进行吞咽训练。

（1）反复唾液吞咽试验：正常吞咽，甲状软骨可上下移动 2 cm，约滑过一指距离。吞咽困难者也许能顺利完成第一次吞咽动作，但之后会出现喉头不能充分上抬便下降，或吞咽困难等表现。观察 30 s 内完成吞咽次数，中老年小于 5 次、高龄病人（80 岁以上）小于 3 次均视为异常。

（2）洼田饮水试验：诊断标准：Ⅰ级为正常；Ⅱ级为可疑；Ⅲ、Ⅴ级为异常，需要进一步临床评估。洼田饮水试验评级细则详见表 4-2-2。

表 4-2-2　洼田饮水试验评级细则

| 等级 | 具体表现 |
|---|---|
| Ⅰ | 可一次喝完，无呛咳，时间在 5 s 以内 |
| Ⅱ | 分两次以上喝完或一次喝完，时间 5 s 及以上，无呛咳 |
| Ⅲ | 能一次喝完，有呛咳 |
| Ⅳ | 分两次以上喝完，有呛咳 |
| Ⅴ | 常常呛住，难以全部喝完 |

2. 吞咽障碍病人经口进食前均需要进行床边进食评估，最常用的进食评估方法为容积 – 黏度吞咽试验（volume-viscosity swallow test，V–VST）。容积 – 黏度吞咽试验主要用于吞咽障碍安全性和有效性的风险评估，帮助病人选择最合适的容积和稠度的食物。试验时选择的容积分为少量（5 ml）、中量（10 ml）、多量（20 ml），稠度分为低稠度（水样）、

中稠度（浓糊状）、高稠度（布丁状）。按照不同组合，完整试验共需 9 口进食。鉴于中国人的进食习惯，也可把进食量改良为 3 ml、5 ml、10 ml。观察病人吞咽的情况，根据安全性和有效性的指标判断进食有无风险。安全性方面的临床特征：提示病人可能存在误吸，判断指标包括：①咳嗽。②音质变化。③血氧饱和度水平下降 5%。有效性方面的临床特征：提示病人未摄取足够热量、营养和水分，可能导致营养不良、脱水等相关风险，判断指标包括：①唇部闭合。②口腔残留。③咽部残留。容积 - 黏度吞咽试验需要病人注意力良好，能合作，没有呼吸问题或身体不适，在体格检查中有喉上抬，有保护气道的能力，有足够的体力 / 耐力完成进食评估。气管切开的病人在进行此项评估时应准备吸痰设备。容积 - 黏度吞咽试验流程详见图 4-2-1。

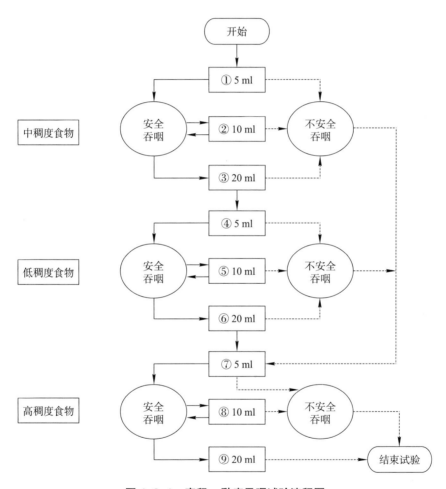

图 4-2-1　容积 - 黏度吞咽试验流程图

3. 吞咽评估中刺激性呛咳或误吸的处理　吞咽障碍病人吞咽过程中存在刺激性呛咳或误吸等现象。护理人员在实施饮水试验或进食评估等操作时可以提前让病人学习气道保护方法，常规准备负压吸引装置，以降低病人出现误吸的风险。

## 四、操作流程

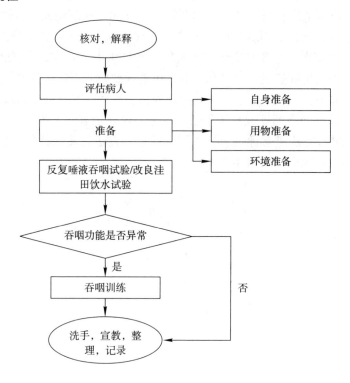

（刘一苇　李　霞）

## 📜 项目二　吞咽功能训练

### 一、操作目的

通过直接或间接训练的方法，改善病人的吞咽功能，提高病人摄食安全性。

### 二、操作步骤及评分标准

吞咽训练的操作步骤及评分标准详见表 4-2-3。

表 4-2-3　吞咽训练的操作步骤及评分标准

| 项目 | | 内容 | 分值 | 自评 | 互评 |
|---|---|---|---|---|---|
| 操作前准备（25分） | 核对，解释 | 1. 核对、确认医嘱无误<br>2. 核对病人姓名、床号等信息<br>3. 解释吞咽功能训练的目的、过程 | 5 | | |
| | 评估病人 | 评估病人的病情、生命体征、意识、呼吸状态、心理状况及配合程度等；检查、清洁口腔，必要时吸净分泌物；签署知情同意书 | 10 | | |
| | 自身准备 | 衣着整洁，洗手，戴口罩 | | | |
| | 用物准备 | 压舌板，手电筒，听诊器，冰棉棒，必要时备吸痰用物，口肌训练套装 | 10 | | |
| | 环境准备 | 整洁，安静，安全，光线充足 | | | |

续表

| 项目 | | 内容 | 分值 | 自评 | 互评 |
|---|---|---|---|---|---|
| 操作过程<br>（60分） | 间接训练 | 1. 协助病人取坐位<br>2. 口腔器官运动训练：指导病人皱眉、闭眼、鼓腮、张口、闭口、微笑等表情及动作训练；用纱布包住病人舌尖或吸舌器协助牵拉舌向各个方向运动，如舌前伸、后缩、侧方顶颊部、唇齿间卷动转圈、弹舌等主动运动<br>3. 刺激吞咽训练：将冰棉签置于病人口内前咽弓处平稳地沿垂直方向摩擦4~5次，指导病人做一次吞咽动作<br>4. 指导进行早期呼吸训练、有效咳嗽训练<br>5. 口腔感觉训练 | 30 | | |
| | 直接训练 | 1. 根据病情选择安全、有利于进食的体位。①半卧位：协助病人取30°~60°半卧位，头部前屈，偏瘫侧颈下用小软枕或毛巾垫起，偏瘫侧肩部以软枕垫起，喂食者位于病人的健侧。②坐位：躯干直立，头部略向前倾，颈部微微弯曲，患侧手放在桌子上<br>2. 通过进食评估确定并选择密度均匀、适当黏性而不易松散、易变形、不易在黏膜上残留的食物<br>3. 掌握一口量，正常成人约20 ml，通常先以3~4 ml开始，酌情增加至1汤匙为宜<br>4. 改变吞咽的方法：<br>（1）交互吞咽：可在一次吞咽食团后，再做几次空吞咽，使口腔中无残留食物后再进食；也可在进食吞咽后再给病人饮少量水（1~2 ml），以促进口腔内食物残渣的清理，防止误吸的发生<br>（2）侧方吞咽：指导病人分别向左、右侧转头，同时做吞咽动作，以使同侧的梨状隐窝变窄，挤出残留食物<br>（3）点头样吞咽：颈部后屈，使会厌谷变得窄小，残留食物可被挤出，然后颈部尽量前屈，形似点头，同时做空吞咽动作，以保护气道，减少食物残留 | 30 | | |
| 操作后处理<br>（10分） | | 洗手，再次核对病人信息 | 10 | | |
| | 宣教 | 强调口腔感觉、运动训练的作用以及坚持训练的重要性；告知病人安全、正确摄食的重要性 | | | |
| | | 用物整理，洗手，记录 | | | |
| 综合评价<br>（5分） | | 1. 操作安全，符合病情需要<br>2. 动作轻柔，注意对病人的人文关怀<br>3. 能正确应对训练过程中可能的并发症 | 5 | | |

视频 4-2-2　吞咽的间接训练

### 三、精细解析

1. 口腔感觉训练技术　包括感觉促进综合训练、冷刺激训练、嗅觉刺激、味觉刺激、气脉冲感觉刺激训练、K 点刺激、深层咽肌神经刺激疗法、改良振动棒深感觉训练。

（1）感觉促进综合训练：指病人开始吞咽之前给予感觉刺激，使其能够快速启动吞咽动作，增加感觉输入方法，既是代偿方法，也是吞咽功能恢复的治疗方法。对于口腔期吞咽启动延迟、口腔本体感觉降低、咽期启动延迟的病人，一般适合在进食或吞咽前增加口腔感觉。

（2）冷刺激训练：是指应用冰棉棒刺激或冰水漱口，是一种特别的感觉刺激，此方法适用于口腔感觉较差的病人。

（3）嗅觉刺激：是通过芳香物质中的小分子来达到刺激嗅觉的作用，故又称芳香疗法。通过嗅觉通路直接刺激下丘脑垂体，进而分泌激素及神经调节物质等，以调节机体的功能。嗅觉刺激可改善感觉和反射活动。

（4）味觉刺激：是一种特殊的化学性感觉刺激。通常舌尖对甜味敏感，舌根部感受苦味，舌两侧感受酸味，舌体对咸味和痛觉比较敏感。将不同味道的食物放置于舌部相应的味蕾敏感区，可以增加外周感觉的输入，从而兴奋吞咽皮质，改善吞咽功能。

（5）气脉冲感觉刺激训练：是使用具有一定压力的气脉发生器或手动挤压气囊，对口腔舌咽神经支配的扁桃体周围区域给予气脉冲刺激的治疗方法。此方法在不增加口水分泌的同时，可以快速启动吞咽，增加吞咽的安全性。

（6）K 点刺激：是由日本言语治疗师小岛千枝子教授发现的，并以他的名字命名。K 点位于磨牙后三角的高度，在舌腭弓和翼突下颌帆的凹陷处。临床上主要应用于上运动神经元损伤的口腔期牙关紧闭或张口困难、吞咽启动延迟的病人。在进行吞咽障碍的训练时，按压 K 点可以帮助病人开口，为颜面部训练和口腔护理创造良好的条件。

（7）深层咽肌神经刺激疗法：是利用一系列的冰冻柠檬棒刺激咽喉的反射功能。着重强调舌根部、软腭、上咽与中咽缩肌三个反射区，达到强化口腔肌肉功能与咽喉反射，改善吞咽功能的目的。

（8）改良振动棒深感觉训练：通过震动刺激深感觉的传入，反射性强化运动传出，改善口腔颜面部运动功能。

2. 吞咽障碍训练常见并发症　误吸是吞咽障碍训练中最常见且需要即刻处理的并发症。误吸是指将口咽部内容物或胃内容物吸入声门以下呼吸道的现象，包括显性误吸和隐形误吸。食物残渣、口腔分泌物等误吸至气管和肺可引起反复肺部混合性感染，严重者出现窒息，甚至危及生命。直接摄食训练中护理人员需密切关注病人是否存在误吸，提前做好气道保护工作，训练前准备好应急用物，一旦发生立即按应急预案处理。

### 四、操作流程

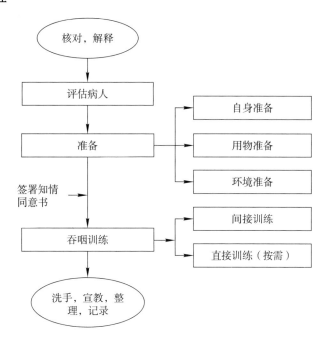

## 【知识链接】

**相关知识点**

**（一）吞咽障碍评估金标准**

1. 吞咽造影录像检查（video fluoroscopic swallowing study，VFSS） 调制不同黏度的造影剂，让病人于不同体位下吞服，在荧光屏幕下摄录整个吞咽过程，然后进行反复观察，分析舌、咽、软腭、喉等部位的活动情况，评价吞咽障碍的发生阶段、吞咽反射有无减弱、喉是否关闭不全、环咽肌的扩张情况、有无食物残留、有无误吸等。

2. 吞咽纤维内镜检查（fiberoptic endoscopic evaluation of swallowing，FEES） 该技术是利用软管鼻咽喉镜进入病人口咽部和下咽部，观察会厌、会厌谷、舌根、咽壁、喉、梨状窝等结构以及这些结构在呼吸、发音、咳嗽、屏气和吞咽食物时的运动。该方法通过吞咽期吞咽前后咽喉部运动功能及食物滞留情况来判断吞咽过程中的食团运送。

**（二）冰刺激**

冰刺激是用头端呈球状的不锈钢棒蘸冰水或用冰棉棒接触与吞咽反射相关的肌群、器官，如软硬颚、咽后壁、舌面、口腔黏膜等，左右相同部位交替刺激，然后嘱病人做空吞咽动作。冰刺激可以提高软腭和咽部的敏感度，改善吞咽过程中必需的神经肌肉活动，诱发和强化吞咽反射。但是冰刺激会增加病人水分泌，对于误吸风险大的病人不适用。

**（三）球囊导管扩张术**

球囊导管扩张术治疗目的在于诱发吞咽动作，训练吞咽动作的协调性，强化吞咽肌群的力量，刺激咽喉部及环咽肌的感觉，扩大环咽肌直径。适用于脑卒中、放射性脑病等脑损伤所致环咽肌痉挛（失弛缓症）病人。禁忌证：严重认知障碍、患有严重的心脏病、高血压、呼吸衰竭、放疗水肿期、鼻咽部黏膜破损或结构不完整等。

1. 用物准备　14 号双腔球囊导尿管或改良硅胶双腔球囊导管、生理盐水、10 ml 注射器、液状石蜡及纱布等。插入前先注水入导尿管内，使球囊充盈，检查球囊是否完好无损，然后抽出水后备用。

2. 操作步骤　由一名护士按留置胃管操作常规将备用的 14 号双腔球囊导尿管经鼻孔插入食管中，确定进入食管并完全穿过环咽肌后，将抽满 10 ml 生理盐水的注射器与导尿管相连接，向导尿管内注水 6~9 ml，使球囊扩张（直径 22~27 mm），顶住针栓防止水逆流回针筒。将导尿管缓慢向外拉出，直到有卡住感觉或拉不动时，用记号笔在鼻孔处作出标记（长度 18~23 cm），再次扩张时或扩张过程中判断环咽肌长度作为参考点。抽出适量水（根据环咽肌紧张程度，球囊拉出时能通过为适度）后，操作者再次轻轻地反复向外提拉导管，一旦有落空感觉，或持续保持 2 min 后拉出，阻力锐减时，迅速抽出球囊中的水。再次将导管从咽腔插入食管中，重复操作 3~4 次，自下而上地缓慢移动球囊，通过狭窄的食管入口，充分牵拉环咽肌降低肌张力。

3. 操作后处理　上述方法 1~2 次 / 天。环咽肌的球囊容积每天增加 0.5~1 ml 较为合适。扩张后，可给予地塞米松 + 糜蛋白酶 + 庆大霉素雾化吸入，以防止黏膜水肿，减少黏液分泌。

（四）颈部听诊

颈部听诊对可能有吞咽困难和误吸的病人而言，是非常重要的临床评估方法，有助于筛查出需要进一步评估的高危人群。操作者需将听诊器置于病人喉部的外侧缘，对比病人在吞咽前后的呼吸音有无音质上的改变。吞咽困难的病人在进食期或吞咽后发生误吸时，所产生的声音质量可能发生变化，类似气体与液体相混合的声音，如水泡声、咕噜声、湿啰音等。

## 【拓展反思】

1. 如何判断病人是否具备经口摄食的能力？如何评估病人的进食状态？
2. 如果吞咽障碍病人坚持甚至擅自经口进食，你作为康复专科护士该如何应对？

（刘一苇　李　霞）

# 单元三　膀胱功能训练

## 【教学目标】

**一、认知目标**
1. 掌握神经源性膀胱功能训练的目的和注意事项。
2. 熟悉神经源性膀胱功能训练的方法和训练要点。

**二、能力目标**
1. 能掌握各项膀胱功能训练技术的适用范围。
2. 能正确指导病人完成膀胱功能训练。

**三、情感态度价值观目标**
训练中能关注病人的心理变化，设身处地地理解病人的痛苦，重视病人的心理诉求并给予及时的心理疏导。

📖 项目 膀胱功能训练

## 【模拟情境练习】

### 一、案例导入

病史概要：黄某，男，53 岁，因"外伤致脊髓损伤 1 月余"诊断为"胸髓损伤，膀胱功能障碍"，入住康复科行康复训练。既往行"胸 7/8 骨折切开复位减压植骨融合内固定术"。入院时，病人呼吸平稳，自主咳嗽无力。胸部以下感觉消失，双上肢活动自如，双下肢肌力 0 级，肌张力增高。佩戴胸腰支具下可于床上 45° 坐起，无头晕不适。大小便无知觉，小便不能自解，有不规则漏尿，大便失禁。留置尿管带入，尿色深，行夹管训练。否认重要器官疾病史，否认传染病史，否认食物及药物过敏史。妻子陪护。

身体评估：T 37.9℃，P 71 次 / 分，R 18 次 / 分，BP 129/79 mmHg。神志清，精神可，心肺（－），双上肢肌力 V 级，双下肢肌力 0 级，肌张力增高，剑突以下感觉消失，球海绵体反射存在，肛门深压觉存在，肛门括约肌收缩消失。双侧膝腱反射（＋），双侧病理征未引出。双下肢无水肿。

辅助检查：尿常规：白细胞数 2.00/μl，红细胞数 14.00/μl，亚硝酸盐（－）；B 超：残余尿约 400 ml，双肾、输尿管、膀胱形态正常。

简易膀胱功能测定结果：膀胱起始压力 5 cmH$_2$O，冲入生理盐水 280 ml 时有尿意感，压力波动 12～42 cmH$_2$O，伴有漏尿，400 ml 时尿意感明显，压力 35 cmH$_2$O。

尿流动力学检查：充盈期膀胱感觉异常，顺应性可，充盈至 280 ml 时逼尿肌有不稳定收缩；排尿期逼尿肌收缩力弱，逼尿肌 - 外括约肌协同失调。结论：神经源性膀胱（高反应型），逼尿肌无抑制收缩，逼尿肌 - 外括约肌协同失调。

问题：

1. 如何评估病人神经源性膀胱的类型？

2. 目前该如何为病人实施膀胱功能训练？训练过程中有哪些注意事项？

3. 开展膀胱功能训练的健康宣教内容包括哪些？

### 二、操作目的

通过评估指导、帮助病人正确认识和对待膀胱功能训练，保护病人上尿路安全，改善尿失禁症状。

### 三、操作步骤及评分标准

膀胱功能训练的操作步骤及评分标准详见表 4-3-1。

表 4-3-1　膀胱功能训练的操作步骤及评分标准

| 项目 | | 内容 | 分值 | 自评 | 互评 |
|---|---|---|---|---|---|
| 操作前准备（25分） | 核对，解释 | 1. 核对、确认医嘱无误<br>2. 核对病人姓名、性别、年龄等腕带信息<br>3. 解释膀胱功能训练的目的、方法 | 8 | | |

| 项目 | | 内容 | 分值 | 自评 | 互评 |
|---|---|---|---|---|---|
| | 评估病人 | 1. 评估病人的意识状态、生命体征、心理状况、配合程度以及基础疾病等<br>2. 评估膀胱类型、下尿路症状、相关实验室检查、尿流动力学检查等<br>3. 签署知情同意书 | 10 | | |
| | 自身准备 | 衣帽整洁，洗手，戴口罩 | 1 | | |
| | 用物准备 | 饮水排尿记录表单，一次性导尿管，消毒棉球，无菌手套，带支架镜子，尿壶，毛巾 | 3 | | |
| | 环境准备 | 整洁，安静，安全，光线充足；隐私防护设施齐全 | 3 | | |
| 操作过程<br>（50分） | 膀胱日记 | 1. 讲解膀胱日记记录的目的<br>2. 讲解记录项目的内容及要求<br>3. 讲解正确的记录方法并示范<br>4. 按生活起居时间顺序连续记录 | 13 | | |
| | 饮水计划 | 1. 讲解饮水计划的目的和要求<br>2. 确定每天摄入液体总量<br>3. 指导均衡或定时摄入的要求及方法<br>4. 告知执行计划的注意事项 | 12 | | |
| | 训练方法1<br>诱导排尿 | 1. 能离床的病人协助如厕，让病人听取流水声<br>2. 卧床病人病情允许下尽量取半坐卧位，协助放置便盆，用湿热毛巾外敷膀胱区或用温水冲洗会阴，配合轻轻按摩膀胱膨隆处<br>3. 开塞露塞肛，促使逼尿肌收缩、内括约肌松弛诱导排尿 | 25 | | |
| | 训练方法2<br>间歇性导尿 | 1. 洗手<br>2. 选择合适的体位：仰卧位、坐位或站位<br>3. 消毒/清洁会阴部及尿道口<br>4. 润滑导尿管（建议使用亲水涂层导尿管）<br>5. 将导尿管缓慢插入膀胱排尿（女性可借助镜子寻找导尿口），当尿液流速缓慢时可在耻骨上轻轻施压使尿液完全排空，而后缓缓拔出尿管<br>6. 清理用物，记录导出尿量 | 25 | | |
| | 训练方法3<br>反射性排尿 | 1. 寻找扳机点（耻骨上区/大腿上1/3内侧），指腹轻轻叩击50~100次/分，持续2~3 min<br>2. 牵拉阴毛、挤压阴蒂/阴茎或用手刺激肛门诱发膀胱收缩 | 25 | | |
| | 训练方法4<br>代偿性排尿 | 1. Crede按压法：用拳头于脐下3 cm深按压，并向耻骨方向缓慢柔和滚动，同时配合增加腹压<br>2. Valsalva屏气法：取坐位，身体前倾，屏气呼吸，增加腹压，向下做排便动作 | 25 | | |

| 项目 | | 内容 | 分值 | 自评 | 互评 |
|---|---|---|---|---|---|
| 操作后处理（20分） | 洗手，再次核对病人信息 | | 3 | | |
| | 宣教 | 1. 讲解膀胱功能训练技术的适用范围及禁忌证，向病人强调必须按规范方法进行膀胱功能训练<br>2. 强调膀胱功能训练需定期随访，并在专业人员指导下持之以恒进行 | 15 | | |
| | 用物整理，洗手，记录 | | 2 | | |
| 综合评价（5分） | 1. 操作安全，符合病情需要<br>2. 动作轻柔，注重对病人的人文关怀<br>3. 能正确应对插管过程中可能的并发症 | | 5 | | |

视频 4-3-1　膀胱功能训练

### 四、操作流程

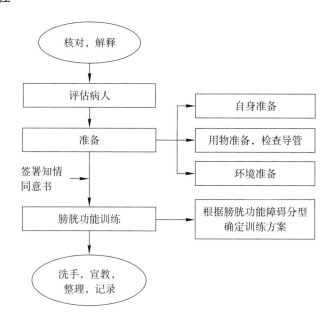

## 【知识链接】

**相关知识点**

（一）神经源性膀胱功能障碍的评估

1. 临床评估　包括病史、体格检查及相关辅助检查。病史包括相关神经系统疾病、泌尿系既往史、下尿路症状及其持续时间等；体格检查包括神经功能检查，评估病人精神状态、运动和感觉功能障碍、球海绵体反射、盆腔功能等。辅助检查内容主要包括：①内镜检查：进行膀胱尿道镜检查。②影像学检查：包括泌尿系统的 X 线检查、超声、膀胱尿道造影术、静脉尿道造影、核素扫描、CT 扫描、MRI 等。③尿流动力学检查：涵盖尿流率测定、残余尿量测定、充盈期膀胱压力－容积测定、压力－流率测定、漏尿点压力测定、尿道压力测定等。④电生理评估：主要有同心针的肌电图描记法、球海绵体肌反射测试等。

2. 生活质量评估　主要针对病人的生活质量、家庭影响等方面进行评估。

3. 排尿日记　主要记录 24h 排尿和尿失禁次数、尿急和漏尿次数、是否导尿困难等。

4. 尿垫试验　记录尿垫更换频次，配合尿垫称重试验评估漏尿情况。

（二）神经源性膀胱排尿功能障碍的分类

国际尿控协会结合临床表现和膀胱尿道功能对神经源性膀胱排尿功能障碍进行分类，具体的分类内容见表 4-3-2。

表 4-3-2　国际尿控协会（ICS）下尿路功能障碍分类

| | | | |
|---|---|---|---|
| 储尿期 | 膀胱功能 | 逼尿肌活动性 | 正常或稳定 |
| | | | 逼尿肌过度活动（特发性／神经源性） |
| | | 膀胱感觉 | 正常 |
| | | | 增强或过度敏感 |
| | | | 减弱或感觉低下 |
| | | | 缺失，非特异性 |
| | | 膀胱容量 | 正常 |
| | | | 高 |
| | | | 低 |
| | | 顺应性 | 正常 |
| | | | 高 |
| | | | 低 |
| | 尿道功能 | 正常 | |
| | | 功能不全 | |
| 排尿期 | 膀胱功能 | 逼尿肌收缩性 | 正常 |
| | | | 逼尿肌收缩力低下 |
| | | | 逼尿肌无收缩 |
| | 尿道功能 | 正常 | |
| | | 尿道梗阻 | 尿道过度活动<br>机械梗阻 |

（三）神经源性膀胱处理的目标

神经源性膀胱症状治疗的目标优先级别依次如下：①降低上尿路损害的风险，减少膀胱输尿管反流，保护上尿路。②增加膀胱顺应性，恢复膀胱正常容量及低压储尿功能。③减少尿失禁。④恢复控尿能力。⑥提高生活质量。

处理过程中需要进一步考虑病人的残疾状态、成本－效益、技术的复杂性及可能的并发症等。如对于充盈期逼尿肌高压病人而言，治疗的首要目标是将过度活动、高压膀胱转变成稳定的低压储尿囊，尽管这可能会影响排尿从而导致残余尿量的增加，但降低逼尿肌的压力有利于改善尿失禁，促使病人更好地实现社会康复和提高生活质量，对于尿路感染的预防也是至关重要的。确保病人的逼尿肌压在储尿期和排尿期全程处于安全范围内，能够显著降低该类群体上尿路并发症的发生。

（四）常用神经源性膀胱功能训练技术的适用范围

神经源性膀胱功能训练技术主要指对因神经系统病变或损伤导致的下尿路功能障碍而出现一系列储尿和/或排尿问题所采取的保守治疗方法，主要包括行为技术（如诱导排尿、习惯训练等）、物理治疗（如电刺激治疗、反射性排尿、代偿性排尿等）以及间歇导尿技术。这些方法可以单独使用，或结合病人膀胱障碍类型及干预策略要求相互配合使用。鉴于神经源性膀胱的临床表现与神经损伤的位置和程度存在一定的相关性，但并无完全的规律性，存在多样性和复杂性的特点，故建议膀胱功能训练方案需在规范全面评估的前提下制定。各项技术具体适用范围如下：

1. 诱导排尿　旨在促使逼尿肌收缩，对于逼尿肌过度活跃病人慎用；膀胱过度充盈可能会影响逼尿肌收缩，实施训练时需注意。训练期间需重视膀胱功能状况。

2. 间歇性导尿　是被国际尿控协会推荐为协助神经源性膀胱病人排空膀胱最安全的首选措施。适用于各种原因引起的膀胱逼尿肌活动性低下或收缩力减弱的病人，膀胱逼尿肌过度活动被控制（通过药物/手术等方法）后存在排空障碍的病人，部分膀胱梗阻和膀胱排空不完全病人，其膀胱有一定的容量，且能低压储尿的病人。间歇性导尿术包括间歇性无菌导尿（sterile intermittent catheterization，SIC）和间歇性清洁导尿（clean intermittent catheterization，CIC）。

3. 反射性排尿　该训练方法的前提是需具备完整的骶神经反射弧，该方式并不是一种安全的排尿模式，仅适用于少数骶上脊髓损伤的病人。方案实施前需要行尿流动力学检查确定膀胱功能状况，并在尿流动力学检查指导下长期随访，以确保上尿路安全。

4. 代偿性排尿　该训练方法的禁忌证主要包括存在膀胱/输尿管反流、膀胱出口梗阻、逼尿肌-括约肌协同失调、肾积水、盆腔器官脱垂、症状性尿路感染等，因此只适用于少数病人，需严格掌握指征慎重选择，并在尿流动力学检查允许的前提下才能施行，还需要严密随访观察上尿路安全状态。

（五）间歇性导尿病人的饮水计划要求

间歇性导尿病人的每日液体摄入量应严格控制在合理范围，以利于尿液生成量形成规律，便于导尿间隔时间的确定，并最终达到导尿时机和导尿频次的最佳状态。建议每日饮入量在1 500~1 800 ml，通常不超过2 000 ml；规律摄入，每次不超过400 ml，避免一次性大量摄入；液体输入内容包括所有的流质食物中含的水，如粥、汤、果汁等，晚上睡前3 h开始尽量不要饮水，以避免膀胱夜间过度膨胀；茶、咖啡、酒精等利尿性饮品应尽量避免饮用，如有摄入，应调整间歇性导尿时机。具体饮水计划应根据个人情况制定。

（六）膀胱日记记录的内容及记录方法

完整、准确的膀胱日记有利于临床实践中发现最佳的导尿时机，制订合理的间歇导尿管理方案。为了便于膀胱功能训练的持续管理，临床上可指导病人形成记录膀胱日记的习惯，具体的记录内容见表4-3-3。

表 4-3-3 膀胱日记记录表

| 时间 | 导尿量（ml） | 自排/漏尿量（ml） | 液体摄入量（ml） | 液体摄入类型（水/汤/咖啡/茶/饮料） | 排尿前尿急迫或疼痛（是/否） | 漏尿状况（是/否） | 是否插管困难（是/否） |
|---|---|---|---|---|---|---|---|
| 8：00 | | | | | | | |
| 10：00 | | | | | | | |
| 14：00 | | | | | | | |
| — | | | | | | | |
| 总计 | | | | | | | |

按时间顺序依次在各个项目中记录相应内容，通常以记录 72 h 为佳。

（七）间歇导尿病人宣教指导和定期随访的作用

护士要充分意识到对病人宣教的有效性和病人的依从性行为密切相关，有效的健康教育策略是能否将间歇导尿融入病人日常生活的基础保障。有效的宣教和定期的随访，能够让病人了解坚持间歇导尿的重要性，能够让病人及时获得专业人员的支持帮助，从而增强病人的信心，提高导尿依从性，提升病人生活质量。因此，专业人员需要为病人提供有效的联系方式，定期评估病人对间歇导尿技术的掌握及理解程度，审核膀胱日记的记录表，对常见技术性问题提供帮助，指导和支持病人将间歇导尿尽快融入日常活动。

【拓展反思】

1. 如有病人需长期间歇导尿，但可能由于经济方面的顾虑导致依从性不佳，你该如何做好健康指导？
2. 如何结合膀胱日记帮助病人制订间歇导尿计划？
3. 假如在膀胱训练过程中出现下尿路症状的变化，该如何处理？

（刘一苇）

# 单元四 盆底肌功能训练

【教学目标】

**一、认知目标**
1. 能归纳盆底肌训练的训练要点。
2. 能理解盆底肌训练的目的和注意事项。
3. 能列举盆底肌训练常用的辅助仪器种类。

**二、能力目标**
能指导病人完成盆底肌训练。

**三、情感态度价值观目标**
在训练中，能够关注病人的心理变化，设身处地地理解病人的痛苦，重视病人的心理诉求并给予及时的心理疏导。

## 📖 项目　盆底肌功能训练

### 【模拟情境练习】

#### 一、案例导入

吴某，女，68 岁。主诉"咳嗽、打喷嚏、大笑或行走时漏尿 2 年余，加重 1 个月"。病人自述 2 年前因劳累出现咳嗽、打喷嚏或大笑时漏尿，伴头晕、乏力，外出活动需垫尿垫，漏尿症状遇寒冷季节则加重。病人因担心漏尿平时饮水较少，平均 24 h 饮水量 ≤600 ml，未系统治疗。病人否认患有严重的心、脑、肝、肾及造血系统和精神疾病。实验室检查：尿常规正常；最大尿流率：70 ml/s。膀胱 B 超提示：膀胱未见明显残余尿。1 h 尿垫试验漏尿量：2.1 g。临床诊断为轻度尿失禁。

**问题：**

1. 为了治疗病人尿失禁的症状，请问如何训练病人的盆底肌功能？

2. 病人在盆底肌训练的过程中有哪些注意事项？

#### 二、操作目的

通过训练加强盆底肌肌力，改善尿道、肛门括约肌的功能，增强病人大小便控制能力，防止和改善因盆底肌松弛引起的子宫、膀胱或直肠脱垂，促进产后病人盆底肌功能的康复。

#### 三、操作步骤及评分标准

盆底肌功能训练的操作步骤及评分标准详见表 4-4-1。

表 4-4-1　盆底肌功能训练的操作步骤及评分标准

| 项目 | | 内容 | 分值 | 自评 | 互评 |
|---|---|---|---|---|---|
| 训练前准备<br>（13 分） | 核对，解释 | 1. 核对、确认医嘱无误<br>2. 核对病人姓名、床号等腕带信息<br>3. 解释训练目的、方法、过程 | 3 | | |
| | 评估病人 | 1. 评估意识状态、合作程度<br>2. 评估患病情况，如尿失禁的类型、失禁的自觉症状及伴随症状 | 4 | | |
| | 自身准备 | 衣帽整洁，洗手 | 2 | | |
| | 病人准备 | 排空膀胱，全身放松 | 2 | | |
| | 环境准备 | 清洁，安全，光线充足 | 2 | | |
| 训练过程<br>（70 分） | 取合适体位 | 训练可以取坐位、站立位和仰卧位进行<br>1. 坐位时，两脚展开与肩同宽，伸展背部<br>2. 站立位时，手、脚与肩同宽，手臂支撑在桌子上，将重心放在手腕上<br>3. 仰卧位时，两膝屈曲 | 10 | | |

| 项目 | | 内容 | 分值 | 自评 | 互评 |
|---|---|---|---|---|---|
| | 教会病人正确的盆底肌训练方法 | 1. 嘱病人放松，保持深而缓的呼吸<br>2. 训练病人吸气时收缩肛门及尿道，以 2~3 s 的强烈短收缩和 5~8 s 的持续收缩交替进行<br>3. 收缩动作后嘱病人呼气放松<br>4. 每组训练动作的放松时间与收缩时间按照 1:1 的比例进行<br>5. 每次坚持训练 10~15 min，每天训练 2~3 次 | 60 | | |
| 训练后处理<br>（12 分） | | 洗手，再次核对病人信息 | 2 | | |
| | 宣教 | 1. 训练中避免大腿、背部、腹部等肌肉的收缩<br>2. 在日常生活中应有意识地训练骨盆底肌群<br>3. 训练中注意背部伸展，肩、腹部放松<br>4. 训练应循序渐进，持之以恒 | 8 | | |
| | | 洗手，记录 | 2 | | |
| 综合评价<br>（5 分） | | 1. 训练安全，符合病情需要<br>2. 注意对病人的人文关怀 | 5 | | |

## 四、操作流程

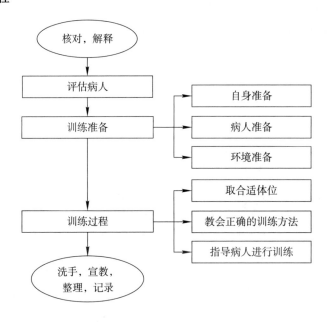

## 【知识链接】

**相关知识点**

（一）盆底肌训练治疗压力性尿失禁的作用机制

盆底肌训练是由 Arnold Kegel 医生于 1940 年首先提出的，又称为 Kegel 训练，是以锻炼耻骨尾骨肌为主的一种简单、无创、主动盆底锻炼的方法。盆底肌训练是压力性尿失禁行为治疗的基础。通过多年的探索，这项治疗包括行为治疗及物理治疗在内，形成了广泛接受的压力性尿失禁的保守治疗方法。其作用机制是：①在腹压突然增高时，盆底肌快速有力收缩关闭尿道，增加尿道阻力从而阻止漏尿。②升高的腹内压会对膀胱和尿道施加一个向下的作用力。肛提肌收缩通过施加一个向上的反作用力，抬举盆内筋膜，并向上方的耻骨联合挤压尿道，使尿道压力上升。③盆底肌收缩可以激活大脑的额叶皮质，借助获得学习性的反射作用以反射性抑制膀胱，从而改善对膀胱功能的有意识控制。因此，这种盆底肌训练能够增强逼尿肌收缩能力，改善逼尿肌与尿道括约肌的协调性，对于大部分接受训练的压力性、急迫性以及混合性尿失禁病人均有效。

（二）借助辅助仪器的盆底肌训练

1. 生物反馈治疗仪辅助训练　是借助生物反馈治疗技术进行的盆底肌训练。训练前病人需要学会正确的盆底肌收缩动作。生物反馈治疗仪辅助训练时使用一个与显示器相连的可插入阴道的探头，探头用来进行阴道或肛门压力测量或肌电描记，信号通过计算机放大，肌肉的活动显示在显示器上，直观显示盆底肌收缩强度，并将这些信息变为视觉或听觉的信号反馈给受试者，病人通过观察控制膀胱和肌肉反应的结果来进行动作的调节，从而更好地学习控制肌肉，以帮助病人掌握盆底肌的训练方法。

2. 盆底肌电刺激辅助训练　是通过导电体发射出低频电流，刺激盆底肌使其收缩，从而达到治疗的效果。盆底肌电刺激器是由阴道探头或外在电极发出微弱电流，刺激盆底肌收缩及神经纤维活动。可用于治疗尿急、压力性和急迫性尿失禁、尿频、大便失禁等，可以改善盆底肌力量和耐力。

3. 阴道负重训练　又称阴道哑铃训练，主要通过阴道负重练习教会病人如何收缩盆底肌肉，并增加盆底肌力量。负重物为圆锥形物体，训练时将负重物塞入阴道，携带其行走约 15 min，如果在此时间内保持不掉出，则增加负重物的重量，直至增加至一定重量后重物脱出为止。病人在负重的同时还应练习在咳嗽、跑跳等动作下保持负重物不脱出。阴道负重训练时，重物在阴道内会提供感觉性反馈，并使盆底肌肉收缩以维持其位置，因此阴道负重训练也属于一种生物反馈治疗技术。

（三）注意事项

1. 训练中避免腹部等肌肉的收缩　在收缩盆底肌的同时如果收缩其他肌肉，特别是腹肌，会产生相反的作用，因为它能增加膀胱的压力而不是尿道压力。因此，训练时应避免增加腹压，教会病人放松腹肌，使盆底肌和腹肌协调收缩是很重要的，否则，盆底肌训练可能无效。

2. 训练需循序渐进和持之以恒才能达到疗效　病人在学会了正确地选择性收缩与放松盆底肌后，应制订每日训练计划，计划应采取个体化循序渐进原则，训练的强度和时间逐渐增加；盆底肌训练需要病人主动参与，能够在日常生活中坚持规律性锻炼，从而保持盆底肌的力量和协调性。因此，在训练中病人要不断对自己的行为进行调整，训练要持之以恒，通常在训练 4 周时效果才得以体现，且需要持续 6 个月。

## 【拓展反思】

1. 总结盆底肌训练的动作要领。

2. 盆底肌训练需要坚持训练才能有治疗作用。作为一名护士，在训练过程中，如何让病人能够坚持训练呢？

（李红丽　刘一苇）

# 参 考 文 献

## 郑重声明

读者意见反馈

为收集对教材的意见建议，进一步完善教材编写并做好服务工作，读者可将对本教材的意见建议通过如下渠道反馈至我社。

咨询电话　　400-810-0598

反馈邮箱　　gjdzfwb@pub.hep.cn

通信地址　　北京市朝阳区惠新东街4号富盛大厦1座　高等教育出版社总编辑办公室

邮政编码　　100029

防伪查询说明

用户购书后刮开封底防伪涂层，使用手机微信等软件扫描二维码，会跳转至防伪查询网页，获得所购图书详细信息。

**防伪客服电话**　　（010）58582300